술 취한 파리와 맛이 간 돌고래

DRUNK FLIES AND STONED DOLPHINS

'약 빤' 동물 세상으로의 여행

지은이 ◆ 오네 R. 파간
옮긴이 ◆ 박초월

술 취한 파리와
맛이 간 돌고래

에드워드 제너의 발자취를 따라
백신의 발명과 개발에 연구 인생을 바친
모든 과학자와 의사에게 이 책을 바칩니다.

To all the scientists and physicians who, following in the
footsteps of Edward Jenner, dedicate their research lives
to the invention and development of vaccines.

추천사

이 책은 동물들의 놀라운 약물 사용과 중독에 관한 흥미진진한 여정으로 독자를 안내한다. 생물학자 오네 R. 파간은 친근한 스타일로, 그리고 소년 같은 열정으로, 알코올부터 마약까지 이르는 약물과 동물들의 독특한 이야기를 전한다. 이 여정에서 독자는 자연계의 비범한 현상과 동물들의 복잡한 관계, 동물들이 약물을 사용하는 이유와 그 영향력을 만나볼 수 있을 것이다.

<뉴 사이언티스트>

동물원에 갇혀 있던 남방큰돌고래 '제돌이'가 바다에 방류되던 날, 새벽부터 저녁까지 과천과 제주를 오가며 취재를 했습니다. 몇 달 뒤 적응 훈련 중이던 제돌이를 보러 다시 제주를 찾았을 때, 미역을 몸에 감고 노는 돌고래를 볼 수 있었죠. 스스로 재미를 찾는 모습이 인간과 다를 바 없었습니다. 돌고래가 놀이를 좋아하는 동물이란 걸 그 때 알았습니다. 때로는 거북이나 복어를 공처럼 던지며 놀 정도더군요.

장난을 즐기는 호기심 많은 동물로만 알던 돌고래가, 또 다른 종류의 호기심을 가질 가능성이 있다는 사실을 이 책을 통해 알게 됐습니다. 조심스레 던지고 물어 뜯으며 놀던 복어가, 단지 공 같아서가 아닐 수 있단 거죠. 일부 학자들은 돌고래가 복어를 뜯으며 독소에 노출되면 향정신성 효과를 얻을 수 있다고 주장합니다. 물론, 우리는 돌고래의 마음을 모르기에 아직 증명된 이야기는 아닙니다. 하지만 가치없는 가설은 아니라는 사실을 책을 통해 알 수 있습니다. 사람이 그렇듯, 수많은 동물이 다양한 화학물질을 통해 '취하고 맛이 가는' 경험을 하니까요.

윤신영, 얼룩소 에디터
『사라져 가는 것들의 안부를 묻다』 저자

이 책은 우리가 평소 듣지 못하는 화학 물질의 화려하고 신비로운 세계를 엿볼 수 있는 아주 특별한 안내서이다. 독보적인 지식과 열정을 바탕으로, 우리가 일상에서 접하기 힘든 화학 물질들과 그들의 독특한 역할을 소개한다. 과학적 발견과 현대의 마약 문제, 독극물 검사와 같은 중요한 주제들을 다루며, 독자들을 인간, 화학물질, 그리고 다양한 생물들의 세계로 이끌어간다.

생생한 이야기와 풍부한 그림들은 우리 주변에서 벌어지는 복잡한 화학 현상을 쉽고 재미있게 설명해준다. 독자들은 화학물질이 어떻게 우리의 일상과 생태계에 영향을 미치는지에 대한 통찰을 얻을 수 있을 것이다. 또한, 동물들이 화학 물질을 어떻게 활용하고 상호작용하는지에 대한 심도 있는 고찰은 독자들에게 완전히 새로운 시각을 제공할 것이다.

정희선, 성균관대학교 과학수사학과 석좌교수
전 국립과학수사연구원 초대 원장

자연의 세계는 약육강식의 먹이사슬 피라미드처럼 단순하지 않다. 이 책은 술 취한 파리로 시작하는 재미있는 이야기로부터 복잡하고 심오하고 오묘한 자연의 세계를 엿볼 수 있게 해준다. 효모는 과육의 당분을 독식하여 다른 미생물을 죽이는 알코올을 만들었지만, 파리부터 벌 그리고 인간까지도 취하게 만들었다. 그러나 예외도 있다. 이 책에서 3대 술꾼으로 지칭한 보르네오 섬의 붓꼬리나무두더쥐는 절대로 취하지 않는다. 그렇게 진화했기 때문이다. 만약 취한다면 포식자가 우글거리는 정글에서 살아남을 수 있었을까? 수년 전 돌고래가 복어를 장난감 삼아 갖고 노는 유튜브 영상은 대 히트를 쳤다. 이 책의 제목에 등장한 맛이 간 돌고래 이야기다. 식물의 생존 비법은 포식자에 대한 화학전으로 시작되었지만, 지금은 적과 아군의 구분이 애매해져 버렸다. 바로 마약 이야기다. 생물 이야기를 다루는 과학 서적의 특성상, 생소한 학명이 많아 지루할 수 있으나, 차근차근 읽다보면 재미를 더해간다. 동물의 왕국이나 사파리처럼 겉보기가 아닌, 자연의 세계의 속살을 탐구하고 싶은 독서가에게 적극 추천한다.

허원, 강원대학교 공과대학 생물공학과 교수
『지적이고 과학적인 음주탐구생활』 저자

차례

CHAPTER 1

정신으로 들어가다   25
: 술독에 빠진 동물들

이 장에서는 가장 오래되고 잘 알려진 약물-모든 것의 첫 단추-의
삶과 지식에 대해 이야기할 겁니다. 뭔지 감이 오나요?

CHAPTER 2

유력한 용의자들, 그들의 몇 가지 이야기   77
: 약리학 원리의 기초

이번 장에서는 약과 독을 구분하는 기준에 대해 이야기합니다.
우리가 어떤 시행착오와 자가실험을 통해 특정 '독소'의 향정신성 성질을 발견하게
되었는지도 알아봅니다. 무엇보다 두 성직자와 이발사, 코카나무 잎이 얽힌 사건을
살펴볼 거예요. 다른 용감한(아니면 무모한) 사람들의 이야기도 많지만요.

CHAPTER 3

풀잎을 뜯어먹고 아침에 연락해줘   131
: 마약의 의약적 사용

동물이 무엇을 알고 있는지에 대해 얘기해봅니다. 일찍이 우리의 롤모델이자
멘토였던 다른 생명체들도 살펴볼 거예요. 식물이 만들어내는 수많은 약용 물질을
이용하는 방법을 우리가 그들에게 배웠거든요.

CHAPTER 4

화학을 통한 더 나은 삶, 식물의 호의
: 마약의 생산자, 식물과 균류

자연에서 가장 박식한 일류 화학자들을 살펴봅니다. 바로 식물이에요.
우리의 동물 사촌이 왜 그토록 적극적으로 온 힘을 다해 향정신성 화학물질을
찾아다니는지, 또 우리는 왜 그러는 건지를 몇 가지 방식으로 설명해보겠습니다.

CHAPTER 5

마약에 취한 등골 빠진 동물들
: 무척추동물의 이야기

마약에 취한 곤충들에 대해 이야기합니다. (책 제목으로 등장한 주인공을 비롯해)
약에 취한 거미, 중독되어 불안에 사로잡힌 편형동물, 화학물질로 얼근해진 문어를
살펴볼 거예요. 그 외에도 다른 흥미진진한 사례들이 이 책의 주제를 보여줍니다.
이토록 작디작은 동물들이 우리와 그다지 다르지 않다는 걸요.

CHAPTER 6

마약에 취한 더 큰 동물들
: 척추동물의 이야기

이번 장에서는 우리에게 보다 가까운 동물계 사촌들에 대해 이야기해보겠습니다.
그들이 약물에 취하면 어떻게 되는지 살펴볼 거예요. 우리가 약물을 투여한 사례도
있고(환각에 빠진 코끼리) 그들 스스로 체험하려 하는 사례도 있습니다(커피콩에
예민해진 염소). 아, (언뜻 보기에) 맛이 간 돌고래도 빼놓을 수 없죠…….

독자 여러분, 우선 이 책을 선택해주셔서 감사하다는 말을 전하고 싶습니다. 저 자신도 열성적인 독자인 터라 "책은 엄청 많은데 시간은 엄청 없다"는 걸 잘 알고 있습니다. 그런데도 우리 여기서 만났네요!

향정신성 물질psychoactive substance, 그러니까 마약성 약물drugs이 인간에게 미치는 영향을 보고 듣거나 직접 경험해본 적이 많을 거예요. 게다가 마약과 관련된 이야깃거리도 풍부하죠. 그렇기 때문에 저는 같은 주제를 다른 관점에서 탐구하길 원했습니다. 여기서 다른 관점이란, 향정신성 물질에 관한 한 우리 인간은 조연에 지나지 않는다는 전제를 말합니다. 바로 이것이 『술 취한 파리와 맛이 간 돌고래』가 다루는 주제입니다.

제가 이 책에서 전하려는 이야기는 놀랍기도 하고 깨달음을 주기도 합니다. 기묘하면서도 통찰로 가득하고, 그러면서도 솔직히 말해 많은 것들이 꽤나 재미있죠. 본격적으로 시작하기에 앞서 여러분께

두 가지 중요한 점을 일러두려 합니다. 첫째, 저는 결코 약물 남용과 마약 중독, 혹은 이 현상들이 사회에 일으키는 격심한 고통과 피해를 간과하고 무시하거나 과소평가하고 조롱할 의도가 없습니다.[1] 둘째, 합법이든 아니든 마약 소비를 지지할 생각은 눈곱만큼도 없습니다. 저는 의사가 아니라 과학자라는 걸 부디 기억해주세요!

동물과 마약에 얽힌 흥미로운 이야기를 재밌게 들어주시면 좋겠습니다. 그와 동시에 여러분이 한 번쯤 숙고해보기를, 더 나아가 이 책이 해당 주제에 대한 총체적 지식 증진에 기여하고 어쩌면 그 과정에서 사람들에게 도움이 되기를 바랍니다. 동물을 살펴보면 어떤 주제를 논리적으로 고찰하는 데 필요한 거리를 유지하기가 좀 더 쉬워질 때가 있습니다. 특히 마약 복용처럼 논쟁적이거나 감정적으로 난처한 문제일 때가 그렇습니다. 정보야말로 힘입니다. 마약 중독과 그와 관련된 행동의 원인에 대해 많이 알수록 그것들을 이해하고 부작용을 완화하기가 더 유리해집니다.

저는 이 책을 좀 독특한 형식으로 집필했는데요. 마치 여러분과 대화를 나누는 것처럼 썼습니다. 다시 말해 일방적으로 전달하거나 뒤통수에 대고 말하는 게 아니라 함께 이야기를 나눌 거예요. 연설을 할 생각은 추호도 없습니다(당치도 않죠!). 그렇다고 터무니없는 이야기를 늘어놓진 않을 겁니다. 설령 일화를 들려드린다고 해도요. 이 책에서 전할 이야기는 제가 최선을 다해 선별한 것입니다. 믿을 만한 과학자와 과학 서적, 리뷰 논문과 연구 논문 원본처럼 출간되거나 검증된 출처를 활용했죠.* 최근 유명을 달리한 로널드 K. 시겔 Ronald K. Siegel 박사의 책『도취: 향정신성 물질을 향한 보편적 욕구 *Intoxication: The Universal Drive for Mind-Altering Substances*』은 수많은 정신약리학 정보가 담긴 더없이 귀중한 자원이었습니다.[2](시겔 박사는 정말이지 흥미로운 인물입니다. 나중에 시겔 박사와 그의 연구에 관해 더 살펴볼 기회가 있을 겁니다.) 또 다른 중요하고도 재미있는 자료로는 향정신성 약물의 민족식물학, 인류학을 왕성하게 연구한 조르조 사모리니 Giorgio Samorini 박사의 책『동물과 사이키델릭: 자연계와 의식 변성의 본능 *Animals and Psychedelics: The Natural World and the Instinct to Alter Consciousness*』이 있습니다.[3] 다른 자료도 많지만 두 가지만 언급했을 뿐입니다. 특정 주제를 더 알고 싶은 분들을 위해 책 말미에 종합적인 참고문헌을 수록해놓았습니다.

잘 아시겠지만 제가 아무리 '모든 것'을 말씀드리고 싶더라도 그럴 수 있는 책은 이 세상에 존재하지 않습니다. 정직한 과학자라면 누구나 인정할 거예요. 이것은 과학의 렌즈로 자연을 들여다보았을 때 나타나는 사랑스런 특징입니다. 한 과학자가 나타나서 어떤 책 한 권이 그야말로 완벽하다거나 특정 주제를 완전히 설명한다고 이야기한다면 어떨까요? 그 사람이 아무리 저명한 과학자라고 한들

---

* 웹사이트 출처에 대해 한마디 해둬야겠군요. 인터넷은 역동적인 '장소'입니다. 잘 살아 있다가도 갑자기 죽어버리는 등 매일같이 변하는 게 바로 링크죠. 이 책에서 언급되는 링크는 책을 집필하는 동안 모두 잘 작동하고 제가 의도한 정보를 그대로 보여주었다는 걸 알려드립니다. 이 이상으로는 어찌할 수가 없네요!

그런 주장은 과학이 무엇인지, 또 자연이 우리에게 어떤 모습을 보여줄 수 있는지에 대해 심각한 오해를 범하고 있다는 걸 드러낼 뿐입니다.

자, 이제 저와 함께 여행을 떠나볼까요? 이 경이로운 지구를 우리와 공유하는 무수한 종들의 정신으로 향하는 여행, 별로 떠나는 것 못지않게 경외감이 넘치는 여행을요!

오네 R. 파간

펜실베이니아 어딘가에서

2021년 6월

들어가며
INTRODUCTION

1981년 링고 스타와 셸리 롱, 데니스 퀘이드와 바버라 바크 등 한 시대를 풍미한 배우들을 앞세워 개봉한 영화 〈원시인*Caveman*〉은 80년대 초의 잊지 못할 선물입니다. 비평가들의 평은 그리 호의적이지 않았지만, 저는 무척 좋아하는 영화예요. 제 생각일 뿐이지만 이 영화에서 가장 훌륭한 장면은 티라노사우르스 렉스를 빼닮은 굶주린 공룡이 영웅들에게 살그머니 다가가는 장면입니다.* 단언컨대 제가 영화에서 본 제일 재미있는 공룡이에요. 그 얼굴 표정을 보는 게 정말 즐겁거든요. (사실 영화가 개봉되었을 때 적어도 한 비평가가 영화의 '진정한' 스타는 공룡이라고 말했죠.) 아무튼 우리의 영웅들은 양귀비와 대마초 사이의 잡종쯤 되어 보이는 요상하고 거대한 떨기나무로 그 무시무시한 도마뱀을 막으려 애씁니다.** 여기서 이상한 일이 일어나는데요. 공룡이 떨기나무를 꿀꺼덕 삼킵니다. 티라노사

---

* 공룡과 인간은 실제로는 공존했던 적이 단 한 번도 없다는 걸 강조해야겠군요!

** 저는 영화가 웃기다고 했지, 과학적으로 정확하다고는 말하지 않았습니다.

술 취한 파리와 맛이 간 돌고래

우르스 렉스는 분명히 육식동물인데도 말이죠. 잠시 후, 그 덩치 큰 친구의 기분이…… 보란 듯이 알딸딸해집니다. 결국 마약에 취한 듯한 인상을 풍기고, 예상 가능한 우스운 장면도 뒤따릅니다. 백악기의 위대한 왕이 잠시 비틀거리더니 끝내 낭떠러지 아래로 떨어지거든요. 운 좋게도 다치진 않은 것 같아요. 영화의 결말 부분에서(이쯤 되면 오랜 친구처럼 느껴지죠) 바위 더미에 앉아 거의 철학자처럼 사색에 잠긴 듯한 표정을 짓고 있거든요. 이 영화를 처음 보았을 때 전 열여섯 살이었는데요. 영화의 장면마다 빠져들었지만 특히 이 부분이 정말 재미있었어요. 전 더 이상 십대가 아니지만 이 장면에 대한 기억은 여전히 큰 웃음을 안깁니다.

〈원시인〉이 개봉하고 몇십 년 뒤에 과학자들은 공룡이 향정신성 물질을 생성하는 생물과 공존했을 가능성이 높다는 실제 증거를 발견했습니다. 이 증거는 2015년에 학술지 『팔레오디버서티_Palaeodiversity_』에 출간된 한 논문에서 나타났어요. 비록 간접적인 증거였지만 그 생물과 공룡이 서로 마주쳤을 가능성을 끌어올렸습니다. 호박에 어떤 풀이 박혀 있는 걸 발견했는데,[2] 연대를 추정해보니 거의 1억 년 전, 즉 백악기 중반까지 거슬러간다고 합니다.[3] 1억 년 동안 호박에 박혀 있던 풀을 찾아낸 것 자체로는 그다지 이례적인 사례라고 볼 수 없어요. 식물은 그보다 훨씬 오래전에도 존재했고 우리는 그런 식물의 표본을 많이 가지고 있거든요. 논문에서 놀라웠던 정보는 풀의 표본이 어떤 곰팡이에 감염되었다는 겁니다. 다른 곰팡이도 아니고,

현대의 분류 체계에 따라 클라비켑스Claviceps라는 속屬으로 간주할 수 있는 종이었죠. 맥각ergot이라고도 부르는 이 곰팡이는 무엇보다 에르고타민ergotamine이라는 의약 화합물을 생성하는 걸로 잘 알려져 있습니다. 에르고타민은 리세르그산 디에틸마이드lysergic acid diethylamide, LSD라는 유명한 강력 환각제의 전구체로서 향정신성 성질을 갖습니다(화학반응으로 어떤 물질을 만들 때 그 물질이 되기 바로 전 단계의 물질 —옮긴이).

『팔레오디버서티』 논문의 저자들은 일부 초식공룡 종들이 곰팡이에 감염된 풀을 먹어 향정신성 효과를 겪었을 수도 있다고 추정했습니다. 이 논문은 초식공룡이 실제로 그런 풀을 섭취했다는 확실한 증거를 일찍이 제공했던 한 기록을 언급했는데요. 공룡 분석(화석이 된 똥*)의 분석에 기초한 것이었습니다.[4] 환각제에 대한 반응과 더불어 공룡의 생리와 행동은 현대 동물에게 보이는 생리, 유발된 행동, 환각제에 민감한 정도와 유사할 수 있는데요. 심지어 그럴 가능성이 꽤 높습니다. 그러니 공룡들이 이따금 클라비켑스에 감염된 풀을 먹고는 예상 가능한 결과를 경험했을 거라고(더 나아가 즐겼을 거라고) 상상하는 것도 그렇게 터무니없지는 않습니다. 이런 그림을 상상하는 것도 즐겁긴 하지만 공룡이 곰팡이에 감염된 향정신성 풀을 섭취하는 방식으로 약물에 취하려면 거대한 몸을 이끌고 엄청난 양의 — 정말 무지 많은 — 풀을 삼켜야 했을 거라는 점을 짚고 넘어

---

* 누가 과학이 매력적이지 않다는 소리를 내었는가?

술 취한 파리와 맛이 간 돌고래

가야겠네요. 그런데 가만히 생각해보면 우리는 공룡의 약리학에 관해 아는 것이 하나도 없어요. 그 누가 확실히 알 수 있을까요? 공룡은 환각성 약물에 굉장히 민감해서 클라비켑스를 한 번만 살짝 갉아먹어도 효과를 보았을지 몰라요.** 공룡에게서 그런 효과를 관찰한다면 정말 흥미로울 거예요. 하지만 약물에 취한 공룡을 현실에서 맞닥뜨리는 건 유감스럽게도 불가능한 일이죠. 다행히도 다른 종의 동물에 관해서라면 상상력에 그리 과하게 의존하지 않아도 됩니다. 동물계는 특정 식물이나 곰팡이를 섭취했을 때 유사 도취성 행동을 보이는 동물의 사례로 가득하니까요. 더구나 수많은 인간의 사례와 마찬가지로 동물이 향정신성 식물과 곰팡이를 먹는 건 대체로 의도적이며 영양 섭취와는 전혀 관계가 없습니다. 그 목적이 건강이든 기분 전환이든 혹은 둘 다이든, 모든 것이 '자가치료self-medication'와 관련되어 있죠.

* * *

이제부터 여러분이 듣게 될 모든 이야기에는 세 종류의 등장인물이 나올 거예요. 도움이 되거나 유용하다면 그때마다 그들에 관한 정보를 모조리 담아낼 겁니다. 첫 번째 등장인물은 인간입니다. 인

** 사실 지난 몇 년 동안 공룡이 멸종한 원인이 마약이라고 주장하는 풍자만화가 나오기도 했어요. 그러니 완전히 새로운 생각은 아닙니다.

간이 일찍이 화학물질을 사용했다는 증거를 제공한 고대인부터, 호기심에 이끌려 자연을 조사하고 숙고하면서 나중에는 약물 지식을 체계적으로 향상시킨 철학자와 과학자, 사상가들이 포함됩니다. 과학은 인간의 노력이기 때문에 인간의 본성은 과학이 작동하고 발전하는 데 그 자체로 핵심적인 역할을 합니다. 연구에 참여한 각 개인의 특성은 그들이 발견한 결과에 반영될 수밖에 없어요. 바로 이것이 인간의 매력 중 하나입니다.

이야기의 두 번째 등장인물은 화학물질 자체입니다. 어떤 식물이 향정신적, 의약적 특성을 가지는 이유를 이해하는 유일한 방법은 그 식물이 생성하는 화학물질의 작용을 이해하는 겁니다. 화학물질의 특성은 어떤 물질이 다양한 생물체에 어떻게 작용하는지뿐 아니라 그 물질이 왜 애당초 생성되었는가 하는 질문의 열쇠가 됩니다. 한 가지 고백하자면 저는 화학물질 구조를 무척 좋아하는데요. 그 매혹적인 아름다움을 여러분과 나누기 위해 다양한 그림을 수록해놓았습니다.

마지막 세 번째로 여러분이 만나게 될 아마도 가장 중요한 등장인물 배역은 살아 있는 비인간 생물로 이루어집니다. 어떠한 이익을 위해서든 휴식을 위해서든 간에 화학물질을 만들고 획득하고 사용하고 소비하는 비인간 생물들은 동물계와 식물계의 구성원을 모두 포함합니다. 동물이 식물과 활발하게 협력하거나 경쟁한다는 생각은 가장 직접적인 관계(하나가 다른 하나를 먹는 것)만큼 익숙하지는

술 취한 파리와 맛이 간 돌고래

않지만, 수많은 향정신성 물질과 그 사용에 관련된 진화에 있어서는 핵심을 이룹니다. 우리가 만날 등장인물은 겉보기에 생소한 동물부터 사실상 길들여진 동물까지 다양합니다. 그렇지만 이 책은 그토록 이상하고 하찮아 보이는 동물 사촌조차 생각보다 우리와 닮았다고 가정한다는 걸 여러분에게 미리 말해둘게요.

이 여행에서 우리가 듣게 될 대부분의 이야기는 식물이나 미생물이 생성하는 향정신성 물질을 추구하거나 그것에 노출된 동물을 다룹니다(인간도 포함되지요). 하지만 식물과 미생물 친구들이 향정신성 화학물질 생산 시장을 독점하는 건 아니라는 점을 언급할 필요가 있겠군요. 일부 동물 종은 식물과 미생물의 합성 능력을 부러워하지 않아도 될 만큼 전문적인 화학 지식으로 화합물을 합성해냅니다. 게다가 어떤 동물계 구성원은 이런 동물 화학자를 적극적으로 찾아나서기도 하는데요. 그들의 화학물질이 유발하는 향정신적 상태를 경험하기 위한 표면상의 목적 때문입니다.[5] 향정신성 약물을 생성하는 동물도 흥미로운 주제이긴 하지만 유감스럽게도 책의 지면을 고려하면 여기서 다루긴 어렵겠어요. 나중에 집필할 책을 위해 남겨둬야겠습니다.*

* * *

---

* 그때도 잘 부탁드릴게요.

이 책에서 우리의 대화는 총 여섯 장에 걸쳐 이루어질 거예요. 처음 네 장은 과학적 토대를 다지면서 여행에 필요한 정보를 제공합니다. 과학적 개념을 명확히 하기 위해 주인공과 먼저 답해야 할 질문을 일부 살펴보고 식물과 동물, 인간계의 몇몇 사례를 활용할 거예요. 용감한 독자 여러분, 두려워하지 마세요! 이 장들은 흥미진진한 이야기와 어깨가 들썩일 만큼 우스운 이야기로 가득하답니다. 앞서 언급한 주요 등장인물을 적절한 맥락 속에서 살펴볼 수 있게 도와줄 거예요. 마지막 두 장은 일종의 사파리 여행입니다. 마약에 취한 동물의 이야기를 두 묶음으로 나누었어요. 자연적으로 취하거나 실험으로 넋이 나간 무척추동물과 척추동물의 이야기죠. 이제 여러분에게 각 장별로 어떤 이야기가 펼쳐질지 살짝 맛을 보여주려 합니다. 호기심을 자극할 수 있도록요.

1장은 '황금보다 귀한 액체'로 시작합니다. 맞아요, 우리의 오랜 친구 알코올입니다. 인류의 역사를 좌지우지한 물질로, 물론 오늘날에도 무수한 변형을 낳으며 유명세를 유지하고 있죠. 먼저 알코올에 대해 좀 더 들여다본 뒤에 술을 들이켜는 동물과도 만나볼 거예요. 여기에는 귀여운 꼬마면서도 술이 무척이나 센 동물까지 포함됩니다. 이어서 독창적인 방식으로 초파리의 취기를 측정하는 장치를 살펴보고, 우리가 왜 애당초 향정신성 물질을 소비하게 되었는지 등의 질문을 몇 가지 던져볼 겁니다.

2장은 약리학 원리의 기초를 간단히 알아봅니다. 약물을 이루는 성분, 약과 독을 구분하는 미묘한 경계선 등을 살펴볼 거예요. 또 나머지 향정신성 물질 주인공을 소개한 뒤에 이 화합물을 연구하려고 스스로 '기니피그'가 된(그래서 긴 낮잠을 자거나 끔찍한 자전거 운전을 경험한) 용감한 혹은 무모한 과학자들의 이야기를 들어볼 겁니다. 예수회 사제, 이발사, 코카인의 연관성을 밝혀내는 동시에 ─ 그리고 사이키델릭psychedelic의 진화적 중요성에 대한 독특한 이론을 탐구하면서 ─ 라마의 정신을 초롱초롱하게 유지하는 방법과 영리한 새들이 담배로 보여주는 행동까지도 살펴볼 거예요.

3장은 마약의 의약적 사용을 탐구하면서 동물의 의식consciousness 이라는 흥미로운 주제로 안내합니다. 동물이 과연 어떤 '의도'를 갖고 약물을 사용하는 걸까요? 동물이 약물을 섭취할 때 무엇을 경험할지 우리가 어떻게 알 수 있을까요? 우리는 고대 이라크의 산악지대 깊은 곳으로 여행을 떠날 겁니다. 인간이 의약 물질을 사용했다는 가장 오래된 증거가 그곳에서 발견되었거든요. 비록 인간이 오래전부터 사용한 건 맞지만 동물 사촌들이 먼저 사용하면서(귀여운 호저의 사례처럼) 우리에게 모범을 보였다는 사실도 알게 될 거예요. 자연적으로 만들어진 생성물로 자가치료를 하는 동물들의 창의력에 놀랄 준비를 하는 게 좋을 겁니다.

4장은 식물과 곰팡이의 비밀을 밝혀냅니다. 지구에서 발견되는 막대한 양의 향정신성 물질 대부분을 생성하는 생명체죠. 그들이 만드는 환각성 화학물질은 우리를 위한 선물이 아닙니다. 동물이 얼마나 영리하게 향정신성 물질을 사용하는지 보고 감탄했다면 식물이 생존 게임에서 그 물질을 어떻게 사용하는지 살펴볼 때까지 기다리세요. 식물과 동물, 곤충과 우리 사이의 놀라운 관계도 파헤쳐볼 텐데요. 그러면서 인간이 향정신성 물질을 갈망하는 이유를 설명하는 몇 가지 흥미로운 가설까지 소개할 겁니다.

사파리 여행의 첫 번째 부분인 5장은 크고 작은 무척추동물의 세계를 가로지릅니다. 살인벌(아프리카화꿀벌)이 약물에 취하면 어떻게 되는지, 거미가 다양한 약물에 노출되면 거미집에 무슨 일이 벌어지는지 알아볼 거예요. 애주가 곤충으로 유명한 보잘것없는 노랑초파리를 찾아가 알코올이 그들의 '로맨틱한' 행동에 미치는 영향을 살펴보고, 환각에 빠진 듯한 갯민숭달팽이와 과학적으로 유용한 불안에 떠는 편형동물과도 만나볼 겁니다. 마지막으로 황홀경에 빠져든 문어에게 무슨 일이 벌어지는지 알아볼 텐데요. 5장이 끝날 때쯤이면 무척추동물의 세계를 완전히 다른 관점에서 보게 되리라 장담합니다.

6장은 척추동물에 대한 이야기로 넘어갑니다. 술에 취해 노래를 부르는 금화조, 과일에 취하고 LSD로 자빠지는 코끼리, 그밖에도 다른 많은 이야기를 들어볼 거예요. 충분히 입증된 기록은 물론이고 출처가 미심쩍긴 해도 흥미로운 몇몇 일화까지(가령 각성제에 찌든 다람쥐라거나) 살펴볼 겁니다. 고양이와 개박하(캣닙), 말과 로코초, 사슴과…… 곰팡이에 감염된 오줌(웩!)처럼 우리에게 익숙한 동

술 취한 파리와 맛이 간 돌고래

물과 향정신성 화합물 간의 다양한 관계도 들여다봅니다. 또 잠깐 시간을 내서 (모든 생명체 중에서도) 염소가 어떻게 천상의 음료 커피를 발견하게 해주었는지 알아볼 거예요. 지구에서 지능이 가장 뛰어난 포유류인 돌고래를 살펴보면서 책은 끝이 납니다. 다양한 돌고래 종이 기분 전환 삼아 일부러 어떤 물질에 도취되고 있다는 주장이 구미를 돋우는데요. 우리가 아는 한 다른 어떤 동물도 기분 전환을 위해 그 물질을 사용하지 않습니다. 돌고래에게 LSD를 투여한 과학자가 어떻게 외계 지적 생명체를 찾길 원하는 천문학자들에게 돌고래의 소통 방식 연구와 관련된 아이디어를 넘겼는지도 알아볼 겁니다. 과학은 이렇게 예기치 않은 연결로 가득합니다. 그리고 예기치 않은 '연결'이야말로 이 책의 핵심이지요.

* * *

자, 이제 출발해볼까요?

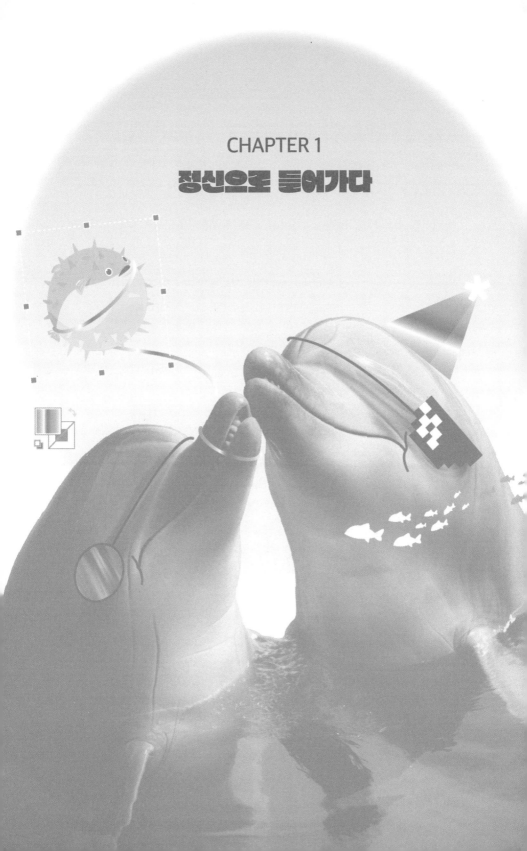

CHAPTER 1
정신으로 들어가다

모든 동물이 아편에 홀딱 넘어간다. 식민지에 사는 중독자라면 아편이 야수와 파충류에게 얼마나 위험한 미끼인지 잘 알고 있다. 파리는 쟁반 주위를 맴돌며 황홀감에 빠져들고, 자그마한 장갑을 낀 도마뱀은 램프 위 천장에 매달려 넋이 나간 채 밤이 오길 기다리고, 생쥐는 가까이 다가와 아편 찌꺼기를 갉아먹는다. ……바퀴벌레와 거미는 둥글게 모여 앉아 무아지경에 빠진다.

– 장 콕토Jean Cocteau, 『아편: 치료 일지Opium: The Diary of His Cure』

내가 야생 동물 전문가는 아니지만 이 원숭이는 취했다고 봐.

– 작자 미상의 밈*

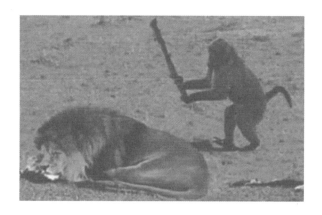

---

* 이 짤막한 문장은 우스운 밈의 제목입니다. 딱 봐도 포토샵으로 합성된 원숭이가 몽둥이를 들고 밀림의 왕 사자 뒤에서 살금살금 접근하고 있죠. 몽둥이로 사자를 냅다 후려치는 것이 원숭이의 의도임이 분명합니다. 이 행동의 진화적 결과가 어떠할지는 쉽게 상상할 수 있죠. 밈의 출처를 추적하려 했지만 결국 알 수 없었어요. 아는 분이 있다면 알려주세요. 마땅히 감사를 표하겠습니다.

술 취한 파리와 맛이 간 돌고래

"동물도 우리처럼 정신이 있을까?"라는 질문에 대한 간결한 답은 유감스럽게도 "누가 알겠어?"입니다. 무엇보다 '우리처럼'이 무슨 뜻인지에 따라 답이 달라지기 때문이죠. 하지만 좀 더 자세히 살펴보더라도 온갖 조건들이 달려들어 우리에게 '아마도'라는 그림자를 드리웁니다(그럼에도 여러분이 묻는다면 저는 '그럴 가능성이 높다'에 걸겠습니다). 단 하나 확실하게 말할 수 있는 건 인간만이 누린다고 여겨졌던 수많은 행동이 사실 동물 사촌에게도 발견된다는 사실입니다. 이제 우리는 동물이 우리와(혹은 우리가 동물과) 공유하는 한 가지 특별한 종류의 행동을 들여다볼 겁니다. 바로 향정신성 물질의 사용이죠. 동물이 약물에 탐닉한다는 건 이미 잘 알려져 있습니다. 몇몇 고대 사회에서 수 세기 동안, 어쩌면 수천 년간이나 알고 있었고 그에 대해 의견까지 남겼죠. 향정신성 약물을 만끽하는 경향이 개박하(캣닙)에 환장하는 집고양이 말고도 다양한 동물에게서 발견된다는 사실을 알게 된다면 현대 사회에서 주로 도시민으로 살아가는 우리로서는 퍽 놀라울 겁니다. 사랑스러운 호주의 마스코트 코알라를 예로 들어볼까요?

'파스콜라크토스 키네레우스*Phascolarctos cinereus*'라는 학명으로 불리는 유대류 동물 코알라는 딱 봐도 작은 곰과 비슷하게 생겼습니다. '파스콜라크토스 키네레우스'라는 말 자체가 '주머니 달린 회색 곰'이라는 뜻이죠.[1] 코알라는 더없이 사랑스럽고 대체로 상냥하지만 어쨌든 야생 동물입니다. 사람과 반려동물을 공격했다는 보고도 전해지니까요. 그러니 친절하게 굴 때가 있더라도 이 작은 털북숭이 곰은 그리 만만한 상대가 아닙니다(코알라는 멸종 위기에 처한 종이기도 해요. 호주의 광대한 지역을 산불이 파괴하는 탓에 상황이 더 악화되고 있죠. 이 글을 쓰고 있는 지금도 산불이 타오르고 있습니다). 코알라는 오직 유칼립투스에 속하는 나무의 이파리만 뜯어 먹는데요. 독특한 장내 미생물군집이 있어야만 감행할 수 있는 위험한 식사입니다. 유칼립투스는 포식자로부터 자신을 방어하기 위해 다량의 독성 화학물질을 생성하거든요. 물론 모든 포유류와 마찬가지로(미발달 상태로 태어나는 유대류인 코알라에게는 당연하게도) 새끼 코알라의 첫 식사는 어미의 젖입니다. 새끼 코알라는 성장하면서 젖을 졸업하고 고형 먹이로 나아가죠. 어미의 배설물 말이에요(다른 포유류 종에서도 보이는 행동입니다. 우리가 아닌 게 다행이에요). 어미의 똥을 먹

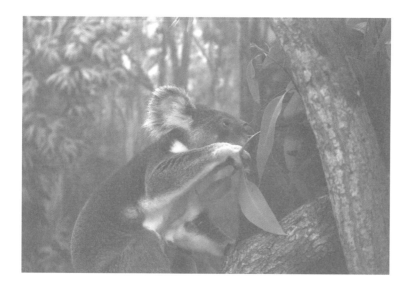

　　　　　　　　　　　　　술 취한 파리와 맛이 간 돌고래

어 다양한 박테리아(세균)를 물려받는 덕분에 새끼 코알라는 유칼립투스로만 이루어진 요리를 소화할 수 있게 됩니다.

어떤 사람들은 코알라의 냄새가 목캔디를 연상시킨다고 말하기도 합니다. 왜 그러는지 이해가 돼요. 그러나 기회만 된다면 목캔디 대신 캡틴 모건 럼주와 말보로 담배가 섞인 듯한 냄새를 맡을 수도 있어요. 꼭 껴안고 싶을 정도로 귀여운 코알라는 공교롭게도 알코올과 담배를 좋아합니다.

전 이 사실을 찰스 다윈의 책에서 처음 접했어요(다윈을 굳이 소개할 필요는 없겠죠?). 다윈은 주로 몇 년간 여러 친구가 전해온 정보와 표본에 의존해서 책을 집필했어요. 왕성한 다작가로서 수많은 동료와 엄청난 양의 서신을 교환했죠. 놀랍게도 오늘날 '달팽이 우편'이라고 부르는 손편지로만, 심지어 전화라는 선택지도 없이 그렇게 했답니다. 다윈이 소셜미디어와 실시간 통신의 시대에 산다면 무엇을 했을지 궁금하군요. 적어도 유명한 블로거나 팟캐스트 진행자가 되지 않았을까 싶어요.[2]

다윈과 서신을 교환한 사람 중에 왕립지리학회 회원인 로버트 아서 니콜스Robert Arthur Nicols가 있었는데요. 적어도 열여덟 통의 편지를 다윈에게 보냈습니다. 때로는 질문을 담아, 때로는 다윈에게 유용하리라 생각한 정보를 담아 편지를 부쳤죠. 1871년 3월 7일, 니콜은 우리의 친구 코알라를 두고 이렇게 적었습니다.

몇 년 전에 퀸즐랜드 식민지에서 있었던 일입니다. 파스콜라크토스 키네레우스 세 마리를 각기 다른 시기에 애완동물로 삼았는데, 담배와 럼주에 완전히 환장하는 것처럼 보였습니다. 단 한 번도 억지로 유혹한 적이 없는데도 냄새를 맡고 달려드는 것 같았어요. 저녁이면 으레 그러듯이 파스콜라크토스 한 마리가 제 어깨에 앉아 손을 뻗어 담뱃대를 꽉 쥐더군요. 그러고는 담배에 절은 나무나 진흙을 탐욕스럽게 빨아대며 뜨거워도 아랑곳없이 담배통을 할짝거렸습니다. 그렇게 호사를 누리다가 제가 떨어트려 놓으면 앉아서 눈을 감고 연기를 들이마시더니 혀로 입술을 핥으며 꿈꾸듯 쾌락에 빠져드는 듯했지요. 담배를 몇 번 맛본 이후로는 담뱃대를 찾아내는 족족 씹어대며 엄청난 양의 기름을 빨아들였습니다. 맹세컨대 제가 기름을 그만큼 들이켰다면 죽고 말았을 겁니다. 세 마리가 모두 상당히 비슷한 행동을 보였습니다. 그리고 믿을 만한 소식통으로부터 다른 사례도 전해 들었습니다.

니콜스는 이어서 이렇게 말했습니다.

당시에는 날마다 저녁에 럼주를 한 잔씩 마시곤 했는데요. 이 동물들도 술에 맛을 들이게 되었습니다. 아마도 언젠가 스푼을 할짝댄 이후로 그랬을 거예요. 그 뒤로는 럼주를 담은 용기를 제멋대로 뺏어가는 걸 도저히 막을 수 없어서 제 몫을 조금씩 덜어주었습니다. 아무

　　　　　　　　　　　술 취한 파리와 맛이 간 돌고래

것도 타지 않고 마시는 걸 좋아하더군요. 그러고는 서까래로 올라가 잠에 들었습니다. 술에 취하면 간혹가다 너무 흥분해서 격하게 깨물고 다니기도 했지만 대체로는 극도로 차분한 성향을 보였습니다.[3]

유독 코알라만 그런 건 아닙니다. 다윈이 집필한 책 몇 권에 비슷한 사례가 기록되어 있죠. 『인간의 유래 *The Descent of Man*』 초반부는 동물과 인간에게서 모두 발견되는 질병에 관해 논의하고 있습니다 (이 책의 주요 메시지는 지금 여러분이 읽고 있는 책과 비슷합니다. 동물은 우리와 그리 다르지 않다는 것 말이죠). 다윈은 약과 관련된 논점을 짚어가며 질병에 대한 생각을 전개했는데요. 여기서 그가 말한 약은 "동물에게 우리와 똑같은 효과를 내는"[4] 약을 뜻합니다. 논의를 명료하게 하기 위해 다윈은 뭔가를 복용하는 동물의 사례를 몇 가지 늘어놓았는데요. 그건…… 약은 아니었습니다.

수많은 종의 원숭이가 차와 커피, 증류주를 몹시 좋아한다. 내가 직접 목격한 적도 있으니 말인데, 분명히 반가워하며 담배까지 필 것이다. 알프레트 브렘Alfred Brehm[5]에 따르면 북동아프리카 원주민은 야생 개코원숭이를 잡을 때 도수가 높은 맥주를 용기에 따라두고 취하게 만든다. 브렘은 취한 개코원숭이를 몇 마리 가둬놓고 관찰한 뒤에 그들의 행동과 기묘하게 찡그린 표정에 대해 우스꽝스러운 서술을 남겼다. 다음 날 아침, 개코원숭이들은 완전히 축 처진 채로 짜증

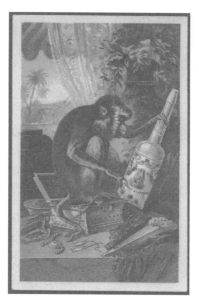

을 부렸다. 두 손으로 머리를 감싸며 두통을 호소했고 세상에서 제일 측은한 표정을 지었다. 맥주나 와인을 가져다주면 질색하며 돌아선 반면 레몬 즙은 맛있게 들이켰다. 아메리카의 원숭이 아텔레스*Ateles* (거미원숭이)는 브랜디에 취한 뒤로는 한 모금도 입에 대지 않는데, 그런 걸 보면 대부분의 인간보다 지혜롭다고 할 만하다. 이 사소한 사실은 원숭이와 인간의 미각신경이 얼마나 유사한지, 또 둘의 신경 계 전체가 얼마나 비슷하게 영향을 받는지 증명한다.[6]

술 취한 파리와 맛이 간 돌고래

모든 것의 첫 단추

인간이 향정신적 현상을 가장 먼저 경험했을 법한 분자로 여행을 시작하는 것이 적절하겠죠? 바로 알코올이라는 화학물질입니다. 정확히 말하자면 에틸알코올ethyl alcohol인데, 간단히 에탄올ethanol이라고 부르기도 합니다(그림 1.1).* 고대부터 함께한 동반자 알코올보다 인류의 역사에 지대하게 기여한 화학물질은 없을 겁니다. 예나 지금이나 알코올성 음료는 다양한 문화적 관습에 없어서는 안 될 부분이죠. 친목회와 의례, 기념식과 종교 의식에서 활용되며 그저 겨울밤에 몸을 녹이는 데 쓰이기도 합니다. 아니나 다를까 알코올 생산업은 전 세계적으로 막대한 규모를 자랑하는(그리고 매우 오래된) 사업 중 하나입니다.

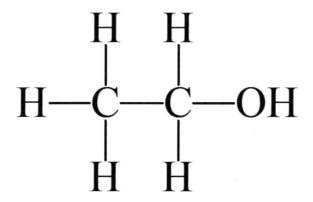

그림 1.1 에탄올. 제가 직접 그렸습니다.

---

* 따로 언급하지 않는 이상, '알코올' '에틸알코올' '에탄올'을 번갈아 가며 사용하겠습니다.

그 영향력과 중요성에 비하면 에탄올은 참으로 단순한 물질입니다. 다양한 유기체군에서 자연적으로 만들어지죠. 하지만 이상한 점이 있습니다. 알코올이 형성, 합성될 때 생물학적 과정을 반드시 필요로 하진 않는다는 사실이 아주 믿을 만한 증거로 입증되었거든요. 에탄올을 생성할 수 있는 살아 있는 유기체와 아무 관련도 없는 화학 반응이 많이 있습니다. 에탄올이 유별난 또 하나의 이유는 다른 향정신성 화합물(흔히 사용되는 것들로는 니코틴, 모르핀, 코카인 등)과 비교했을 때 에탄올과 결합해 생물학적 특성을 유발하는 수용체 receptor가 명확하지 않아 보인다는 점입니다. 그럼에도 알코올은 향정신성 물질임에 틀림없죠. 에탄올이 "보편적 도취성 물질"이라 불리는 데에는 그만한 이유가 있습니다.[7]

우주에서 날아온 에탄올

에탄올은 자연에서 드물지 않게 발견됩니다. 더구나 앞서 말했던 것처럼 비생물학적인 과정을 거쳐 생성될 수도 있죠. 사실 에탄올은 우주의 성간 공간 도처에 널려 있을 정도로 흔한, 정말로 흔한 물질입니다. 그다지 대단한 뉴스거리는 아닙니다. 우주에 에탄올이 존재한다는 건 천문학자들이 거의 50년 전부터 알고 있던 사실이거든요. 궁수자리 B2라는 천체(기본적

---

* 간단히 말해서 수용체는 화학물질에 반응하는 세포 내 단백질입니다. 2장의 "약리학의 철학" 절에서 더 자세히 살펴볼 거예요.

으로 거대한 성운)에 대한 1975년의 한 연구에 따르면 궁수자리 B2는 대략 7,500,000,000,000,000km³ 부피의 순수한 에탄올을 만든 것으로 추정됩니다. 유사 이래 우리가 생산해온 총량을 훨씬 넘어서는 양입니다.[8] 앞으로도 그럴 거예요. 궁수자리 B2에 에탄올이 얼마나 많은지를 다른 방식으로 생각해볼까요? 지구 오대양이 함유한 물의 총 부피는 기껏해야 14억 km³밖에 안 되는데요. 궁수자리 B2의 알코올이 지구만한 바다를 어림잡아 5,300만 개나 채울 수 있다는 뜻입니다.

엄청난 양의 마르가리타 칵테일이 있는 셈이죠.

인간과 알코올성 음료의 관계가 적어도 지난 10만 년간 무척 밀접했다는 증거는 충분합니다(그보다 훨씬 오래됐을 가능성도 높아요). 하지만 그 관계를 보여주는 역사적 기록으로 이용할 수 있는 건 고작해야 1만 년 전의 것일 뿐입니다.[9] 곡물 산업을 시작한 인류의 동기는 음식이었다는 것이 일반적인 통념입니다. 하지만 1950년대에 출간된 한 논문에서 시카고 대학교의 고고학자 로버트 브레이드우드Robert J. Braidwood 박사가 흥미로운 아이디어를 제안했습니다. 「한때 인간은 오직 맥주만으로 살아갔을까?」라는 멋진 제목을 단 그의 논문은 인간이 보리 같은 화곡류를 경작한 동기가 원래 정확히는 영양분 섭취가 아니었다고 주장했죠. 브레이드우드 박사의 주장은 간단히 말해 비록 우리 조상이 결국엔 영양분 섭취를 목적으로 농작물을 선택한 건 맞지만 처음에는 식량이 아니라 발효 음료

(특히 맥주)로 만들 수 있는 농작물을 선별하고 경작했다는 겁니다.[10] 농업을 추동한 동기의 진실은 말하자면 음식과 술, 그 사이 어딘가에 존재한다는 것이 제 생각입니다(물론 추측일 뿐입니다). 안타깝게도 농업의 발달은 역사가 문자로 기록되기 전에 일어난 사건입니다. 다른 방법을 동원해도 닭이 먼저인지 달걀이 먼저인지 알아내기가 아주 어렵죠. 이 문제는 앞으로도 미스터리로 남을 가능성이 높은 인류 역사의 또 다른 측면입니다. 하지만 한 가지는 분명합니다. 오늘날의 우리 역시 전과 마찬가지로 영양분을 섭취하고 알코올을 제조하는 두 목적을 위해 곡물을 경작한다는 사실 말이죠.[11]

흥미롭게도 우리 조상이 애당초 알코올 용액과 음료를 제조한 동기는 적어도 부분적으로는 향정신성 효과를 경험하고자 하는 욕구 이상이었던 것으로 보입니다. 이 사실은 에탄올이 화학적으로 다재다능하다는 걸 보여줍니다. 13세기 무렵부터 초기 약제사는 다양한 농도의 에탄올이 함유된 용액을 제조했어요. 표면상으로는 의학적 목적이었죠. 액체들은 알코올의 농도에 따라 아쿠아 아르덴스 *aqua ardens*(불타는 물), 아쿠아 플라멘스*aqua flamens*(타오르는 물), 아쿠아 비테*aqua vitae*(생명의 물)로 불렸습니다.[12] 특히 마지막 이름은 당시 사람들에게 아주 적절해 보였을 겁니다. 오염된 물은 건강을 해치는 주된 요인이었거든요. 미생물이 질병에 미치는 영향과 미생물 자체에 대한 중세인의 지식이 부족했다는 점을 감안하면 이해할 만한 일입니다. 그 이유를 이해하진 못했겠지만 (조건이 모두 동일하다면) 동네 우물물에 비해 '술 탄' 음료를 마셨을 때 병에 덜 걸린다는 건 알고 있었죠. 알코올이 듬뿍 담긴 용액을 상처 입은 피부에 바르면 감염을 방지하고 심지어 치료까지 할 수 있다는 사실도 알았습니다. 결국 알코올은 다양한 치료약의 주성분이 되었습니다(치료에 뒤따르는 '알딸딸한' 느낌은 달갑지 않기는커녕 분명히 환영받았을 거라고 생각해요).

하지만 곡물이 에탄올을 저절로 갖게 되는 건 아닙니다. 앞서 이야기했던 것처럼 에탄올이 우주에 풍부하다고 해도 에탄올을 가지러 우주로 향할 수는 (아직은) 없습니다. 그렇다면 인간이 사용하는 알코올은 어디에서 왔을까요? 공교롭게도 우리는 이 문제와 관련해서 오랫동안 아주 작은 친구들의 도움을 받아왔습니다. 보잘것없는 효모의 호의로 에탄올을 얻으면서요.[13]

우리 사이의 효모

알코올을 생성하는 유기체 중에서 가장 잘 알려진 건 다음 세 가지 속에 포함되는 효모 종입니다. 사카로미케스*Saccharomyces*, 데케라*Dekkera*, 스키조사카로미케스*Schizosaccharomyces*. 이 무리 중에서 제일 유명한 구성원은 빵효모와 양조효모로 흔히 사용되는 출아형효모*Saccharomyces cerevisiae*입니다.* 세 가지 계통의 효모는 적어도 2억 년

---

* 효모는 단세포 균류에 지나지 않지만 출아형효모는 의생명과학에서 광범위하게 연구되는 모델 생물이랍니다.

전부터 서로에게서 갈라지며 진화하기 시작했지만 알코올 발효를 이끄는 능력은 전부 유지하고 있습니다. 이 사실은 알코올을 발효하는 생화학 경로가 사실상 아주 오래되었을 뿐만 아니라 효모에게 어떻게든 유용했음을 시사합니다.[14] 어떤 생화학적 묘기가 널리 보존된다면 그것이 반드시 중요할 수밖에 없다는 뜻입니다.*

이쯤 되면 궁금해할 법합니다. 이게 효모에게 무슨 득이 있다는 걸까요? 다시 말해 효모는 도대체 왜 에탄올을 만드는 걸까요? 이 질문이 중요한 이유는 효모가 에탄올에 노출되면 위험에 빠질 수 있기 때문입니다. 알코올이 흔히 소독제로 쓰인다는 걸 떠올려보세요. 소독제는 미생물을 죽이잖아요? 그런데 효모도 미생물이거든요.

에탄올은 다른 끔찍한 효과 중에서도 특히 삼투 압박(간단히 말해 물의 흐름을 방해하는 것), 유해한 형태의 산소 생성(맞아요, 산소는 독성입니다),[15] 막membrane 구조 파괴 등을 통해 미생물을 죽입니다. 거의 모든 효과가 대부분의 미생물에게 치명적이죠. 바로 이것이 우리가 미생물을 상대하기 위해 가장 먼저 알코올을 사용하는 이유입니다. 자, 다시 질문해볼까요? 효모는 왜 에탄올을 생성하는 걸까요? 효모/에탄올 수수께끼의 부분적인 해답은 무수한 생물 종이 에탄올을 에너지원으로 활용한다는 겁니다. 수많은 종의 효모도 예외가 아니라는 게 밝혀졌어요. 하지만 이것이 효모가 에탄올을 생산하도록 진화한 본래의 이유는 아닐 겁니다. 앞서 말했던 독성 때문이죠.

---

* 이 생각에 대한 또 다른 관점은 __쪽의 "오래된 동반자"를 참고하세요.

출아형효모 및 그와 관련된 종들이 유별나게도 비교적 높은 에탄올 농도에 저항하도록 진화했다는 사실이 발견되면서 핵심 정보가 밝혀졌습니다. 효모와 에탄올의 관계는 현재 이렇게 이해되고 있어요. 에너지원은 물론이고 다른 미생물 경쟁자에 대항할 방어 전략으로 삼기 위해 에탄올을 만든다고요. 다시 말해 효모는 경쟁자를 죽여 없애면서도 자신에게는 해가 되지 않을 만큼의 농도로 에탄올을 생성합니다. 효모가 알코올에 대한 유별난 저항성을 갖게 된 주된 이유는 에탄올을 해독해 독성이 약한 화학물질로 변형시키는 세포 내 분자 메커니즘 덕분입니다.[16] 깔끔하게 정돈된 일련의 생화학적 묘기를 통해 효모는 알코올을 에너지원으로 사용하는 동시에 화학적 방어책으로도 삼는 겁니다. 살아 있는 유기체가 자연적으로 생성하는 많은 화합물이 화학 무기로 쓰이게끔 발전했죠. 알코올도 예외가 아닙니다(화학 무기라는 개념은 4장에서 더 자세히 다루겠습니다). 에탄올 저항성이 선사한 생물에너지의 이익은 자연선택이 충실히 선별하여 활용한 다행스러운 진화적 사건의 결과임이 분명합니다.

오래된 동반자

현상으로서의 생물학적 생명은 타협 불가한 세 가지 명령, 즉 생물이 생존하려면 필요로 하는 정보를 따릅니다. 무엇을 먹을지, 무엇을 피할지, 누구와 짝짓기를 할지 말이죠. 전 2018년에 출간한 책 『기묘한 생존자 *Strange*

Survivors』에서 똑같이 말한 바 있습니다. 그렇다고 제가 최초로 이 개념을 형식화했다는 건 절대 아니에요. 살짝 다른 형태로 모든 생물학의 핵심에 자리하고 있죠. 아마도 보편적인 '생물학 법칙'에 가장 가까울 겁니다. 첫 번째 퍼즐 조각인 '무엇을 먹을지'는 환경에서 에너지를 획득하는 것을 말합니다. 이렇게 주변 환경에서 식량을 얻음으로써 화학적으로 유용하며 에너지가 풍부한 분자 아데노신 3인산adenosine triphosphate, ATP으로 변형시키는 것이 바로 대사metabolism라는 개념의 핵심입니다. ATP는 지구의 모든 생물학적 생명이 보편적으로 사용하는 화학 연료입니다. 앞서 에탄올이 (비록 독성을 가질 수 있지만) 에너지가 풍부한 분자라고 했었죠? 그 결과 진화를 거치면서 서로 다르지만 상호 관련된 수많은 대사 경로가 에탄올에서 에너지를 쥐어짜 귀중한 ATP를 약간씩 만들어냈습니다. 에탄올을 대사할 수 있는, 즉 에탄올을 소모하고 활용할 수 있는 사실상 모든 유기체에서 알코올 탈수소효소alcohol dehydrogenase, ADH와 아세틸알데하이드 탈수소효소 acetaldehyde dehydrogenase, ALDH라는 주요 효소가 작용하고 있습니다. 이 두 효소는 함께 협력하여 작용합니다(그 이유는 잠시 뒤에 살펴볼 거예요). 박테리아부터 대왕고래까지 지구에서 알려진 모든 종에서 다양한 형태의 팀을 꾸려 활동하고 있죠. 게다가 함께 협력하며 발전한 지도 상당히 오래됐습니다.[17] 한 분석법에 따라 얻어낸 증거는 ADH/ALDH 쌍이 거의 지난 30억 년에 걸쳐 협동해왔음을 시사합니다.[18] 인간에게는 두 효소를 암호화하는 유전자 세트가 12개에서 17개까지 있는데, 각 유전자는 다양한 대립유전자allele(대립된 형태의 유전자)를 갖습니다.[19] 그리고 이미 언급했던 것

처럼 어떤 시스템이 오래전에 생겨나 진화를 거치며 (수백만 년 혹은 그 이상 동안) 보존되었다면 그 시스템은 반드시 중요할 수밖에 없답니다. 달리 대체할 만한 개연적인 해석은 없어요.

유기체가 에탄올을 효과적으로 대사하기 위해 협동 관계인 ADH와 ALDH가 모두 필요한 이유는 꽤나 흥미롭습니다. 엄밀히 따지면 에탄올을 대사하는 건 ADH이지 ALDH가 아닙니다. 에탄올이 들어오면 ADH가 작용하기 시작하는 거죠. ADH의 촉매 반응으로 생겨난 주된 생성물은 아세틸알데하이드라고 불리는 분자입니다. 그 자체로 골칫거리인 분자예요. 농도가 충분히 높아지면 독성을 띠면서 유전 돌연변이를 일으키고 갖가지 파괴를 초래하거든요. 예를 들어 알코올을 지나치게 섭취할 경우 간에 손상이 갈 수 있는데, 이때 주된 요인 하나가 아세틸알데하이드입니다. 에탄올이라는 독성 분자 하나를 아세틸알데하이드라는 또 다른 독성 분자로 바꾸는 건 언뜻 보기에 그다지 개선이라고 보이지 않습니다. 다행히도 이 시점에서 ALDH가 끼어들어 구제를 시작합니다. ALDH는 아세틸알데하이드를 대사해서 아세트산으로 바꾸는데요. 아세트산은 거의 무해한 분자로서, ATP를 생성하는 경로로 곧장 진입하게 됩니다(효율성이 살짝 떨어지긴 하지만요). 정리해볼까요? ADH/ALDH 2인조는 에탄올과 아세틸알데하이드를 해독할 뿐만 아니라 그것들을 전구체로 사용함으로써 ATP를 생성하기도 합니다. 이 이름난 '원 투 펀치'의 결과, 모두 승자가 됩니다. ADH/ALDH 유전자 쌍의 기능(혹은 역기능)은 사실상 자연에서 발생하는 에탄올 대사의 모든 측면에 영향을 미칩니다. 더군다나 과일을 섭취하게끔 진화한 행동은

ADH/ALDH 유전자 쌍이 활성화되도록 진화한 결과인 것으로 보여요(발효된 과일은 알코올이 자연적으로 발생하는 주된 원천입니다). 그렇게 효소의 활성을 최대한 이용함으로써 유기체 수준에서 에탄올을 더 잘 다루게 되는 겁니다. 즉 알코올 내성tolerance이 높아지는 등의 발전이 따르는 것이죠.

한밤중에 가장 좋아하는 술집에서 수다 떨기에 생화학은 적합한 주제가 아닐지도 몰라요. 그래도 다음번에 나가 놀 일이 있으면 술집에 살짝 들어가 여러분과 같은 처지의 손님에게 한번 물어보세요. "여기서 자주 대사하세요?" 새로운 친구를 사귀게 될 겁니다!

양조장이 우리 몸속에 있다면

어떤 특이한 질병에 걸린 사람들은 스스로 에탄올을 생성하기도 합니다. 알코올을 한 모금도 섭취하지 않았는데 몸속에서 에탄올이 나타나는 것이 특징이에요. 결국엔 유명한 에탄올 도취 증상, 즉 겉보기 만취apparent drunkenness 증상으로 이어지죠.[20] 이 질병은 다양한 이름으로 불립니다. 장발효증후군gut fermentation syndrome, 내인성에탄올증후군endogenous ethanol syndrome, 만취병drunkenness disease. 하지만 주로 자동양조증후군auto-brewery syndrome, ABS이라는 적절한 (제가 가장 좋아하는) 이름으로 불리죠.

굉장히 오래된 질병이라고 보는 게 합리적이지만 의학 문헌에서 자동양조증후군처럼 보이는 정황적 보고 중 가장 오래된 것은

1948년에 출판된 한 논문까지만 거슬러갑니다. 다섯 살 아이가 위 파열로 사망한 슬픈 이야기를 전해주죠. 시체를 부검해보니 위장관에 비정상적일 정도로 많은 가스가 들어 있었고 에탄올 냄새도 퍼졌다고 합니다. 하지만 혈중 에탄올은 검출되지 않았습니다. 담당 주치의는 소년이 섭취한 고구마가 박테리아로 인해 발효되어 위장관에서 에탄올이 생성되었을 거라 추론했습니다.

자동양조증후군을 기술한 최초의 '공식' 의학 보고서는 1952년에 쓰여졌는데요. 질병 상태를 알아보기 위한 탐색 수술exploratory surgery을 받고 알 수 없는 이유로 도취에 빠진 마흔여섯 살 남성의 사례를 자세히 들려주고 있습니다. 주치의들은 환자에게 도취를 일으킨 에탄올이 효모의 일종인 칸디다균에서 생겨났을 가능성을 확인했습니다.[21]

1972년에 자동양조증후군의 사례집이 발간된 후로는 이 증후군이 점차 세간에 알려지기 시작했습니다. 비록 현재까지도 ABS의 진단 사례가 실제 사례보다 적다고 알려지기는 하지만요.[22] 짐작하시겠지만 도취 수준은 수많은 요인에 의해 크게 변할 수 있습니다. 하지만 자동양조증후군 때문에 '취한 상태'로 오판된 사람들은 유사 이래 굉장히 많았던 게 분명합니다.

최근 들어서야 보다 완전한 역사적 관점에서 자동양조증후군을 다룰 수 있게 되었습니다. 그에 대한 학술논문을 여럿 발표하고 2019년에 같은 주제의 대중 과학서 『내 장이 알코올을 만든다니!:

자동양조증후군의 과학과 이야기*My Gut Makes Alcohol!: The Science and Stories of Auto-Brewery Syndrome*』를 펴낸 바버라 코델Barbara Cordell 박사 덕분이죠. 한 연구에 따르면 '장 발효' 현상이 1930년대와 1940년대에 걸쳐 의사들 사이에서 얼마간 유명세를 탔다고 코델 박사는 지적했습니다. 또 코델 박사에 따르면, 1948년의 사례가 최초의 문헌 출처로 흔히 거론되곤 하지만 로버트 손드비Robert Saundby 박사가 『왕립학회 의학 회보*Proceedings of the Royal Society of Medicine*』에 발표한 1913년 논문도 '자가중독auto-intoxication'을 언급하고 있습니다. 장 발효로 도취된 것으로 보이며 끝내 아세톤 중독으로 치달은 열여덟 살 소년을 기술하는 대목에서였죠.

코델 박사는 말합니다.

파리에서 병리학 및 치료학 교수로 활동한 샤를 부샤르Charles Bouchard는 1894년에 『질병에서의 자가중독 현상*Auto-Intoxication in Disease*』이라는 제목의 책을 저술했다. 368쪽에 달하는 이 두꺼운 책은 1906년에 영어로 번역되기도 했다. 요컨대 20세기 초에 과학자들은 자동양조 현상을 널리 받아들였던 것으로 보인다.

물론 인간에게는 에탄올 생성에 적합한 생화학 경로가 없습니다. 대부분은 우리가 좋아하는 고구마를 예기치 못하게 발효될 걱정 없이 먹어치울 수 있죠. 자동양조증후군을 일으키는 유력한 용의자는

1952년의 사례에서 의사들이 추측한 것과 같습니다. 바로 효모입니다. 환자들의 몸속에서 발효가 일어나는 원인은 대체로 출아형효모인데, 선천적으로 우리 몸에 대량 서식하게 된 흔한 효모종입니다(물론 다른 미생물도 질병이 진행되는 데 기여할 수 있습니다. 칸디다 알비칸스*Candida albicans*, 칸디다 크루세이*Candida krusei*, 칸디다 글라브라타*Candida glabrata*, 심지어는 효모가 아닌 폐렴간균*Klebsiella pneumoniae*도 포함됩니다). 믿을 만한 증거에 따르면 자동양조증후군에 걸린 사람은 면역이 약화되어 효모의 과다 증식을 견디거나 제거하는 능력이 저하되는 경향이 있는 것으로 보입니다. 환자들이 탄수화물을 고도로 섭취하면 자동양조증후군 증상이 갑자기 발생하죠. 몇몇 연구들은 영양 습관뿐 아니라 항생제 사용과 전반적인 건강 상태도 자동양조증후군과 관련이 있음을 시사합니다.[23] 이 증후군은 대체로 식습관을 바꾸고 살균제를 사용하면 완화되지만 일부 환자에게선 질병이 거듭 재발하여 만성화될 수도 있습니다.

환자들의 혈중 에탄올 농도는 만취 상태로 간주되는 법적 한도에 가까운 수치까지 치솟습니다(초과되는 일도 흔합니다). 그렇다면 음주운전 적발에서 빠져나오려고 정당행위를 근거로 자동양조증후군을 내세우는 사람들이 있다는 말을 들어도 별로 놀랍지 않을 거예요. 시도는 거의 실패로 돌아갔지만 최근 한 여성의 사례는 달랐습니다. 혈중 알코올 농도가 (보고에 따르면 미국의 법적 한도보다 4배 더) 높은 이유가 자동양조증후군이라는 걸 충분히 입증해냈거든요.

이게 유일무이한 사례는 아닐 거예요.[24]

자동양조증후군은 〈그레이 아나토미*Grey's Anatomy*〉 같은 의학 드라마에 등장한 뒤로 유명세를 얻기 시작했습니다. 다양하게 변형된 자동양조증후군이 의학 문헌은 물론이고 대중 잡지에도 오르내렸어요. 최근의 한 사례는 희귀한 형태의 증후군을 앓는 여성의 이야기를 들려줍니다. 방광에서 에탄올이 생성되는 탓에 소변에서 알코올이 검출되었다는 거예요.[25] 일부 환자들에게선 당뇨병과 크론병 같은 다른 질병이 자동양조증후군과 함께 발생하는데요. 언제나 그런 것은 아니라서 아직도 관련성이 조사되고 있는 형편입니다.[26] 애석하게도 자동양조증후군은 드물게나마 영아돌연사증후군sudden infant death syndrome, SIDS의 원인이 되기도 합니다.[27] 아직 모르는 것이 너무도 많습니다. 그래도 제가 지금 이 글을 쓰고 있는 동안 의생명과학자들이 이 질병의 모든 형태를 낱낱이 연구하고 있을 거라 확신합니다.

자동양조증후군에는 효모와 같이 늘 꼬리표처럼 따라붙는 단세포 생물의 작용이 필요합니다. 본래부터 에탄올을 생성할 수 있는 다세포 생물은 사실상 거의 없어요. 예외가 있긴 하지만 무척 드뭅니다. 일부 식물종과 (더욱 드문 사례로는) 몇몇 어류가 있습니다. 어류의 경우 에탄올 생성 능력은 대체로 몹시 추운 환경에서만 발현됩니다. 1980년대 말에 일부 어류가 극도로 추운 주변 환경에 대한 반응으로 대사를 통해 에탄올을 생성한다는 가설이 유행하기도 했어요. 연구자들이 발견한 기묘한 대사물질에 근거해 추정한 것이었죠. [28]그런데 3년쯤 전에 적어도 두 종의 어류가 극한의 조건에서 실제로 에탄올을 합성하는 것이 발견되었습니다(기이하게도 그중 하나는 흔하디흔한 금붕어였어요. 북극에서 유래한 종도 아니었는데 말이죠).[29] 하지만 자연은 언제나 풍요롭습니다. 에탄올을 생성하는 또 다른 동물 종도 머지않아 많이 발견될 거라 생각해요.

독한 꼬마 술꾼

이 책의 주제 중 하나는 진화가 경제적이라는 겁니다. 진화는 꽤나 잘 작동하는 상태는 유지하고 이미 있는 걸 다시 발명하는 일은 최대한 피하죠. 전형적인 사례는 꽃꿀을 섭취하는 일부 포유류 종입니다. 오랫동안 과학자들은 꿀을 먹고 사는 포유류가 종종 발효된 꿀을 먹고 나서 분명한 약리적 결과를 마주했을 거라 추측했습니다. 때마침 발효된 꿀이 있는 꽃을 주기적으로 찾아가던 포유류 몇 마리에게서 독특한 특징이 발견됐어요. 오해하면 안 될 것이, 애초부터 흔치 않은 포유류긴 했습니다. 두 마리는 영장류인데요. 그다지 일반적인 영장류는 아닙니다. 나머지 한 마리도 '어느 정도는' 영장류입니다. 앞서 말한 두 영장류는 동남아시아와 근처 군도 출신의 늘보원숭이slow loris, *Nycticebus coucang*, 마다가스카르에서 유래한 여우원숭이의 일종인 아이아이aye-aye, *Daubentonia madagascariensis*예요. '어느 정도는' 영장류라고 말했던 나머지 포유류 종은 붓꼬리나무두더지pen-tailed tree shrew, *Ptilocercus lowii*고요. 이 꼬마 친구는 말레이시아, 보르네오섬, 그리고 근방의 다른 섬에서 살아갑니다. 이 재미있는 생물들이 영장류든, 일종의 영장류든 또는 분류학적으로 무엇인지는 우리에겐 별로 중요하지 않습니다(제발 동물학자들에게 이르지 말아주세요). 중요한 건 그들이 유명해진 이유죠. 잠시 뒤에 얘기하게 될 텐데요. 일단은 이 꼬마 녀석들을 제대로 소개하는 것이 좋겠습니다.

술 취한 파리와 맛이 간 돌고래

늘보원숭이보다 귀여운 건 이 세상에 별로 없을 거예요. 포유류를 통틀어서도요(누구한테 묻느냐에 따라 '귀여운 녀석들 중 하나'라고 답할 수도 있을 겁니다). 몸집이 작고 앙증맞은 늘보원숭이는 몸길이가 20cm에서 30cm가량 되는데요. 눈이 큼지막해서 마치 무언가를 걱정하거나 슬퍼하는 것처럼 보입니다. 그들만의 독특한 특징 하나는 바로 혀입니다. 동물계에서 (몸집에 비해) 특히 긴 혀를 자랑하는 늘보원숭이는 혀를 활용해서 꽃에 담긴 꿀을 먹습니다. 겉만 보고 속을 판단하는 태도는 현명하지 않다는 건 이 사랑스러운 꼬마 생물을 두고 하는 말입니다. 그들 역시 독이 있기 때문이죠(사실 늘보원숭이가 속한 '로리스과lorisidae'는 지금까지 알려진 바로는 영장류 중에서 유일하게 독성을 지녔습니다). 여러 마리를 포획할 때 한곳에 가둬놓으면 말 그대로 서로가 서로를 죽이는 살육이 일어날 정도로 맹독입니다.*

아이아이는…… 솔직히 늘보원숭이만큼 귀엽진 않습니다. 누군가 아이아이를 보고 귀엽다고 이야기하는 장면은 상상하기 쉽지 않네요(다른 종의 아이아이라면 몰라도요). 대략적이나마 생김새를 알고 싶다면 꼬리가 길고 꾀죄죄한데다 귀가 크고 코는 툭 불거진 다람쥐를 떠올려보세요. 게다가 눈이 똥그랗고 털이 헝클어져 '광인'처럼 생겼답니다. 단언컨대 제가 들은 것 중에서 아이아이를 최고로

---

* 늘보원숭이는 정말 흥미로운 동물입니다. 제 책 『기묘한 생존자』에서 더 자세하게 다루었어요(원서 108~110쪽을 살펴보세요). 늘보원숭이에 대한 소개를 듣고 관심이 생겼다면 한번 보시는 것도 좋겠습니다.

잘 묘사한 사람은 뛰어난 기자이자 작가이며 팟캐스트 진행자인 미카 행크스Micah Hanks라는 친구입니다. 그는 아이아이를 두고 "여우원숭이보다는 (괴생명체) 추파카브라를 닮았다"라고 말했어요.[30] 유감스럽게도 정말 추파카브라는 아니랍니다. 아이아이는 여우원숭이의 일종으로, 흥미로운 해부학적 특징이 있어요. 양손에 엄청 긴 가운뎃손가락이 달렸거든요(그렇다고 외모의 호감도가 올라가진 않을 거예요). 나무에 구멍을 뚫는 천공충 애벌레가 숨은 장소를 가늘고 긴 손가락으로 나무를 두드려서 찾아냅니다. 그러고는 그 보금자리에서 유충을 '낚아' 영양분이 가득한 간식을 맛있게 먹어치우죠. 또 늘보원숭이가 혀를 활용하는 것처럼 가운뎃손가락으로 꿀을 꺼내 먹기도 합니다. 아이아이는 주 활동 무대인 마다가스카르의 토종 영장류 중에서 몸집이 가장 큰 동시에 전 세계에서 가장 큰 야행성 영장류이기도 합니다. 기껏해봤자 대략 30cm 정도에 지나지 않지만요. 혼자 지내는 생활 양식에 걸맞게 소극적인 기질을 가졌지만, '생식과 상관없는' 맥락에서 서로 마주치면 공격적으로 변합니다.

마지막으로 살펴볼 녀석은 붓꼬리나무두더지입니다. 몸길이가 13cm 정도 되는 이 조그마한 녀석의 이름은 붓털을 닮은 아름다운 꼬리에서 왔습니다. 전형적인 땃쥐과와 달리 이 종은 2,000만 년 전에 나무두더지목에 속한 나머지 동물들로부터 갈라져 나왔어요. 붓꼬리나무두더지는 '영장류의 조상'의 가설 모델로서 진화생물학자에게 특히나 흥미로운 대상입니다. 지난 3,000만 년에서 2,000만 년 동안 거의 진화하지 않았다는 것이 가설의 부분적인 근거죠.[31] 반면 과학계의 다수는 붓꼬리나무두더지가 또 다른 포유류 가지에서 기원했다는 이유로 진정한 영장류가 아니라고 주장합니다(하지만 잊지 마세요. 우리가 나누는 이야기의 목적에는 전혀 중요하지 않다는 걸요. 물론 이건 우리끼리만 아는 걸로 해야겠죠?).

포유류에 속한다는 것만 제외하면 언뜻 보기에 늘보원숭이, 아이아이, 붓꼬리나무두더지에게 공통점이 많아 보이진 않을 거예요. 대체로 그렇습니다. 하지만 그들은 흥미로운 행동적 '초능력'을 공유하죠. 다른 포유류가 견딜 수 있는 것보다 훨씬 많은 양의 알코올에 내성이 있거든요. 과학자들은 이 꼬마 생물들이 겉보기에 전혀 도취되지 않고 발효된 꽃꿀을 먹는 걸 관찰했습니다. 꿀을 섭취하기 전이나 섭취한 후나 똑같이 민첩하고 기민하게 움직였거든요. 알코올 내성의 비밀은 아직 완전히 밝혀지진 않았지만 어떤 독특한 생화학에 빚지고 있을 거예요.

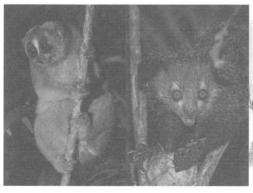
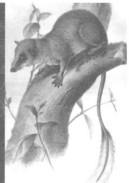

뉴햄프셔주 다트머스 대학의 새뮤얼 R. 고치먼Samuel R. Gochman, 마이클 B. 브라운Michael B. Brown, 너새니얼 J. 도미니Nathaniel J. Dominy 박사의 최근 연구를 살펴봅시다. 이 과학자들은 어떤 특이한 유전적 특징, 즉 우리가 앞서 만났던 알코올 탈수소효소(ADH)의 한 형태에 발생한 돌연변이에 호기심이 동했습니다. ADH는 대부분의 유기체에서 에탄올 대사를 담당하는 효소였죠. 대형 유인원great apes(우리 인간을 포함한 '사람과')에서 나타나는 이 돌연변이는 그 특정한 종류의 ADH에서 에탄올 처리 효율을 거의 40배나 올려줍니다.*

진화적으로 멀리 떨어진 또 다른 영장류에게서도 같은 돌연변이가 발견되었는데요. 바로…… 아이아이입니다. 고치먼과 다트머스의 동료 과학자들은 생각에 잠겼습니다. 이와 똑같거나 비슷한 변종을 가진 생물은 에탄올을 더욱 잘 대사하게 되고, 결국 도취 같은 해로운 영향을 최소화하는 동시에 에탄올의 고열량을 더 잘 활용할 가능성이 있었죠. 돌연변이를 지닌 생물은 이렇게 추론된 과정을 거침으로써 발효된 과일과 꿀을 먹어도 대체로 별 영향을 받지 않는 걸지도 몰랐습니다. 아이아이는 영장류 친구인 늘보원숭이와 더불어 '적지 않은' 양의 발효 꿀을 식단의 일부로 섭취한다고 예상되었

---

* 이건 일반론이라는 점을 명심하는 게 중요합니다. 알코올 도취는 '술고래'의 체중과 관련성이 높고, 알코올과 관련된 유전자들도 대부분의 유전자처럼 인구에 따라 변이성variability을 보이거든요. 대표적인 사례로, 술을 아무리 마셔도 취하지 않는 사람과 맥주 한 잔만 마셔도 어지러운 사람(그게 바로 나예요)을 여러분 모두 알고 있을 거예요.

습니다. 적어도 발효 꿀과 접촉하긴 할 거라고 여겨졌죠. 이 정보 더미를 활용해 우리의 발효 친화적인 친구들을 더 잘 이해하게 되었을까요?

우선 분명했던 것은 고치면과 브라운, 도미니에게 데이터가 매우 부족했다는 점입니다. 예를 들어 아이아이의 경우와 달리 늘보원숭이에서 나타난 변종 ADH에 대한 정보가 없었습니다. 자세히 말해 늘보원숭이가 아이아이와 대형 영장류에게 나타난 것과 동일한 ADH 돌연변이를 가졌는지도 모르는 형편이었죠. 게다가 두 생물이 실제로 '보통' 꿀보다 발효 꿀을 좋아한다는 사실을 확실하게 뒷받침하는 데이터도 없었습니다(현재까지도 이 문제에 대해 믿을 만한 데이터는 거의 없습니다. 야생 개체군 데이터는 더 적고요).

하지만 이러한 상황은 과학자들이 갈망하는 바로 그런 종류의 도전을 제기했습니다. 턱없이 부족한 데이터, 추측이 난무하는 주제, 실험 관찰로 타당성이 결정되는 생각들로 이루어진 도전 말이죠. 고치면과 동료들은 우리가 예비실험pilot experiment이라고 부를 실험을 설계했습니다. 아이아이나 늘보원숭이가 4~5% 농도로 에탄올을 탄 설탕물을 좋아하는지 시험해보는 게 목표였죠.[32] 진정한 과학의 형식에 따라 그들은 이용 가능한 것을 동원해 연구를 진행했습니다. 바로 아이아이 두 마리와 늘보원숭이 한 마리였죠. 두 아이아이에게는 "멀린"과 "모티샤"라는 이름이 붙었습니다(제 생각에는 아이아이 이름으로 매우 적절한 것 같네요). 늘보원숭이는, 평화롭게 들려 오해의 소지가 있는 "다르마"로 불렸어요.*

　이 몇 안 되는 실험체만으로는 데이터의 통계적 타당성이 떨어진 다고 생각할 수도 있을 거예요. 하지만 과학자들은 무척 설득력 있는 결과를 얻었습니다. 세 마리 모두 기꺼이 알코올 설탕물을 마셨을 뿐 아니라, 마찬가지로 달콤한 무알코올 음료보다 더 좋아하는 게 분명했어요. 게다가 알코올 농도가 다른 두 음료를 두고 고르게 하면 언제나 '술을 더 많이 탄' 것을 선택했습니다. 한 술 더 떠서, 술 취한 행동도 전혀 보이지 않았죠. 데이터를 신중히 해석한 과학자들은 로버트 더들리Robert Dudley 박사가 제안한 그 유명한 '술 취한 원숭이 가설drunken monkey hypothesis'**과 데이터가 맞아떨어진다는 결론을 내렸습니다. 그러면서도 이 겉보기 선호도와 알코올 내성에 숨겨진 메커니즘을 이해하려면 훨씬 더 많은 연구가 이뤄져야 한다고 올바르게 인정했어요. 특히 에탄올 대사에 관여하는 다양한 효소를 고려해야 한다고도 말했죠.

　이제 술고래 트리오의 세 번째 멤버를 살펴볼까요? 붓꼬리나무두더지에게는 웬만한 포유류는 까무러칠 농도의 알코올을 가미한 꿀을 들이켜는 능력이 있습니다. 그 능력 역시 과학적 탐구의 대상이 되었답니다.[33] 독일의 바이로이트 대학교에서 프랑크 빈스Frank

---

* 이 이름들이 과학적으로 중요하진 않겠지만, 이미 알아버린 이상 여러분에게 숨길 수가 없군요.
** 술 취한 원숭이 가설은 동물이 알코올의 냄새와 맛에 자연스레 끌려 영양분이 풍부한 잘 익은 과일을 찾아다니는 능력으로 선택적 이익을 취했다고 가정합니다. 술 취한 원숭이 가설에 관해서는 다음 장에서 더 이야기해보는 시간을 가질 거예요.

Wiens 박사와 공동 연구자들은 붓꼬리나무두더지와 소형 포유류 몇 마리의 알코올 내성을 조사했어요. 에탄올 대사로 생겨난 특정 생성물(글루크론산화에틸ethyl glucuronide, EtG)의 양을 이 꼬마 친구들의 털에서 측정했죠.

조사의 근거가 되는 아이디어는 이렇습니다. 털 시료에서 검출된 EtG의 양이 많을수록 실험체도 (아마도 발효 꿀을 실컷 즐긴 탓에) 더 많은 양의 알코올에 노출되었다는 거예요. 붓꼬리나무두더지는 작은 원숭이와 평범한 쥐 같은 대조 동물에 비해 EtG의 수준이 더 높았어요. 자연 서식지에서 알코올과 마주치고 그것을 섭취할 뿐만 아니라 높은 내성까지 갖췄다는 생각을 뒷받침하는 결과였죠. 이 연구에서 놀라운 발견은 따로 있었습니다. 붓꼬리나무두더지와 함께 한 동네에 서식하는 다른 두 동물 ― 보통의 나무두더지 *Tupaia glis*[***] 와 삼색다람쥐 *Callosciurus notatus* ― 의 털에서도 똑같이 높은 수준의 EtG가 검출되었거든요. 그렇다면 말레이시아의 숲에 또 다른 귀여운 꼬마 술꾼들이 살고 있을지도 몰라요. 이 놀라운 생물들을 더 연구하면 할수록 알코올이 포유류에 미치는 효과를 더욱 잘 이해하게 되리라 의심치 않습니다. 우리에게 미치는 영향까지 포함해서요.[34]

[***] 다른 종류의 동물이긴 하지만 붓꼬리나무두더지도 나무두더지입니다.

초파리의 교훈

저는 책의 제목으로 술 취한 파리의 등장을 예고했습니다. 앞으로 동물과 도취에 대해 이야기하면서 우리의 친구 파리를 여러 번 다시 살펴볼 거예요. 이 작은 녀석에 관해 이야기할 것들이 꽤 많거든요. 최초의 약물을 다루는 이 첫 번째 장은 파리를 다루기에 아주 좋은 출발점입니다.

드로소필라 멜라노가스테르*Drosophila melanogaster*[*], 혹은 노랑초파리는 명실상부 20세기 유전학과 발생생물학의 영웅입니다. 오늘날에도 여전히 무척이나 귀중한 과학적 정보와 통찰의 보고이죠. 과학의 진보에 드로소필라가 기여한 공적을 깎아내리자는 건 아니지만 파리가 실험 생물로 '출세'한 데에는 우연한 발견이 핵심적인 역할을 했습니다. 19세기 말부터 20세기 초입까지 유전학 연구를 추진한 원동력이었던 토머스 헌트 모건Thomas Hunt Morgan은 유전학 연구에 적합한 동물 모델을 찾다가 결국 노랑초파리와 플라나리아 ─ 당당하게 밝히자면 제가 가장 좋아하는 동물입니다 ─ 로 범위를 좁혔습니다. 초파리와 편형동물은 둘 다 훌륭한 후보였지만, 모건이 특정한 유형의 연구를 선호했었기에 생긴 다양한 이유로 초파리가 '승리'를 거뒀죠.

---

[*] 2018년 기준으로 드로소필라속에는 1,600여 가지 종이 포함됩니다. 다른 종류의 수많은 생물들과 마찬가지로, 아직 발견되지 않은 종이 있기 때문에 실제 종 수는 더 많을 거예요. 우리는 대체로 드로소필라 멜라노가스테르에 한정할 겁니다.

그러자 대규모 연구 집단이 모건의 뒤를 따랐습니다. 이런 결과로 인해 보잘것없는 노랑초파리는 아마도 지금 생물학적으로 가장 잘 이해되고 특징이 제일 많이 밝혀진 다세포 생물일 거예요. 드로소필라의 생물학에 대한 철저한 탐구는 또 다른 책 한 권을 완전히 채우고도 남을 겁니다. 또 적어도 다른 곳에서 멋지게 수행되고 있을 거예요.[35] 지금 우리에게 중요한 핵심이 바로 이것입니다. 드로소필라에 대한 생물학 정보가 분자 수준에서 일어나는 일부터 개체의 행동까지 차고 넘쳐서 쉽게 이용할 수 있었기 때문에, 이 겸손한 곤충이 약물 섭취와 약물 중독 현상에 관심이 있는 소규모 과학자 무리의 눈길을 사로잡는 것이 시간문제였다는 거예요.

다행히도 초파리는 우리를 실망시키지 않았습니다. 드로소필라는 약물 남용 연구에 탁월한 동물 모델임이 밝혀졌어요. 예를 들어 학술지에 발표된 수천 편의 논문에 기록되었던 것처럼 드로소필라 멜라노가스테르는 거의 모든 '전통' 중독성 약물에 노출되면 '예상한' 방식으로 반응한다는 사실이 과학 연구로 입증되었답니다.** 게다가 약물로 유발한 노랑초파리의 행동은 척추동물이 보이는 행동적 반응과 매우 잘 부합합니다.

이 사실을 특정한 관점에서 들여다볼까요? 진화적 차원에서 곤충류와 포유류의 계통은 대략 7억 년 전에 분리되었단 사실을 잊어선

** 2020년 1월 기준으로, 실제로 펍메드에서 '드로소필라'와 '약물'을 키워드로 간단히 검색하기만 해도 1만 편 이상의 논문이 쏟아져 나옵니다.

안 됩니다![36] 그럼에도 드로소필라는 우리가 대체로 인간과 관련짓는 수많은 중독 행동, 그중에서도 특히 습관성, 내성, 보상 등의 행동을 보입니다. 한술 더 떠서 척추동물의 경우처럼 드로소필라에게서도 신경전달물질인 도파민이 그러한 효과를 제어하는 것으로 보여요.[37] 그렇다면 충분히 짐작할 수 있듯이 초파리가 민감하게 반응하는 중독성 약물 중 하나는 바로 오랜 친구 에탄올입니다.

드로소필라는 앞서 언급한 노랑초파리 말고도 과일파리fruit fly나 사과박파리pomace fly, 식초파리vinegar fly로도 불리지만(마지막 두 명칭은 초파리가 주로 썩어서 발효되는 과일 주변에서 발견된다는 것을 시사합니다),[38] 역설적이게도 드로소필라가 실제로 에탄올을 '좋아한다'는 탄탄한 증거는 비교적 최근까지도 부족했습니다. 제가 알기로는 드로소필라의 알코올 탈수소효소(에탄올을 분해하는 주된 효소)를 연구한 최초의 논문도 출판된 지 50년이 넘었어요.[39] 하지만 노랑초파리와 알코올성 음료의 밀접한 관련성을 나타내는 공식적, 일화적 증거는 생화학 연구가 이루어지기 훨씬 전부터 있었습니다. 게다가 발효된 과일에 끌리는 곤충이 드로소필라만 있던 것도 아니었어요. 맥주나 와인으로 만든 덫에 나비나 나방이 걸려드는 게 일상다반사였죠. 실제로 그 목적이 채집이든 연구든 해충 방제든, 녀석들이 알코올 용액의 냄새를 맡고 날아들면 이미 놓아둔 덫으로 잡곤 합니다.[40]

완전히 예상하지 못한 건 아니었지만, 흥미롭게도 드로소필라에게서 먹이 섭취를 제어하는 유전자는 알코올 섭취도 통제하는 것으로 보여요(아마도 우연은 아닐 겁니다).[41] 선호하는 알코올 먹잇감을 따라 붙은 친숙한 이름에서 예상할 수 있듯이 드로소필라는 에탄올의 독성 효과에 저항성resistance이 있는 게 분명합니다. 우리의 오랜 친구 효모와 앞서 살펴본 별난 영장류처럼요. 분자 수준에서 드로소필라의 저항성은 이제 충분히 낯익을 ADH/ALDH 팀이 활동한 결과입니다.[42] 저항성의 정도는 초파리마다 들쭉날쭉하죠. 이쯤이면 여러분이 손을 들어 제 말을 막는 모습이 상상되는군요. "잠시만요. 애초에 초파리가 술에 취했는지 어떻게 알 수 있는 거죠?"

여러분이 물어봐줘서 정말 기쁩니다.

취도 측정기

부득이하게도 초파리가 술에 취했는지 이야기하려면 그 행동을 관찰하는 수밖에 없습니다. 초파리와 소통할 방법이 없으니까요(그런 방법이 있다고 해도 초파리가 거짓말을 하면서 하나도 안 취했다고 우길지 모릅니다). 직접적인 질적 관찰을 통해 초파리의 만취 상태를 추론해볼 수 있습니다. 예를 들면 "저 초파리는 나른해 보이고 변덕스럽게 움직이는군!" 하고 관찰할 수 있을 거예요. 하지만 진정한 과학적 방식으로 만취 상태를 정량화하려면 특수로 고안된 장비가 필요할지 모릅니다. 다행히도 그 용도로 사용 가능한 장비가 실제로

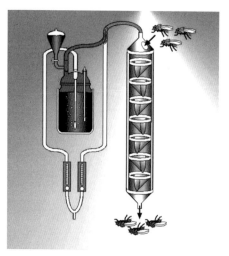

그림 1.2 취도 측정기. 재닐리아 연구소Janelia Laboratory의 울리케 헤베를라인Ulrike Heberlein 박사가 제공해주었습니다. 장치와 초파리의 비율은 맞지 않습니다.

있어요. 바로 취도 측정기inebriometer입니다(그림 1.2).*

흥미롭게도 이 장치는 약물과 관련된 현상을 연구하려고 만들어진 게 아닙니다. 그와는 전혀 관련 없는 진화생물학 문제들을 탐구하는 도구로 발명되었죠. 과학계가 취도 측정기에 대한 이야기를 처음으로 듣게 된 건 35여 년 전이었습니다. 프레더릭 M. 코핸Frederick M. Cohan과 장다니엘 그라프Jean-Daniel Graf 박사가 1985년에 발표

---

* 맞아요, 이 과학 기기의 이름이 실제로 취도 측정기랍니다! 하지만 우리가 나중에 만나볼 빈센트 개스턴 디시어Vincent Gastón Dethier 박사는 1962년에 출간된 책 『파리의 이모저모To Know a Fly』에서 비슷한 장비의 이름을 "음주 측정기drinkometer"로 지었습니다(이 책은 과학과 과학적 방법을 유쾌하게 탐구하는데요. 다양한 종류의 초파리를 등장인물로 내세우며 이야기를 이끌어나갑니다). 말이 난 김에 살짝 말씀드리자면, 알코올에 대한 꿀벌의 반응을 연구하고자 디시어 박사의 음주 측정기를 개조한 이야기도 나중에 함께 나눠볼 거예요.

한 논문 「에탄올 증기의 압도적 저항성 및 추가 저항성 선택의 반응 속도를 위한 드로소필라 멜라노가스테르 위도 경사」에서였죠. 그보다 3년 전에 케네스 웨버Kenneth Weber 박사는 하버드 대학교 박사학위 논문(「선택에 대한 반응에 개체군 규모가 미치는 효과」)에서 취도 측정기의 개념을 전개하고 구조를 설계했으며, 종과 호루라기가 몇 개가 추가된 '마크 II' 버전의 사용에 대해 기술했습니다.

코핸과 그래프, 웨버 박사는 초파리 개체군에서 각 개체를 다양한 집단으로 분류하기 위해 취도 측정기를 고안하고 용도에 맞게 최적화했습니다. 그들은 집단을 다음처럼 나누었어요. (1) 매우 빨리 취한 초파리, (2) 더 오래 걸려 취한 초파리, (3) 엄청나게 오래 걸려 취했거나 알코올이 많이 필요했던 초파리(혹은 절대 취하지 않은 초파리). 취도 측정기는 단순히 특정한 초파리 종을 몇 가지 표현형(유전적 특성이 발현된 것)에 기초해 여러 부분 개체군으로 구분하기 위해 사용되었습니다. 여기서 표현형이란 초파리 개체군의 각 개체에서 다양하게 나타나는 알코올 도취 저항성을 뜻합니다. 알코올 증기에 대한 내성에 기초해서 각기 다른 표현형을 지닌 초파리 개체들이 확인되면 초파리에서 알코올 대사를 담당하는 유전형질genetic trait들이 어떻게 변화하는지 연구할 수 있었죠.

물론 그러기 위해서는 과학자들이 우리가 일찍이 제기했던 물음을 먼저 해결해야 했습니다. 어떤 초파리가 술을 마셔도 취하지 않는지(아니면 취하는지) 어떻게 알 수 있을까요?

취도 측정기의 초기 모델은 길이가 대략 120cm이고 직경이 8cm 가량 되는 유리관이었습니다. 수많은 플라스틱 '디딤대'가 같은 간격으로 배치되어 있었죠. 이 장치를 (위쪽으로 길게) 똑바로 세워 설치한 다음에 초파리를 많이 집어넣었습니다. 초파리가 갇혔을 때 보이는 정상적인 행동은 위쪽 방향으로 날아오르는 겁니다. 아니나 다를까, 취도 측정기 안에서도 같은 행동을 보였죠. 바로 이러한 행동이 우리의 생각을 실제로 확인해보게 해주는 핵심 요인입니다. 초파리들이 전부 위쪽으로 날아올라 유리관 벽에 달라붙으면 알코올 증기를 그들 한가운데로 일정량 내뿜습니다. 쉽게 예상할 수 있듯이 알코올에 취한 초파리들은 유리관 꼭대기 표면에 매달리느라 더 애를 먹습니다. 대부분 미끄러져 떨어지죠. 초파리가 어느 정도로 취했는지와 얼마나 빨리 발을 헛디디는지 사이에는 당연하게도 직접적인 상관관계가 있었습니다. 플라스틱 디딤대는 떨어지는 초파리들을 받아내고 그들에게 잠깐 쉬며 안정을 되찾을 기회를 제공합니다. 실험의 아이디어는 바로 이겁니다. 초파리가 다시 몸을 가누는 디딤대가 더 아래에 있을수록 더 많이 취했다는 거예요. 실험을 여러 번 되풀이하면 할수록 연구자들은 알코올에 대한 민감성을 바탕으로 초파리를 다양한 개체군으로 나눌 수 있었습니다.*

---

* 사실 취도 측정기는 에탄올은 물론이고 온갖 휘발성 분자의 마취 성질을 평가하는 데 유용하게 사용됩니다(실제로 에탄올은 마취 강도가 약한 편입니다. 비교적 많은 양이 있어야만 효과를 발휘하죠). 취도 측정기와 드로소필라를 사용해 다른 마취제를 탐구한 사례는 도슨Dawson과 공동 연구자들의 2013년 논문을 참고하세요.

원래 의도한 대로 취도 측정기는 알코올에 대한 민감성이 서로 다른 초파리 개체군을 골라내는 데 유용했어요. 그리고 취도 측정기의 고안자들과 같은 유형의 진화생물학자들은 그 정보에 기반해서 연구를 수행할 수 있었습니다. 하지만 취도 측정기는 아름다운 약리학 실험을 설계하는 것까지 계산에 넣어 고안된 장치였죠. 머지않아 다른 과학자들이 기구를 개조해서 행동에 기반한 갖가지 약물 반응을 측정했답니다.[43]

알코올이 동물에게 어떤 영향을 미치는지는 현대인만 궁금해했던 게 아니에요. 동물의 '취기'를 정량화하려 했던 노력의 사례는 1800년대까지 거슬러갑니다. 의사이자 식물학자였던 윌리엄 로더 린지William Lauder Lindsay 박사 — 4장에서 「식물의 정신」이란 제목의 논문을 이야기할 때 만나게 될 거예요 — 또한 알코올 정신약리학을 주제로 선구적인 연구를 수행했죠. 그가 1879년에 출간한 책『건강과 질병의 관점에서 본 하등 동물의 정신Mind in the Lower Animals in Health and Disease』은 행동의 영역까지 포함해 동물과 인간의 차이점을 탐구하는 데 무려 500쪽이 넘는 지면을 할애한답니다(주로 둘 사이의 공통점을 설명하고 있지만요).[44] 다른 신기한 내용이 많았지만 그중에서도 도취된 동물 사례를 상당히 많이 기록했는데요. 저는 이 책이 취기의 등급, 즉 취도inebriation scale를 과학적으로 다룬 최초의 사례라 생각합니다.

여기서 취도는 실험에서 관찰된 행동을 동물이 취한 척도로 사용합니다. 1부터 시작해서("단순한 흥분") 5를 지나("비정상적인 움직임") 10에서 끝나죠("죽음"). 린지의 취도 체계는 취도 측정기를 포함한 취기 측정 방법론보다 분명히 엄밀함이 떨어지긴 합니다("죽음"은 비교적 기준이 명확하겠지만 "비정상적인 움직임"은 다루기 까다로운 변수일 거예요). 하지만 향정신성 물질이 동물들에게 미치는 영향을 정량화하는 데 과학계가 오랫동안 관심을 가졌다는 걸 분명히 보여줍니다. 이제 우리에겐 전혀 다른 질문이 남아 있습니다. '애초에 왜 동물이 향정신성 물질을 찾아 헤매는가?'

마약성 약물과 본능적 욕구

때는 1989년, 많은 코알라와 원숭이들이 담배와 알코올을 선호한다는 사실을 두고 다윈과 그의 동료가 서신을 교환한 이후로 한 세기가 훌쩍 지났습니다. 로널드 K. 시겔Ronald K. Siegel 박사는 생물체가 향정신성 약물을 찾아 헤매는 이유에 관한 도발적인 가설을 제시했습니다. 이제는 고인이 된 시겔 박사는 이단아 같은 면이 있었죠. 그는 마약성 약물을 찾는 성향은 보편적이며, 인간뿐 아니라 모든 동물에게 있는 근본적인 욕구라고 대담하게 제안했습니다. 더 나아가 그 욕구가 갈증, 배고픔, 번식과 중요도 측면에서 대등하다고 생각했죠.[45] 시겔 박사의 가설을 두고 약리학, 특히 정신약리학 분야에서는 어느 정도의 '텐션'을 유지하며 논쟁이 오가고 있습니다. 그 이유를 상상하기란 어렵지 않죠. 마약성 약물을 찾는 건 동물계에서는 강렬한 욕구일 수 있지만 우리에겐 그러한 행동이 보편적이라는 증거가 없고 하물며 영양분 섭취만큼 근본적이진 않다는 게 가장 분명히 제기된 반대 의견입니다. 약물은 중독되더라도 그로부터 벗어날 수 있지만 물이나 음식은 언제나 필요하고 찾으려는 욕구가 늘 존재하니까요(짝짓기 욕구 역시 유성생식을 하는 모든 종에게 존재합니다).

시겔 박사의 가설에 의혹을 던지는 또 다른 고려 사항도 있습니다. 특정한 개체군 성질의 다양성을 마약이 행동에 얼마큼 영향을 주는지의 측면에서 따져봐야 해요. 우리가 취도 측정기를 통해 살펴본 것처럼 같은 종이라도 생물체 집단의 모든 구성원이 동일한 약물에 똑같이 반응하진 않습니다. 동일한 약물을 갖고도 다양한 유전적 요인에 의해 각각의 개체는 얼마든지 다른 반응을 보일 수 있습니다. 그 반응들은 배고픔과 짝짓기 욕구에서 보이는 개체 간 다양성 정도의 범위를 훨씬 뛰어넘습니다. 무엇보다 만일 배고픔이나 번식을 제어하는 유전자에 돌연변이가 생긴다면 그 동물은 번식은커녕 생존할 가망조차 거의 없어요. 반면에 향정신성 물질을 향한 갈망은 주로 생존이나 번식이 최소한의 영향만 받아도 흔들리고 말죠. 이 사실만으로도 '보편적 욕구'라는 생각은 만만찮게 논박됩니다.

앞서 언급한 '보편적 욕구'는 생물체가 향정신성 약물을 찾는 원인을 두고 시겔 박사가 제시한 두 가지 도발적인 가설 중 하나에 불과합니다. 두 번째 생각은 논쟁의 여지가 적습니다(그리고 맞을 가능성이 높습니다). 자연이 준 화학 선물을 발견할 때 인간이 동물을 말 그대로 롤모델로 삼았다는 거예요. 즉, 어떤 식물이 동물에게 영향을 끼친다는 사실을 알아차리고는 스스로에게 시험해봤다는 겁니다. 시겔 박사는 2005년에 출간한 책 『도취: 향정신성 물질을 향한 보편적 욕구』에서 이러한 생각을 "나의 이론"이라고 불렀습니다. 하지만 글을 쓰고 있는 이 순간, 저는 그가 누구보다 먼저 형식화해 발표한 생각을 뒷받침하는 그 어떤 학술논문도 찾지 못했습니다. 어쩌면 제가 충분히 깊이 파고들지 않았을지도 모르죠. 어쨌든 우리는 이 책 구석구석에서 함께 대화하며 시겔 박사의 생각을 더 자세히 탐구할 거예요(그리고 그 길 한복판에서 다른 '이단아'도 몇 명 만나볼 겁니다).

역사상 인간이 특정 식물, 균류와 중요한 관계를 느리지만 꾸준히 다졌던 건 틀림없는 사실입니다. 이 관계는 수천 년, 어쩌면 수백만 년에 걸쳐 여전히 공고해지고 있죠. 이런 식물과 균류는 십중팔구 처음엔 식량원으로서 관심을 끌었다가 나중에서야 향정신성 효과 같은 다른 성질이 알려졌을 겁니다. 그 성질 중 일부는 해롭고 일부는 (의약으로서) 유용하고 다른 것들은 단순히 (기분 전환용으로서) 마음을 사로잡죠. 어떤 때는 우리가 어떻게, 얼마나 섭취하느냐에 따라 동일한 화합물이 세 가지 경우 모두에 해당하기도 했습니다. 과학으로 자연의 비밀을 더욱 풀어내면서 우리는 생물체가 생성하는 특정한 화학물질로 인해 그 특성들이 생겨남을 알게 되었어요. 화학을 어느 정도 알게 되자 그 물질들을 '가지고 놀 수' 있게 되었답니다. 그 후로 지금까지 놀이는 멈추지 않고 있어요.

널리 알려진 마약성 약물의 화학적, 약리적 특성은 물론이고 생리 효과까지 다루는 자료가 이미 많기 때문에, 여기에서 그런 것들을 개괄하지는 않을 거예요. 하지만 우리는 이 책에서 마약성 약물에 관한 중요한 세부 사항 하나를 얘기해볼 겁니다. 그 약물이 두 가지 범주로 나눠진다는 겁니다. 바로 알코올(즉 에틸알코올인데, 이 범주의 유일한 멤버랍니다)과 질소를 함유한 다양한 독신toxine입니다.˙ 많은 독신이 (대부분은 아닐지라도) 알칼로이드입니다(알칼로이드에 관해서는 나중에 더 자세히 살펴볼 기회가 있을 거예요). 다른 '인-ine' 중에서도 특히 코카인, 니코틴, 모르핀, 카페인이 알칼로이드인데요. 이 화합물은 인간 사회에서 중요한 역할을 했고, 그 발견에 숨겨진 이야기는 우리 역사와 밀접하게 얽혀 있습니다. 인류의 역사는 오래전부터(지금도 여전히) 무역과 경제의 역사였죠. 화폐라는 사회적 도구를 발명하고 그것을 사용해 재화와 요역을 사고팔게 되었습니다. 그 뒤로 시장에서 거래될 만큼 상당한 양의 향정신성 물질을 얻기 위해 화폐를 활용하는 건 물 흐르듯 자연스러운 일이었어요. 독신과 독주에서 얻는 즐거움에서 수익을 거둘 방법을 찾았던 겁니다.˙˙ 다양한 종류의 향정신성 화합물 상품과 에탄올은 아직까지도 세계 경제의 상당 부분에 활력을 불어넣고 있습니다. 합법적이건 그렇지 않건 상관이 없죠(알코올성 음료, 초콜릿, 담배 제품, 남용 약물과 불법 마약, 차와 커피를 생각해보세요).

오랜 시간에 걸쳐 수많은 요인이 함께 작용하여 어떤 물질이 '합법'인지 '불법'인지 결정했습니다. 놀랍게도 특정 화합물이 유달리

˙ 제가 오타를 자주 내긴 하지만 이건 오타가 아닙니다. 용어의 정확한 철자가 '독소toxin'라는 건 알고 있어요. 이렇게 갑자기 별난 명칭을 선택한 이유는 두 가지 사실 때문입니다. 이러한 화합물 중 대부분이 천연 살충제와 농약으로 쓰이는데, 독특하게 배치된 질소 원자를 사실상 전부 포함하기 때문에 '아민amine'이 되거든요. 그래서 독소 아민, 독신이에요.

˙˙ 밴드 이름으로 "독신독주" 어때요? 괜찮지 않나요?

해롭든 아니든, 심지어 향정신성이든 아니든 전혀 상관이 없는 경우도 많아요. 한 사회가 경제적 요인만으로 특정 물질에 '좋은'이나 '나쁨'이라는 딱지를 붙이는 사례는 한두 가지가 아닙니다. 함부로 판단하지 않도록 애쓰겠지만, 특히 향정신성 물질의 경우 우리가 '좋음'과 '나쁨'이라 간주하는 것이 역사적 시기에 따라 변한다고 생각하니 흥미로울 수밖에 없네요. 예를 들어 대부분의 유럽인이 담배를 두 팔 벌려 환영함으로써 1500년대에 시작된 담배 유행처럼(결국엔 나머지 세계까지 널리 퍼졌죠) 코카나무도 그 유행을 쉽게 누릴 수 있었을 겁니다. 당시의 유행은 어떤 식물이 가장 먼저 유럽에 도래했는가 하는 단순한 문제였다고 몇몇 저자들은 주장합니다(저도 그렇다고 생각합니다). 여러분은 십중팔구 커피 한잔으로 오늘 하루를 열었겠죠? 하지만 이걸 알면 놀랄지도 몰라요. 인류의 역사상 카페인 음료는 몸에 해롭고 불법이며 심지어 사악한 것으로 간주된 적이 여러 번 있었습니다. 다행히도 상황이 바뀌었지만요.[46]

오염 한잔

1777년, 프로이센의 국왕 프리드리히 2세Frederick the Great가 칙령을 반포했습니다. "짐의 백성이 점점 더 많은 양의 커피를 마시고 그로 인해 국고가 더욱더 새어나가고 있다니 정말이지 한심하기 짝이 없다. 모두가 커피를 마셔대니 이를 금지하는 것이 마땅하다. 짐은 맥주를 마시고 자랐다. 짐의 선조와 신하도 마찬가지다. 수많은 전투에서 싸우고 승리를 쟁취한 것도 맥주로 길러진 병사였다. 다음에 또 전쟁이 일어나면 커피를 홀짝이는 병사가 싸움터에서 온갖 고초를 인내할 수 있다고는 생각지 않는다."[47]

'짐'은 프로이센의 군사력 상태를 염려하면서 의견을 표출했지만, 거드름을 피우며 혹은 정말로 우람한 말 위에 앉아('오만한 태도'라는 뜻이 있는 high horse를 저자가 비틀어 표현한 것입니다 ─옮긴이) 연설을 열정적으로 토해낸 이 위엄 어린 통치자는 한 정치적 의제를 궁리하고 있었습니다(역사는 실제 사건에 대해선 침묵하고 있어요). 음료로 유명세를 떨치며 점차 널리 확산되던 커피는 당시 프로이센 경제에 위협을 가했죠(맥주와 달리 프로이센에선 생산되지 않았습니다). 이런 연유로 프리드리히가 열렬한 애국심을 앞세우며 커피를 강하게 비난하고 반대로 맥주는 칭찬했던 겁니다. 커피를 마시는 건 '한심한' 습관이었습니다. 반면 맥주는 더없이 좋은 것이었죠. 심지어 아이들에게도 좋다고 여겨졌습니다. 국왕이 말한 대로예요!

담배가 도처에 존재하는 대신 코카인이 장악한 세상 ─ 그리고 거품이 이는 맥주 한잔으로 아침을 시작하는 세상 ─ 을 상상하는 건 쉽지 않습니다. 하지만 다양한 물질이 누리는 문화적 유행은 최소한 어느 정도는 정말로 문화적으로 구성된 거예요. 여러 시대에 걸쳐 유명세를 떨친 물질들은 적어도 적당한 농도로 섭취했을 때* 사실

---

* 물론 이 맥락에서 '적당한'이란 단어는 아주 주관적입니다. 관련된 내용을 다음 장의 "약리학의 철학" 절에서 살펴볼 거예요.

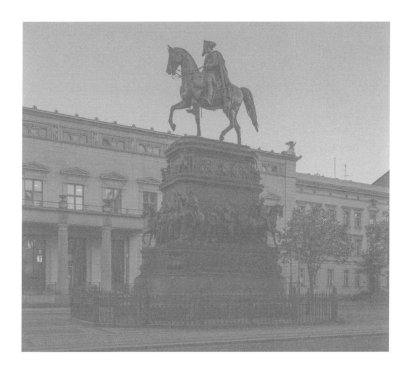

상 전부 (기분 좋은) 향정신성 효과가 있는 물질이었답니다. 우리 조상들이 약초를 소비했던 주요한 이유로는 증세를 완화하는 식물의 능력도 있었겠지만, 이들이 유명세를 떨치게 된 이유는 단순한 증세 완화 그 이상에 있었던 게 분명합니다. 동물 사촌들도 우리처럼 건강에 이로울 게 확실한 물질을 섭취하지만, 유사 도취 행동을 유발하는 것 말고는 좋은 점이 전혀 없어 보이는 물질을 섭취하기도 해요. 물론 도취는 많은 이들이 그 물질을 찾아 헤매는 이유입니다. 그런 행동이 계속 이어지다가 결국 일반적인 중독 현상을 낳게 되는 것이죠.

수많은 다세포 생물과 더불어 우리에겐 중독성 행동을 보이는 타고난 성향이 있습니다. 단순히 신경계가 작동하는 방식 때문이죠. 약물이 유발하는 보상 현상(간단히 말해서 약물 복용에 대한 반응으로 생기는 기분 좋은 느낌)의 직접적인 원인이 바로 우리의 신경 구조입니다. 따라서 그러한 행동을 취하게 되는 우리의 성향도 신경 구조 때문이죠. 식물이 생성하는 화학물질은 신경전달물질의 작용을 모방하는데요. 그럼으로써 앞서 언급한 기분 좋은 느낌을 비롯해 온갖 반응을 일으킵니다.*

이러한 효과와 행동 자체는 무척 오래되었지만 중독이란 개념이 형식화된 건 한 세기도 채 되지 않았어요. 중독 현상의 신경생물학적 기초를 이해하기 전에는 뭔가에 중독된 사람들을 사회가 가혹하게 재단하기 일쑤였습니다. 도덕이나 자제력, 혹은 둘 다 결여되었다는 꼬리표를 달았죠. 아직도 오명이 이어지고 있긴 하지만 오늘날 중독은 근본적으로 생물학적 현상에 기초를 둔 질병으로 널리 인지되고 있어요. 이건 좋은 소식이랍니다. 특히 약물 중독이라는 광범위한 현상의 의학적 해결책이 발견되리라는 희망을 품게 되니까요.[48]

우리가 이 책에서 다룰 중독은 무엇보다 약물과 관련된 종류, 즉 향정신성 효과를 유발하는 물질을 적극적이고 집요하게 추구하는 유형의 중독입니다. 미국 국립약물남용연구소National Institute on Drug Abuse에서 제시한 중독의 공식적인 정의는 "유해한 결과에도

---

* 신경전달물질을 모방하는 화합물은 (모방의 대상인 신경전달물질 자체처럼) 사실상 모두 알칼로이드입니다. 알칼로이드에 대한 내용은 뒤에 나오는 장에서 자세히 살펴볼 거예요.

불구하고 강박적인 약물 추구와 약물 사용을 특징으로 하는 재발 가능한 만성 질환"이에요.[49]

말할 것도 없이, '중독'이란 용어는 잘못 쓰이는 경우가 많아요. 약물 남용과 직접 관련되지 않는 온갖 행동에다 중독을 갖다 붙이며 대화를 나누곤 하죠. 예를 들면 사람들이 도박, 섹스, 운동부터 스마트폰, 해로운 관계, 심지어 가십에까지 중독되었다고 얘기하곤 합니다. 충분히 관심을 갖고 주위를 둘러본다면 '중독 남용에 중독된' 사람들을 반드시 찾게 될 거예요. 즐거움을 주는 활동이라면 어떤 것이든 그것을 남용하는 데 뇌 화학이 어떤 역할을 하는 건 분명합니다. 하지만 무엇이 일반적인 차원에서 중독을 구성하는지에 대한 논쟁은 접어두고 향정신성 약물을 바로 살펴보는 일에 계속 집중하도록 합시다.

한 가지는 분명합니다. 한 다세포 생물에게서 우리가 신경계라고 간주하는 구조(뇌 혹은 뇌와 비슷한 구조)와 약간이나마 비슷한 것이 발견된다면 모두 이론상으로는 중독성 행동을 드러낼 수 있다는 거예요(앞서 언급했듯이 유전 변이 때문에 차이가 생기긴 하지만요). 이 책에서 이야기하는 거의 모든 물질이 중독에 시달리는 생물체 — 사람이든 다른 생물이든 — 의 욕망의 대상이 될 잠재력을 지니고 있어요. 그 중독 현상은 다양한 방식으로 드러나고 무수히도 겹겹이 쌓인 복잡한 층을 보여줍니다.[50]

이야기하는 대상이 척추동물인지 무척추동물인지, 웜뱃인지 벌레인지는 중요하지 않습니다. 지금까지 진행된 연구에 따르면 사실상 모든 종류의 생물체가 보이는 유사 중독성 행동은 인간의 중독성 행동을 주로 조절하는 신경전달물질과 동일한 물질에 지대한 영향을 받습니다. 바로 도파민이에요.[51] 짐작하시겠지만, 이러한 공통점들을 기초로 우리는 약물이 비인간 사촌들에게 미치는 효과를 탐구할 수 있답니다.

* * *

이번 장에서 충분히 분명하게 보여주었던 것처럼 사람과 동물은 모두 알코올에서 시작해 오랜 시간에 걸쳐 향정신성 물질을 의도적으로 섭취해왔습니다. 여러분은 일찍이 10만여 년 전부터 알코올을 생산하려는 의도로 인간이 발효를 활용했다는, 간접적이지만 강력한 증거가 있다는 사실을 떠올릴지도 모르겠습니다. 하지만 우리의 조상들이 애초에는 순전히 우연한 방식으로 알코올 발효 현상을 알아차렸을 가능성이 높아요. 여기 그럴 듯한 시나리오가 있습니다. 한 가상의 조상이 너무 배가 고픈 나머지 축축하고 냄새 나는 발효 곡물을 먹었다는 이야기예요.

발효 곡물의 쓸쓸한 맛은 그다지 유쾌하진 않았다. 하지만 배고픔은 다른 가능한 욕구와 선호를 사실상 전부 가려버렸기에 글라그는 결국 꿀떡 삼키고 말았다. 얼마간 시간이 흘러 배고픔이 살짝 가라앉자 우리의 영웅은 예기치 못한 감각에 눈이 번쩍 뜨였다. 훈훈한 느

　　　　　　　　　　　술 취한 파리와 맛이 간 돌고래

낌이 ─ 실제로는 흉부에서, 비유적으로는 전 세계를 향해 ─ 퍼졌고 그리 싫지 않은 노곤한 기운도 따라왔다. 훗날 돌 하나를 다른 돌에 딱딱 부딪히며 사색에 잠긴 글라그는 그때 느꼈던 감각을 떠올렸다. 그러고는 생각했다. 어떻게 하면 그 감각을 다시 느껴볼 수 있을지.*

이 시나리오는 상상에 불과할 수도 있겠지만 그렇게 터무니없진 않습니다. 이와 비슷한 시나리오가 다양한 문화에서 온갖 발효 음식이 발견되거나 발명되었다는 사실에 적용될 수 있다는 생각도 마냥 억지스럽진 않아요. 물론 이 맥락에서 발효를 위한 기본적인 필수 조건 중 하나는 지금은 효모로 알려진 몇몇 균류가 존재해야 한다는 겁니다. 그리고 기묘하게도 우리가 효모를 발견하도록 이끈 원인을 추적해보면 파리까지 갈지도 모릅니다. 일부 연구자들은 (공정하게 말하면 추측에 지나지 않지만) 발효를 촉진할 효모가 풍부할 정도로 잘 익은 과일이 영양분 섭취를 위한 곡물 혼합물에 첨가됨으로써 처음으로 효모가 우연히 '배양'되었다는 가설을 세웠습니다. 그 효모가 다름 아닌 노랑초파리 몸통에서 곡물로 들어갔을 수도 있다는 가설도 있어요. 과일의 향기에 이끌린 초파리가 그곳에 착지해 알코올 생성 효모로 과일을 '감염'시켰다는 겁니다. 이토록 뜻밖의 행운이라뇨!

또다시 유감스럽게도 수많은 생물학 미스터리처럼 이 문제 역시

---

* 이 간단한 장면은 전적으로 저의 창작물에 불과하지만 이야기에 극적인 감동을 가미합니다. 어쩌면 장중함도 얼마간 느껴질지 모르겠군요. 그렇지 않나요?

미해결 상태로 남을 수도 있습니다. 그리고 초라한 노랑초파리가 실제로 효모와 관련이 있는지도 결코 알 수 없을지 모릅니다. 하지만 정말 그랬으면 좋겠군요.

술 취한 파리와 맛이 간 돌고래

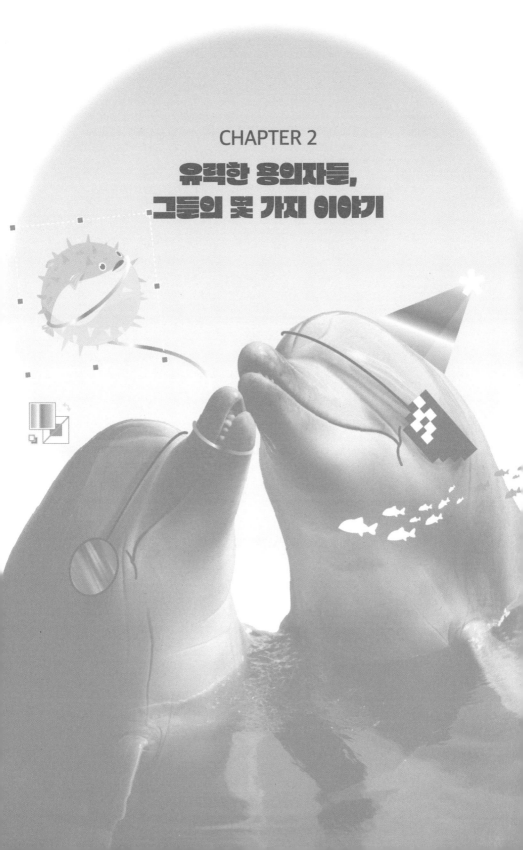

CHAPTER 2

유력한 용의자들, 그들의 몇 가지 이야기

약리학 전체를 통틀어 마약성 약물의 효과를 한 치도 틀림없이 정확하고 철저하게 분석하는 것보다 어려운 부분은 없다.

- 루이스 레빈Louis Lewin 박사, 『판타스티카Phantastica』

우리 조상들은 향정신성 효과를 일으키는 수많은 종의 식물과 균류를 만났습니다. 자기 뜻대로 그랬을 수도 있고, 대담한 동물들을 뒤따라 그랬을 수도 있죠(이에 대해선 나중에 더 자세히 다룰 겁니다). 일부 효과는 에탄올의 경우처럼 바람직한, 심지어는 즐거운 것으로 여겨졌어요. 그래서 그 효과를 만들어내는 물질들이 유행하기도 했습니다. 유사 이래 수많은 문화가 식물과 균류에서 유래한 물질의 성질을 기록했어요. 하지만 이 생물체들을 섭취함으로써 발생하는 다양한 향정신성 효과를 하나의 목록으로 집대성한 전문 서적은 1924년이 되어서야 등장했습니다. 독일의 의사 루이스 레빈 박사의 책 『판타스티카』입니다.[*1]

『판타스티카』는 여러모로 시대를 앞서간 저술입니다. 예를 들어 레빈은 어떤 물질이 사고 작용에 영향을 미친다고 해서 반드시 환각을 일으키는 건 아니지만, 그래도 어떤 점에서는 향정신성 물질이라는 사실을 알았어요. 우리는 대부분 '향정신성'이라는 용어가 '환각성'과 똑같다고 생각합니다. 하지만 우리의 오랜 친구 아스피린을 복용하고 두통이 나아질 때 경험하는 기분 전환을 고려하면 아스피린도 향정신성 물질로 볼 수 있어요. 게다가 레빈은 은연중에 오늘날 '약물유전학적 접근'이라고 할 수 있는 접근법을 취하기

---

* 분명히 말하자면 레빈의 책은 '우리가 아는 한' 향정신성 식물과 균류의 세계를 체계적으로 탐구한 최초의 문헌입니다. 아마도 범죄로 인해 고대의 도서관이 파괴되어 영원히 소실된 저술도 있을 거예요. 다른 사례도 있겠지만 알렉산드리아 도서관이나 스페인 성직자들이 불태운 마야의 고사본을 떠올려보세요. 따라서 제가 말한 '최초'라는 건 (따로 언급하지 않는 이상) 일반적으로 '최초로 알려진'이라는 뜻이랍니다.

도 했습니다. 다시 말해 동일한 물질이 사람마다 다른 효과를 유발하는 양상(가령 술에 더 민감한 사람)을 논의했을 뿐만 아니라, 내성과 습관화 같은 현상의 발현까지 언급했죠.

레빈은 향정신성 물질을 네 가지 주요 범주로 구분했습니다. 에우포리카*Euphorica*(양귀비속 식물 같은 진정제), 판타스티카*Phantastica*(환각버섯 같은 환각제), 이네브리안타*Inebrianta*(이미 충분히 언급했던 알코올), 엑스키탄티아*Excitantia*(담배, 커피, 코카인 등). 그는 책을 쓰던 당시 화학이라는 학문 분야가 충분히 발전하지 못했다는 사실에 아쉬워했습니다. 그 물질들이 인간 정신에 미치는 효과의 원인이 되는 화학 원리를 통합적으로 다루기는커녕 분석할 수조차 없었기 때문이죠. 레빈은 이렇게 말했습니다. "어떤 화학 연구도 세계 각지의 사람들이 행복감의 갈망을 충족해주는 것으로서 발견한 물질과 아주 조금이라도 유사한 것을 합성해낼 수 없었다."

여러분도 이미 알고 있겠지만, 이는 더 이상 사실이 아닙니다. 이번 장에서는 비인간 주인공으로서 알코올 말고도 다른 마약성 약물을 몇 가지 소개할 거예요. 그리고 (우리를 포함한) 동물이 그 물질들과 함께 공유한 역사에 얽힌 신기한 사실과 흥미로운 생각들을 살펴볼 겁니다. 하지만 본격적으로 시작하기 전에 더 일반적인 차원에서 마약성 약물이란 주제의 토대가 무르익을 때까지 좀 더 기다릴 필요가 있겠습니다(발효가 머지않았다고 생각할지도 모르겠지만요!).

약리학의 철학*

이 두 학술 용어를 같은 문장에서 보기란 흔치 않은 일입니다. 약리학과 철학은 서로 아무런 관련도 없어 보이니까요. 하지만 사실 과학 분과라면 지침을 제공해주는 나름의 철학 원리가 있기 마련입니다. 약리학이라고 예외는 아니죠.

첫 번째 과제는 우리가 '마약성 약물'에 대해 이야기할 때 그것이 정확히 무엇을 의미하는지 정의하는 일입니다. 삶에서 중요한 많은 개념들과 마찬가지로 이 용어 역시 주관적입니다. 다시 말해 누가 묻는지에 따라 그 의미가 달라진다는 뜻이에요. 그럼에도 기본적인 차원에서 약물이 '화학물질'이란 점은 분명히 말할 수 있습니다. 그런 맥락에서 약물은 흔히 "질병을 치료하는 데 쓰는 화학물질"이라고 정의되죠. 그렇지만 의약품이 아니면서도 약물로 분류되는 화합물도 많아요. 예를 들어 니코틴이 있습니다. 알려진 것들 중에서 가장 중독성이 심한 물질일 거예요. 이 약물은 사람들 사이에서 널리 남용되고 있지만 제가 알기로는 지금껏 니코틴의 의학적 사용이 합법적으로 승인된 적은 없습니다.[2]

아마도 '약물'을 정의하는 더 나은 방식은 식품과 구분하는 걸지도 모르겠습니다. 영양가 때문에 마티니를 마시는 사람은 거의 없을

---

* 두 학문 분과가 '공식적'으로 통합되었다는 건 아니에요. 이 절의 제목을 '파간의 경험 법칙'으로 정할지 10억 분의 1초 동안 고민했다는 걸 털어놔야겠습니다. 너무 지나친 제목일 것 같아 그러지 않았지만요. 아무튼 요점은 이렇습니다. 이렇게 형식화하는 것은 제 발상이긴 하지만 그렇다고 전부 스스로 창안한 개념은 아닙니다. 의생명과학에서 널리 사용되는 개념이니까요.

테니까요. 하지만 약물을 '의약품'으로 정의하는 게 그다지 옳지 않은 것처럼 '식품이 아닌 것'으로 정의하는 것 또한 문제가 있습니다. 나중에 더 자세히 살펴보도록 하지요. 지금 논의에 필요한 잠정적인 정의를 마련하기 위해선 "영양분 섭취가 목적이 아닌, 신체 기능에 영향을 미치는 물질이나 화학물질"이라는 정의를 받아들이는 게 최선일 겁니다.

그 정의가 무엇이든 간에 약물 — 그 목적이 의약적 사용이든 기분 전환이든 — 을 연구하는 과학 분야를 '약리학pharmacology'이라고 합니다. 현대 과학의 수많은 분과처럼 약리학은 그 본질상 학제적인 분과입니다. 그럴 수밖에 없어요. 근대에 시작되면서부터 생화학에서 행동까지 약물이 인간과 동물에 일으키는 효과를 다루었거든요.

식물에서 화학자의 플라스크를 지나 약국까지

어떤 약물이 연구되기 시작하면 보통 세 가지 범주 중 하나로 분류됩니다. '천연 화합물'(꽤 자명한 명칭이죠), '반합성'(천연 생성물을 화학적으로 개량한 형태), '합성'(가장 믿을 만한 증거에 비추어봤을 때 자연에서 발견된 적이 없는 화합물인 경우). 유명한 반합성 약물로는 아스피린이 있습니다. 초창기부터 상업적으로 널리 사용된 약물로서 뛰어난 역사를 자랑하죠. 아스피린의 화학명은 아세틸살리실산acetylsalicylic acid입니다. 천연물인 살리실산에서 유래한 유도체derivative인데, 버드나무속 나무뿐만 아니라 다른 식물과 조류algae에서 주로 발견되죠. 아스피린은 수많은 사례 중 하나에 불과합

술 취한 파리와 맛이 간 돌고래

니다. 실제로 자연에서 유래한 약물 중 현재 임상에서 사용되는 것들은 대부분 반합성 약물이에요.

약리학자라면(저를 포함해서) 연구를 인도하고 생각과 아이디어를 정리하는 데 도움을 주는 네 가지 핵심 원리에 거의 절대적으로 의존하고 있습니다. 그 원리가 적용되는 대상이 실험 중인 약물이든, 이미 임상 실무에서 사용되는 확립된 약물이든 상관없습니다. 핵심 원리를 알아두면 약물에 취한 동물의 세계와 더 일반적인 약물의 세계를 탐구해나가는 동안 벌어지는 일들을 이해하는 데 도움이 될 거예요.

1. 원인과 결과 = 용량과 반응

이 원리는 맥락에 따라 '용량-반응 개념'이나 '농도-반응 개념'으로 부를 수 있습니다.[3] 그 의미는 이름이 뜻하는 대로예요. 어떤 약물이든 그게 유발하는 효과는 주어진 양에 비례한다는 겁니다(하지만 두 번째 원리도 살펴보세요!). 다시 말해 약물의 용량이 많을수록 그 효과도 커집니다. 반대도 마찬가지예요. 물론 약물을 사용하면서 원했던 효과에 대해서든 바람대로 충족되지 못한 결과에 대해서든 상관없이 적용됩니다. 하지만 좋은 것이라도 너무 지나치면 좋지 않은 것이 되죠. 이 시점에서 우리는 두 번째 원리로 넘어갑니다.

2. 약물과 독물의 미묘한 차이

500여 년 전 스위스의 과학자 파라켈수스Paracelsus는 현명한 잠언을 남겼습니다. "솔라 도시스 파치트 베네눔Sola dosis facit venenum." 라틴어 실력이 예전 같지 않은 분들을 위해 대강이나마 번역해보자면 "용량이 독을 만든다"라는 뜻입니다. 아마도 들어본 적이 있을 거예요. 아주 중요하기 때문에 자주 인용되거든요. 이 원리에 따르면 100% 안전한 물질은 없습니다. 만일 어떤 물질이든 ─ 분명히 '어떤 물질이든'이라고 했습니다. 심지어 물도 포함됩니다 ─ 지나친 양을 사용한다면 해로운 물질로 변할 수 있습니다. 그 유해한 성질을 주로 '독성toxicity'이라고 부릅니다.[4] 독성이라는 개념은 약리학의 사악한 쌍둥이, 바로 독성학toxicology이 탄생하는 계기가 되었죠. 이 학문 분야는 기본적으로 약물의 해로운 영향에 대한 약리학을 연구합니다. (제 인생에서 가장 어리석었던 시기에 표현했던 것처럼) '약리학이 언제 덤벼드는지'를 연구한다고나 할까요?

의학에서 약물 투여 결정은 다분히 비용과 편익의 비율을 판단하는 문제라는 걸 이해하는 게 핵심입니다. 다시 말해 의사는 약을 통해 예상되는 편익이 경미한 확률로 발생할 해로운 결과를 상쇄하고도 남는 경우에(아니면 질병을 예방하거나 치료하기 위해 아무것도 하지 않을 때 해로운 결과가 불가피한 경우에) 약을 투여합니다. 물론 비용과 편익의 비율은 집단 차원에서 (특정한 투여량이) 의약적으로 쓰이기에 충분할 만큼 안전하다고 결정된 약물에 적용됩니다. 그리고 개인 차원에서도 마찬가지로 의사의 판단에 따라 달리 적용 됩니다.

어떤 약물은 누구나 똑같이 잘 듣지 않을 수 있는 반면에 모든 약물이 모든 사람에게 똑같이 유독하지도 않아요(예를 들어 모든 사람이 페니실린에 알레르기가 있진 않습니다). 연령과 일반적인 건강 상태 등의 인자를 고려하면, 동일한 화합물이 서로 다른 사람에게 일으킬 수 있는 다양한 효과는 대체로 유전학의 문제가 됩니다. 여기서 세 번째 원리로 이어집니다.

3. 우리는 모두 다르다

대다수의 경우 개체군은 복제된 생물들로 이루어지지 않습니다. 자연에서 복제 개체군을 유지하는 것은 일반적으로 그리 좋은 선택이 아니에요. 진화적 변화나 적응을 위한 주된 필요 조건 중 하나가 변이이기 때문이죠.[5] 이런 내용이 약물 효과와 무슨 관계가 있을까요? 요지는 이렇습니다. 특정한 종의 일반적인 개체군에서 모든 개체는 그 종을 규정하는 기본적인 유전체를 가진다는 거예요. 예를 들어 바로 이 순간 지구에 사는 우리 인간들 70억 명은 기본적으로 똑같은 유전 물질 한 세트(인간 유전체 혹은 인간 게놈이라고 부르죠)를 함께 가지고 있습니다. 하지만 일란성 쌍둥이와 일란성 세쌍둥이를 제외하면, 기본적인 유전체를 '넘어서는' 개체 간 다양성이 수없이 존재합니다. 이건 자명한 사실입니다. 그저 한 무리의 사람들에게서 찾아볼 수 있는 신체적 차이를 떠올려보기만 하면 됩니다. 앞서 언급한 예외만 빼면 모든 사람이 약간씩 다르게 생겼습니다. 우리가 '인간'의 특징이라고 알고 있는 해부학적 특징들이 전반적으로 배치된 모습은 여전히 똑같지만요.

이 논리를 우리 유전자에 적용해볼까요? 우리를 인간으로 규정하는 일련의 유전자들이 존재합니다. 여기에는 다른 해석의 여지가 거의 없어요(예를 들어 보통의 인간이라면 — 엄마를 제외하면 — 눈이 뒤통수에 달려 있을 리가 없죠). 머리카락의 색이나 결 — 머리카락은 빨간색일 수도 있고 갈색, 검은색, 금색일 수도 있습니다. 아니면 저처럼 아예 없을 수도 있죠 — 을 제어하는 것과 같은 다른 유전자들은 다양한 변이에 '관여'할 수 있습니다. 약물에 대한 반응에 영향을 미치는 유전자들은 바로 이 후자의 범주에 들어갑니다. 이 개념에 대해 조금만 더 깊이 탐구해보겠습니다.

안타깝게도 두통으로 괴로워하는 세 명의 사람이 있다고 해봅시다(그리고 상황을 단순화하기 위해 통증의 정도가 모두 똑같다고 해봅시다). 첫 번째 사람은 아마도 보통의 아스피린 한 알만으로도 통증이 가실 겁니다. 반면 두 번째 사람은 아스피린 두 알이 필요하고, 세 번째 사람은 아스피린이 아예 듣지 않아서 다른 약물을 복용해야 할 수도 있을 거예요. 사실상 우리가 사용하는 모든 의약품에서 이런 변이가 일어날 가능성이 있어요. 독성 물질의 경우도 마찬가지입니다. 지금 가정하고 있는 두통을 조금만 더 연장해봅시다(곧 끝날 겁니다. 약리학자로서 약속할게요!). 두통 환자의 대규모 집단과 용량이 325mg인 표준적인 아스피린 알약이 있다고 합시다. 이 집단에 속한 많은 사람들이 단 한 알만으로도 두통을 없앨 수 있어요. 하지만 일정 비율의 사람들은 325mg보다 더 적은 용량으로도 한결 나아지고, 또 다른 비율의 사람들은 더 많은 양이 필요합니다. 아스피린에 아무런 반응도 보이지 않거나 심지어 소량만 섭취해도 해로운 영향을 받는 사람들도 있을 거예요.

동물 개체군도 다르지 않습니다. 우리가 대화를 이어가는 동안 이 생각을 유념해두세요! 무슨 이유에선지 우리 인간은 어떤 유형의 동물은 모두 거의 똑같다고 가정하는 경향이 있습니다. 개체로서 인식해온 (개와 같은) 친숙한 생물체에 대해서는 그럴 가능성이 낮죠. 반면 코알라 같은 동물을 떠올릴 때면 전부 하나로 묶어 생각하곤 합니다. 하지만 앞서 인간 집단에 대해 논의했을 때와 마찬가지로 동물 개체군 역시 고도의 유전적 변이성을 보입니다. 따라서 한 약물에 대한 동물 종의 민감성을 주제로 이야기한다는 건 그런 종에 속하는 개체의 100%가 똑같은 영향을 받는다는 뜻이 결코 아닙니다. 예를 들어 개박하(캣닙)에 함유된 활성 화학물질과 그것이 고양이에 미치는 영향에 관해 나중에 이야기해볼 텐데요. 오직 70%에 해당하는 고양이 개체만이 개박하에 반응한답니다. 집고양이뿐만 아니라 호랑이나 사자와 같은 더 큰 고양이에게도 해당한답니다. 이 책에서 만나볼 모든 동물 종을 대상으로 이런 상세한 정보를 전달하진 않을 거예요. 하지만 제가 그 정보를 알고 있거나 대화와 관련이 있다면 이야기하겠습니다. 자, 요점은 이렇습니다. 몸집이 크건 작건 동물이라면 전부 약물 반응에 개체별로 변이성이 있다는 겁니다. 전혀 놀랍지 않고, 심지어 예상 가능한 사실입니다.

4. 모든 것은 결합에서 시작된다

약물이 어떻게 생물학적 시스템에 영향을 미칠 수 있는지에 대해서는 지금까지 거의 이야기하지 않았습니다. 이 과정의 배후에 놓인 메커니즘을 설명하려면 우리가 음악을 듣는 방식을 떠올려보는 게 좋겠습니다. 라디오 같은 적절한 장치가 없다면 우리는 공간을 따라 빛의 속도로 움직이는 전자기파에 담긴 음악을 포착할 수 없어요.* 이와 비슷하게 어떤 생물체가 약물에 반응하려면 화학물질의 존재를 감지하는 수단이 필요합니다. 특정한 분자 '안테나'(주로 세포 표면에 있는)와 물리적으로 상호작용하지 않고도 생물학적 효과를 유발할 수 있는 화학물질은 없어요. 이런 안테나를 '수용체receptor'라고 부르고, 약물과 수용체의 상호작용을 '결합binding'이라고 합니다.**

기본적으로 수용체의 역할은 화학물질과 접촉할 때 그 화학물질의 존재에 반응하는 것입니다(이 경우 화학물질이 수용체와 '결합'했다고 말할 수 있겠죠). 반응의 결과로 근육의 수축이나 호르몬 신호전달과 같은 사건이 일어납니다. 수용체는 주로 생물학적 반응을 제어하는 단백질로 이루어져 있습니다. 구체적인 특성은 생물체 안에서 무슨 일을 하는지에 따라 달라지죠. 약리학에서 규정한 수용체의

---

* 만일 라디오나 다른 종류의 전기기구 없이도 머릿속에서—생각을 하지도 않았는데—음악이 들린다면 면허가 있는 건강 전문가를 찾으세요.

** 다시 말해서 모든 것은 결합에서 시작됩니다. 수용체 이론의 아버지 파울 에를리히Paul Ehrlich의 (약리학자들 사이에서) 유명한 격언 "코르포라 논 아군트 닉시 픽사타Corpora non agunt nixi fixata"를 제가 의역한 거예요. 이 문장은 "화학물질은 물리적 접촉 없이는 서로 상호작용을 하지 못한다"라는 뜻입니다. 예를 들어 국소마취제가 통증을 예방하려면 신경세포의 특정 부분과 접촉해야 합니다.

공식적인 정의는 화학물질과 결합해 뭔가 일을 벌이는 단백질을 포함합니다. 하지만 수용체라는 주제는 변주되는 경우가 많습니다. 예를 들어 수송체transporter(정확히 자신의 이름대로 행동합니다), 효소(기본적으로 세포 안에서 화학물질 반응을 조절하는 것과 같은 실제 업무를 수행하는 분자 물질), 그리고 수용체와 유사한 온갖 부류의 분자들이 많아요. 따라서 치과의사가 국소마취제를 투여할 때 마취제 분자는 신경세포 표면에 위치한 특정한 단백질 집단과 결합해서 신경세포를 불활성화합니다(그래서 통증이 사라지는 거예요). 이 경우 단백질이 물질을 받아들이긴 하지만, 그 결합으로 인해 단백질이 활성화되어 뭔가 일이 벌어지는 대신에 기능이 중단되어버리죠.

핵심은 바로 이겁니다. 몸속에 들어온 약물이 자연 그대로의 신경전달물질이나 호르몬이 하는 것과 똑같은 방식으로 결합을 통해 표적 단백질(혹은 더 가능성이 높은 단백질)과 상호작용을 한다는 겁니다. 어떤 때는 천연물의 작용을 모방하고(이 경우에는 약물을 '작용제agonist'라고 부릅니다) 또 어떤 때는 그러한 작용을 억제하기도 하죠(이 경우에는 '대항제antagonist'라고 불러요). 또 어떨 때는 '조절제modulator'라고 부르기도 합니다.

조절제가 도대체 뭐냐고요? 그것 참 반가운 질문이네요! 조명을 하나 떠올려보세요. 대개는 조명을 (작용제가 활성화시킬 때처럼) '켤' 수도 있고 (대항제가 불활성화시킬 때처럼) '끌' 수도 있습니다. 아니면 조광기가 있어서 전구의 밝기를 조절할 수도 있을 거예요. 바로 그게 조절제의 역할입니다.

(정말로 약리학자라는 티가 나죠? 이런 주제에 대해선 죽을 때까지 나 불댈 수 있지만 다시 본론으로 돌아갑시다. 자, 가볼까요?)

이제부터는 제가 따로 언급하지 않는 이상 우리가 어떤 물질에 대해 이야기를 나눌 때면 그 물질이 특정한 수용체와(대체로는 그런 수용체들의 집단과) 상호작용을 한다고 생각하시면 됩니다. 우리가 살펴볼 물질에는 사실상 전부 그에 맞는 수용체가 있습니다. 환각제, 니코틴, 모르핀, 신경전달물질, 호르몬 등이 모두 그렇죠. 수송체나 효소와 상호작용을 하는 약물처럼 특별한 경우에는 한번 짚고 넘어가면서 그에 관련된 정보를 추가로 제공하겠습니다.

* * *

이제 약리학의 기초를 살펴보았으니, 동물이 사용하는 식물성 물질을 몇 가지 살펴보기 위해 짧은 여행을 떠나봅시다. 우리만의 소박한 '판타스티카' 여행을요.

술 취한 파리와 맛이 간 돌고래

양귀비와 기쁨의 선물

우리가 살펴볼 마약성 약물은 대다수가 악명이 높습니다. 그럴 만한 이유가 있어요. 중독성이라는 명백한 문제는 차치하더라도 사실상 모든 종류의 향정신성 물질이 소름 끼치는 환각과 편집병을 일으킬 수 있거든요. 게다가 흔히 "악몽 같은 여행bad trip"으로 표현되는 다른 효과들도 초래할 수 있죠.

마약이 중독과 관련한 최악의 범죄자임은 분명합니다. 하지만 (표준적인 주의사항을 고려한 '알맞은' 용량을 투여했을 때) 대체로 유쾌한 '경험'을 유발하는 향정신성 화합물도 있어요. 때로는 그야말로 즐거운 경험을 선사합니다. 사실 통증을 없앨 뿐만 아니라 정신을 쾌락으로 뒤덮어버리기로 만천하에 알려져 있죠. 이런 화합물의 기원은 양귀비속Papaver somniferum 식물입니다. 아편제opiate(즉, 아편에서 추출한 화학물질)에 속하는 모르핀, 코데인, 헤로인을 만드는 식물로 잘 알려져 있죠(그림 2.1).*

양귀비의 학명을 보면 그 효과에 대한 힌트를 얻을 수 있습니다. 라틴어로 솜니움somnium은 '꿈'이라는 뜻이거든요. 게다가 양귀비는 먼 옛날부터 인류의 동반자였어요.[6] 과학이 태동하기 전 다양한 문화에서 그 이상 미묘할 수 없는 이름을 지어주기도 했답니다. 수메르인은 "길"(행복감 또는 기쁨)이나 "길 헐"(기쁨을 주는 식물)이라

---

* 아편제는 천연 생성물인 반면, 헤로인 같은 아편유사제opioid는 반합성 유도체입니다.

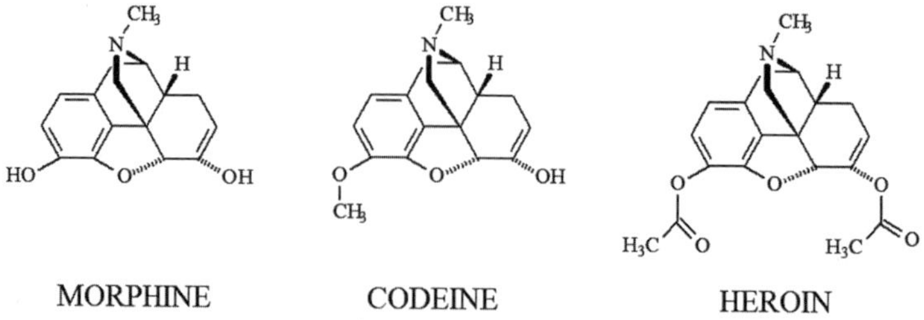

MORPHINE   CODEINE   HEROIN

그림 2.1 모르핀, 코데인, 헤로인. 제가 직접 그렸습니다.

고 불렀고, 초창기 아랍 문화권은 "어부 일 나운"(잠의 아버지)이라고 했습니다. 고대 그리스인들은 양귀비를 히프노스(잠의 신)와 모르페우스(히프노스의 아들이며 꿈을 관장하는) 같은 신과 관련지었답니다.

화학 화합물에 도덕적 가치를 부여하는 일이 얼마나 복잡한지 보여주는 물질이 있다면 그게 바로 양귀비입니다. 수술을 한 번이라도 받아본 적 있다면, 양귀비의 유용함에 고마워해야 할 겁니다. 우리의 목숨을 연장하고 삶을 개선해준 수많은 수술법은 모르핀 덕분에 발전할 수 있었어요. 임종의 고통을 완화할 수 있는 것도 모르핀 덕입니다. 동시에 이 쾌락의 식물이 가장 끔찍한 중독의 폐해와 관련된다는 건 우연이 아닙니다. 양귀비는 수많은 전쟁의 중심에 있었고(가장 주목받은 사건은 아편전쟁), 다른 대부분의 약물처럼 사회가 변덕을 부리는 대상이었습니다. 아스피린으로 유명한 바이엘사는 1890년대에만 해도 헤로인을 기침약으로 만들어 시장에 내놓았습니다. 심지어 어린이를 위한 상품으로요! 흥미롭게도 1600년대에 중

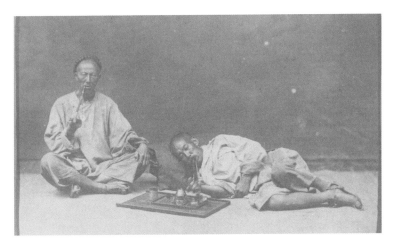

국의 황제 숭정제는 금연령을 내리면서도 아편의 사용을 막지는 않았습니다.* 알코올과 마찬가지로 인류의 역사와 아편제의 역사는 분명히 얽혀 있습니다.[7] 하지만 본론에 충실하기 위해 지금은 이런 것들은 대부분 제쳐둡시다. 대신 우리가 양귀비의 유혹 이면에 가려진 화학적 비밀을 어떻게 발견하게 되었는지 이야기해보도록 해요.

잠에 빠진 약제사

양귀비에서 향정신성 물질을 추출하는 건 어처구니없이 쉽습니다. 아편의 공식적인 정의는 "양귀비속 식물의 설익은 삭과(열매)를 절개해 얻은 유액을 건조시킨 것"입니다.[8] 하지만 화합물을 함유한 유액 물질은 사실상 양귀비의 모든 부분에 있어요(이런 사실은 동물에게 유용합니다. 이후 장에서 만나볼 왈라비가 한 예시죠). 양귀비가 일으키는

---

* 숭정제가 아편은 편들면서도 담배를 불법화한 근거가 1700년대에 맥주를 권하면서도 커피를 불법화한 (1장에서 만나본) 프리드리히 2세의 근거와 비슷했을지 궁금하군요⋯⋯.

효과의 원인이 되는 화학물질은 생각보다 이해하기 까다로웠지만 결국 1800년대 초에 파악이 끝났습니다. 동물의 도움으로 말이죠.

독일의 약제사이자 화학자였던 프리드리히 빌헬름 아담 제르튀르너Friedrich Wilhelm Adam Sertürner는 양귀비속 식물에서 마약성 효과를 일으키는 실제 화학물질을 분리하려고 적지 않은 시도를 한 끝에 희끄무레한 가루를 얻어냈습니다. 어느 정도 순수한 화합물을 구하는 데 성공했다는 뜻이었죠.

제르튀르너는 자신이 구한 물질을 그리스 신화의 신 모르페우스의 이름을 따라 기꺼이 '모르퓸morphium'으로 불렀어요. 그러고선 동물 실험을 수행하기로 결정했습니다. 모르퓸 결정을 가미한 치즈를 생쥐들에게 건넸던 건데요.[*] 이 사려 깊지 못한 실험으로 생쥐들은 모두 (아마도 과량 투여 때문) 죽고 말았습니다. 하지만 제르튀르너는 낙심하지 않고 먹이 사슬을 거슬러 올라갔어요. 모르퓸 결정을 뼈다귀에 코팅해서 개 몇 마리에게 주었던 거예요. 그중 한 마리는 마찬가지로 죽고 말았는데, 나머지는 "행복해" 보였고 겉보기에 아무 탈도 없었습니다.[**] 실험 결과가 "만족스럽다"고 보았던 제르튀르너는 인간 피험자를 대상으로 실험을 확장하기에 이르렀어요. 일정량의 모르퓸 결정을 스스로 삼켰던 겁니다.

정신이 돌아온 건 10시간이 지난 뒤였습니다.

제르튀르너는 운이 좋았어요. 역사학자들은 그가 오늘날 안전하

---

[*] 치즈라니, 너무 스테레오 타입 아닌가요? 사실 생쥐는 치즈 말고도 잘 먹는데 말이죠!

[**] 무슨 기준으로 개의 행복감을 결정했는지는 구체적으로 밝히지 않았습니다.

　　　　　　　　　　　　　술 취한 파리와 맛이 간 돌고래

다고 여겨지는 모르핀의 최대량보다 두 배나 많은 양을 섭취했다고 추정하고 있거든요. 대담한 과학자가 직접 제조한 화합물을 스스로 시험해본 건 이번이 처음이 아니었고 아마 마지막도 아니었을 겁니다(초창기 화학자들은 직접 만든 생성물을 '맛본' 것으로 알려져 있습니다). '자가실험auto-experimentation'은 명실상부 화학의 고귀한 전통이랍니다. 수많은 약물의 개발로 이어졌고 몇몇 과학자들에게 노벨상까지 안겨주었습니다. 반면 그중 많은 이들이 새롭게 발견된 화합물을 섭취한 탓에 유해한 영향으로 괴로워하기도 했죠. 심지어 사망할 때도 있었어요. 물론 무슨 물질을 사용했는지에 따라 중독이라는 위험도 뒤따랐습니다. 다음 약물을 탐구하면서 유명한 사례를 하나 살펴보기로 할게요.

코카인: 치통에서 유래한 약물

사실상 모든 종류의 향정신성 물질과 우리가 맺은 관계는 식물(아니면 균류)을 씹거나 삼키거나 말아서 피우면 생기는 특이한 효과를 발견하면서 시작되었다고 얘기했었죠? 코카인에 얽힌 인류의 역사는 이에 대한 완벽한 사례입니다. 아마도 몇천 년 전에 남아메리카 원주민이 처음으로 코카나무* 잎을 간식 삼아 씹었을 거예요. 머지않아 그 대담한 간식 중독자는 입술에서 이상한 느낌을 느꼈습니다. 얼얼하고 저릿하지만 나쁘지 않은 그 감각은 시간이 흐르면서 서서히 사라졌죠. 물론 코카잎은 얼마나 많이 씹느냐에 따라 다른 효과도 일으키지만 일단은 이 아린 느낌에 대해 더 이야기해보도록 합시다.

코카잎에서 생물체에 영향을 주는 활성 화합물은 당연히 코카인입니다(그림 2.2). 가장 먼저 널리 사용된 향정신성 물질은 아니지만 명실상부 아주 악명 높은 물질이죠.[9] 지금 우리 논의에서 코카인의 가장 흥미로운 점은 코카인이 한 화학적 성질 덕분에 최초로 진정한 국소마취제의 지위를 누리게 되었다는 것입니다.

코카잎을 씹는 건 고대부터 있었던 관습이었지만 마취 효과를 글로 남긴 가장 오래된 기록은 베르나베 코보Bernabé Cobo가 1653년에 출간한 책에 담겨 있어요. 하필이면 그는 페루에 살았던 스페인의 예수회 신부였죠.[10] 코보에 대한 이야기는 제가 쓴 다른 책에 더 자

---

* 남아메리카 원주민은 이 식물을 "코카khoka"라는 이름으로 불렀어요. 스페인 이주민들에게는 "코카coca"로 들려서 결국 스페인어로 굳어졌죠.

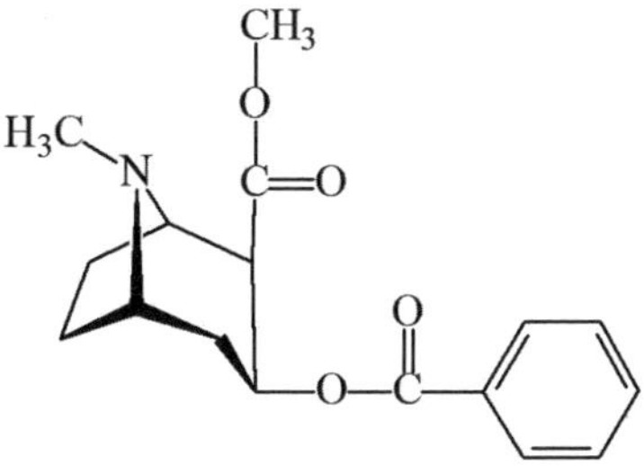

그림 2.2 코카인. 제가 직접 그렸습니다.

세히 적어두었지만,[11] 기본적으로는 이렇게 전개됩니다. 어느 화창한 날, 치통이 생긴 코보 신부는 이를 뽑기 위해 당연하다는 듯이 곧장 이발사를 찾아갔습니다(당시에 이발사는 치과의사도 겸하고 있었답니다. 좀 걱정스럽죠? 저도 그래요). 이를 뽑아야 할 만큼 심하지는 않으니 놔두는 게 좋겠다는 말을 들은 코보 신부는 수도원으로 돌아가 통증에 시달렸습니다. 그런데 그곳의 원주민이 잇몸 통증과 치통을 완화하기 위해 때때로 코카잎을 씹는다는 걸 알았던 한 동료 성직자가 불쌍한 코보 신부에게 똑같이 해보라고 일러주었어요.

저는 코보 신부 — 고통으로 몸부림치다가 짜증이 치밀어 올랐을 겁니다 — 가 친구의 '이파리 씹기' 발상이 미심쩍다는 듯이 눈썹을 치켜올리고는 스페인어로 불경스러운 욕설을 중얼거리는 모습을 상상하길 좋아합니다. 하지만 절박한 상황에서는 과감한 조치가 필요한 법입니다. 그가 잃을 게 뭐가 있었겠어요? 코보 신부는 거침없이 나서더니 코카잎을 입에 물었습니다. 예상치 못했지만 기쁘게도 치통이 나아졌죠. 이제 기분이 한결 나아진 코보 신부는 미래 세대를 위해 자신의 도전(실수?)을 글로 적어두었습니다.

유감스럽게도 코카나무의 주 생산물이 마취제로 널리 사용된 건 두 세기나 지난 뒤였습니다.[12] 역사적 기록에 따르면 1855년에 최초로 코카잎에서 직접 코카인을 추출한 인물은 독일의 화학자 프리드리히 게드케Friedich Gaedcke였어요. 몇 년 뒤에(1859년이나 1860년 무렵) 독일의 화학과 학생이었던 알베르트 니만Albert Niemann은 괴팅겐 대학교에서 박사논문 집필의 일환으로 코카인의 화학적 특징을 최초로 규명했습니다. 다시 말해 정확한 분자 구조를 밝혀냈다는 뜻이에요. 게드케나 니만이 그 화합물에서 유용할 만한 특성을 눈치챘다는 증거는 전혀 없습니다. 안타깝게도 니만은 박사학위를 받은 지 1년도 안 돼서 26세의 젊은 나이로 죽고 말았어요.

1884년이 되어서야 의학계가 코카인을 제대로 주목하기 시작했습니다. 심지어 그때마저도 기분 좋은 느낌이란 부산물로서만 의학적 유용성을 인정받았어요. 연구 초창기에 그 즐거운 느낌은 자가 실험이라는 유서 깊은 전통을 계승한 과학자들이 스스로 물질을 시험해보고 문서 기록으로 남겼습니다. 그런 과학자 중에 유명한 신경과의사였다가 정신분석학자로 변모한 지크문트 프로이트Sigmund Freud도 있었어요. 미심쩍긴 하지만 코카인에 중독된 최초의 공식적 인물로 유명하답니다.

하지만 마취제로서 코카인이 보여준 잠재력을 깨달은 사람은 프로이트가 아니었어요. 그의 동료이자 친구였던(나중에는 애증의 관계가 된) 안과의사 카를 콜러Carl Koller 박사였죠. 소문에 따르면 콜

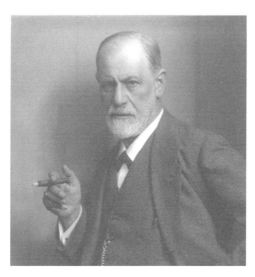

러와 프로이트는 기분 전환을 위해 코카인을 사용했는데, 일정 주기로 복용하곤 했습니다. 어느 날 코카인을 맛보던 콜러는 입술이 저릿해지는 현상에 주목했어요. 그는 이 효과를 두고 (마찬가지로 알고 있었던) 프로이트와 얘기를 나누었지만 프로이트는 콜러가 발견한 것의 중요성을 제대로 인식하지 못했죠. 아니면 그냥 약에 취해 신경 쓸 겨를이 없었던 건지도 모릅니다.

하지만 분명 프로이트보다 눈치가 빨랐던 콜러는 코카인이 유발한 기이한 효과를 안과의사의 전문지식과 관련지었습니다. 생물학자 루이 파스퇴르Louis Pasteur가 남긴 유명한 말처럼 "기회는 오직 준비된 자에게만 찾아옵니다."* 콜러는 코카인이 국소마취제로 사

---

* 제가 간직한 과학에 대한 철학을 한마디로 말하자면 바로 이 구절이 될 거예요. 박사학위 논문과 첫 책에서 제가 현재 진행 중인 연구 프로그램이 어떻게 시작되었는지 설명하면서 이 문장을 언급했죠.

용된다는 것의 의미와 그로 인한 무궁무진한 활용 방안을 파악할 준비가 되어 있었습니다. 그가 주로 시행하던 수술이 바로 백내장 제거였기 때문이죠.

여러분이 오늘날 백내장을 치료받는 환자라고 상상해보세요. 눈을 뜨고 있어야 하기 때문에 완전히 깬 상태에서 수술 과정을 의식하고 있을 겁니다. 눈이 충분히 마취된 이후에 여러분은 의사가 날카로운 수술 기구를 안구에 가져다 대는 장면을 (흐릿하지만) 자세히 관찰하게 됩니다. 정말이지 당혹스러운 일이 아닐 수 없습니다. 하지만 만일 1800년대에 백내장 수술을 받는다면 의사가 메스를 들이대는 모습이 '보일' 뿐만 아니라, 찔리는 순간부터 의사가 하는 모든 것을 '오롯이 느끼게' 됩니다. 일반적인 마취제도 1800년대가 되어서야 쓰이기 시작했던 터라* 국소마취제로 사용 가능한 물질은 하나도 없었어요.

환자의 관점에서 마취제 없는 백내장 수술이 어떤지는 영국의 유명 소설가 토머스 하디Thomas Hardy의 묘사로 확인할 수 있습니다 (미시간 의과대학의 하워드 메어클Howard Merkel 박사가 알린 사실이죠).[13] 하디는 감정이 쏙 빠진 단조로운 필치로(하지만 확실히 이해할 수 있게) 아주 정확하게 적어내려 갔습니다. "그가 수술을 집도하는 동안 시뻘겋게 달군 바늘이 눈 속에 들어 있는 것 같았다."

---

* 에테르(에터)와 클로로폼도 사용할 수 있었지만 눈 수술에 쓰기에는 적당하지 않았어요. 구역질과 달갑지 않은 부작용이 뒤따랐으니까요. 눈 수술 중에는 꼼짝 말고 있어야 하거든요.

마취제와 진화의 역사

역사적 관점에서 보면 마취제의 부재는 찰스 다윈의 유명한 작품, 진화 이론의 역사와 직접적인 관련이 있습니다. 가족의 전통에 따라 다윈은 아버지와 친할아버지처럼 의사가 될 '운명'이었어요.[14] 의학을 직업으로 삼는 것에는 정말이지 아무 관심도 없었지만 어쨌든 의과대학에 가게 되었습니다. 아버지가 선택의 여지를 주지 않았다는 게 주된 이유였죠. 마취제가 개발되기 전에도 수술 기법은 상당히 발전한 상황이었습니다. 그 당시에는 외과의사가 최대한 빨리 작업을 끝낼 수 있도록 힘센 남자 여럿이 환자를 꽉 붙들고 있는 게 수술의 전형적인 모습이었어요. 정말이지 소름 끼치는 이 관행은 다윈의 의학 경력을 완전히 끝장내버렸습니다. 한 어린아이가 마취제 없이 수술을 받는 걸 목격했거든요. 다윈은 충격에 빠졌습니다. 의학대학을 떠나 결국 다른 길을 걷기 시작했죠. 생물학 전체를 웅장한 직물로 엮어내는 이론으로 향하는 길을요.[15]

다시 콜러에게 돌아갑시다. 불현듯 환자의 고통을 최대로 줄일 방법을 떠올린 그는 자신의 아이디어를 보여주고자 공개 시연을 준비했습니다. 콜러의 생각을 의학계가 알게 되자 내과의사와 치과의사 모두 국소마취제라는 개념을 열렬히 받아들였어요. 1800년대 말, 코카인은 국소마취제로 널리 사용되기에 이르렀습니다. 임상에서 코카인을 사용할 수 있다는 사실을 세상에 알린 공으로 콜러가 마땅히 누렸던 명성과 인정은 프로이트의 비위를 건드리고 말았습니다.

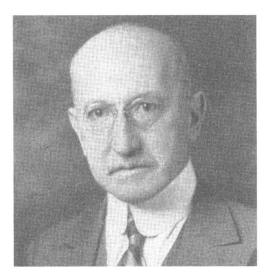

더 정확하게 말해서 프로이트는 콜러를 향한 질투심 때문에 제정신이 아니었습니다.

프로이트는 원래부터 마취제가 아닌 다른 용도로 코카인을 사용하길 원했어요. 무엇보다 우울증과 (아이러니하게도) 모르핀 중독을 치료할 수 있다고 믿었죠. 콜러가 시연을 펼친 같은 해에 프로이트는 몇 달간 자가실험을 한 결과를 한 권의 논문 「위버 코카*Über Coca*」로 출간했습니다. 그는 코카인이 피부와 점막을 마취하는 효과[16]에 대해 언급하긴 했지만 마지막 문단에서 기껏해야 여담으로만 다루었어요. 임상 치료로 사용될 수 있는 성질을 향정신성 약물의 가능성에 비해 부차적이라고 생각한 것이 분명했죠. 콜러에게 쏟아진 찬사에 프로이트가 보인 옹졸함은 한층 더 나아갔습니다. 『위버 코카』 한 부를 콜러에게 보냈는데, 그곳엔 다음처럼 서명이 되어 있었거든요. "소중한 친구, 코카 콜러에게. 지그문트 프로이트."[17]

"코카 콜러"는 애정의 표시가 아니라, 콜러를 진지하지 않은 과학자로 묘사함으로써 조롱할 의도가 담긴 표현이었죠. 이 별명은 콜러가 죽을 때까지 따라다니면서 굴욕감을 안겼어요. 실제로 코카인은 통상적인 신경 강장제로 짧게나마 유행했고 심지어 코카콜라의 초기 재료에도 포함되었습니다.[18] 하지만 부작용이 더 널리 알려지자 신속한 반발이 몰아닥쳤어요. 결국 1800년대 말에 코카인은 의료계의 총애를 잃고 말았죠. 단 한 가지 용도, 즉 마취제에 대해서만 사용해도 괜찮은 분위기가 유지되었습니다(아마 여러분도 익숙할 약물, 노보카인도 이 분위기를 타고 개발되었습니다). 프로이트가 어떤 기분이었는지 상상이 되나요? 수년에 걸쳐 프로이트는 코카인 마취제 발견에서 콜러가 했던 역할을 헐뜯으려 했지만 끝내 실패하고 말았어요. 40여 년이 지난 뒤에도 여전히 속이 쓰렸는데, 심지어 코카인 연구에 집중하지 못하게 했다는 이유로 아내를 비난하기까지 했습니다(아내를 공개적으로 비난하는 건 현명한 행동이 아니죠. 프로이트는 제멋에 살았던 것 같군요).[19] 제가 보기엔 훌륭한 치료 전문가를 만났다면 상태가 나아졌을 것 같네요.

코카나무가 코카인이 된 이야기에서 마지막으로 언급할 만한 인물이 있습니다. 프로이트가 이탈리아의 의사이자 과학자였던 파올로 만테가차Paolo Mantegazza 박사에게 코카나무에 대한 이야기를 처음으로 들었을 가능성이 있어요.[20] 만테가차 박사는 프로이트처럼 신경학자였고, 코카인은 물론이고 전반적인 약물에 관심을 기울인 정신약리학의 진정한 개척자였죠. 1858년과 1859년 사이의 언젠가,

프로이트가 유명한 '코카인 논문'을 출간하고 콜러가 공식 석상에서 코카인을 마취제로 활용하기 25년 전이었습니다. 만테가차는 코카잎 두 장을 씹어본 경험을 논문으로 발표했어요. 맥박수 상승과 다채로운 환각 같은 강력한 생리적 효과에 대해 언급했죠. 논문을 보면 자신이 코카인을 얼마나 섭취했는지 꽤나 확실히 알고 있습니다. 하지만 그의 묘사를 살펴보면 효과는 그 이상으로 보입니다.

섬망의 첫 부분에서 내가 묘사하고자 노력했던 몇몇 장면은 시적인 정취로 가득했다. 나는 눈물의 계곡에서 살도록 선고받은 불쌍한 필멸자들을 향해 비웃음을 던졌다. 코카잎 두 장의 바람을 타고 7만 7,438개의 세계를 따라 날아가면서. 다음 세계로 이동할수록 더욱 화려한 세계가 펼쳐졌다.[21]

정신이 또렷한 라마, 코카잎에 끄떡없는 나방

만테가차 박사는 극단적인 사례였을지도 모릅니다. 코카잎을 자주 씹었던 초기 남아메리카 문화의 구성원들은 대부분 다른 세계의 화려한 공간을 날아다니려고 잎을 씹었던 게 아니라, 통증은 물론이고 배고픔과 피로, 고산병과 싸우기 위해 그랬던 것으로 보이거든요.[22] 기운을 북돋고 식욕을 억제하는 코카나무의 효과는 아마도 그들 문화에서 짐 나르는 동물로 중요했던 라마에게 코카잎을 먹이는 오랜 관습의 이유였을 겁니다. 라마에게 코카잎을 먹였던 관습이 얼마나 오래되었는지는 사료가 없는 탓에 정확히 알 수 없습니다. 다만 아마도 사람들이 스스로 강장 효과를 경험해본 직후부터 잎을 먹이기 시작했을 거예요. 빠르면 8,000여 년 전부터 인간이 코카잎을 사용했음을 암시하는 고고학 증거도 있답니다. 그렇다면 이 관행은 코카인이 동물에게 일으키는 효과를 예증하는 초기 사례인 겁니다. 한편 어떤 작은 생물체가 비교적 많은 양의 코카잎을 섭취하고도 완전히 멀쩡한 모습을 관찰해보는 것도 흥미진진할 거예요.

코카나무독나방 *Eloria noyesi*은 뭐라 말하기 힘든 생김새에 연약해 보이는 연갈색 나방입니다. 날개를 쫙 펼쳐도 2cm가 될까 말까 하고 남아메리카에 서식해요. 코카나무독나방이라는 일반명은 아주 놀랄 만한 특징을 암시하고 있습니다. 거의 코카잎만 먹는데도 언뜻 행동에 영향을 받거나 독 효과를 받는 조짐이 보이지 않거든요. 사실 코카나무독나방은 코카나무 재배업자에겐 농사를 망치는 해충으로 간주됩니다. 이 나방이 '대발생'하면 코카나무 농장이 쑥대밭이 되죠. 일례로 코카나무독나방 애벌레가 200여 km²나 되는 코카나무 밭을 엉망으로 만든 적도 있었답니다.[*][23]

다음 장에서 살펴보겠지만 코카나무를 비롯한 어떤 식물들은 천연 살충제로 기능하는 특화된 대사산물metabolite을 생성할 수 있어

---

[*] 1980년대부터 코카나무 재배를 방지하는 환경 친화적인 방법으로 코카나무독나방을 생물 무기로 사용하자는 제안이 등장했습니다. 콜롬비아 공화국 정부가 정기적으로 불법 코카나무 경작지에 살포했던 농약 글리포세이트가 발암물질일 수 있다는 사실이 밝혀지자 생물 무기 아이디어가 얼마간 동력을 얻었죠. 하지만 현재까지 그런 계획은 시행되지 않고 있습니다. 해보지 않은 게 잘한 것 같아요. 역사적으로 봤을 때 적절하지 않은 방식으로 생물학적 개입을 계획해 환경을 바꾸려 했을 경우 오히려 역효과가 나기 일쑤였거든요. 더 자세한 이야기는 다른 책에서 다뤄야 할 겁니다.

요. 잠깐만 미리 들여다볼까요? 식물이 방어를 위해 알칼로이드를 생성하면 벌레가 그 식물을 갉아 먹고 때로는 죽기도 합니다. 벌레가 죽지 않고 한 개체군으로서 살아남는다면 그건 주로 그들 주변의 식물과 공진화하는 능력 덕분이에요. 식물이 생성하는 살충제에 저항성이 생길 뿐만 아니라 본인의 이익을 위해 그 물질을 적극적으로 활용할 수 있게 된 것이죠. 코카나무독나방이 바로 이런 전략을 채택했습니다. 암컷 나방이 코카나무속*Erythroxylon* 식물에 알을 낳고,[24] 알에서 부화한 애벌레가 그 특유의 배고픔에 끌려 잎을 갉아 먹죠(별 해로운 영향도 받지 않고요).* 코카나무독나방 애벌레는 코카인 독성에 저항성이 있습니다. 그뿐만 아니라 이상하게도 코카인은 애벌레 배 속에 들어가도 화학적 성질이 그대로 유지됩니다. 이건 정말 놀라운 현상이에요. 인간을 포함해서 코카인을 섭취하는 사실상 모든 생물체와 달리 코카나무독나방 애벌레는 코카인을 대사하지 않는다는 뜻이거든요.[25] 게다가 애벌레에게 먹힌 코카인의 일부는 '전혀' 배설되지 않고 성충으로 변태하는 동안 줄곧 체내에 머뭅니다. 성체의 체내에 남은 코카인이 생존의 이점을 제공하는지 시험해본 연구는 들어본 적이 없습니다. 하지만 실제로 그렇다고 한들 별로 놀랍지 않아요. 코카인의 독성을 견뎌내고 제 목적을 위해 활용하는 코카나무독나방의 내부 메커니즘은 아직 완전히 이해되지 못했습니다.[26]

---

* 제왕나비와 금관화가 보여주는 흥미로운 관계에서도 상황은 비슷하게 흘러갑니다. 나중에 보게 될 거예요.

환영받는 대마초

앞서 출간했던 책에서 저는 한 고대인 집단이 한파를 견디려고 마른 대마초(마리화나) 잎을 불쏘시개로 쓰다가 예상치 못하게 연기를 들이마셨을 거라는 시나리오를 제안했습니다. 제가 처음으로 이 가상의 시나리오를 고안한 건 아니에요. 이 시나리오는 다른 여러 향정신성 식물의 발견에도 적용할 수 있는 그럴듯한 이야기이기도 합니다. 가상의 인간들이 특히 들이마셨을 향정신성 화합물은 카나비노이드cannabinoid라고 알려져 있습니다. 수천 년 전부터 기분 전환용으로는 물론이고 온갖 병을 치료하는 치료제로 사용되었어요.[27]

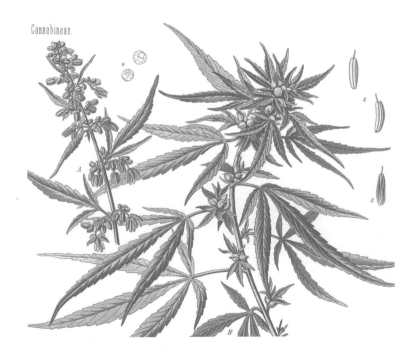

대마초는 인간의 변덕스러운 판단에 정체성이 명백히 좌우된 또 다른 약물이죠. 역사를 통틀어 대마초는 순진한 청년을 홀리는 '악마의 풀'로 매도당한 동시에 — 구역질 억제와 통증 완화 효과에 대한 연구가 진전됨에 따라 — 주로 암을 비롯해 많은 질병으로 고통받는 환자에게 약으로 처방되기도 했습니다. 미국에서는 지난 몇 년간 수많은 주에서 대마의 의학적 사용을 합법화했고 어떤 주들은 대마 복용자를 처벌 대상에서 전면 제외하기도 했습니다.

거의 모든 카나비노이드 계열이 대마(카나비스속에 포함된 종들)에 함유된 향정신성 화합물이지만 가장 유명한 화합물은 테트라하이드로카나비놀tetrahydrocannabinol, THC입니다(그림 2.3). 대마초를 복용하고 '기분 좋은high' 순간이 찾아오는 주된 원인이죠.

하지만 카나비스가 아닌데도 카나비노이드를 생성하는 몇몇 식물도 있습니다(에키나세아속Echinacea의 일부 구성원이 유명합니다). 또 일반적으로는 향정신성 성질이 없지만 다른 흥미로운 효과를 일으키는 카나비노이드도 몇 가지 있어요. 그중에 카나비디올cannabidiol, CBD이라는 화합물이 있는데, 최근 들어 불안과 통증을 완화하는 치료약으로 — 들쭉날쭉한 효능을 감안하고 — 널리 쓰이고 있습니다. 지금은 열정이 증거를 다소 앞지르고 있지만 카나비노이드는 다채롭고 매혹적인 화합물이며 많은 연구가 이루어지고 있는 대상이랍니다.

양서류와 파충류, (인간을 포함한) 포유류와 같은 많은 종류의 동물들이 카나비노이드 수용체를 갖고 있어요.[28] 그다지 놀랍지는 않

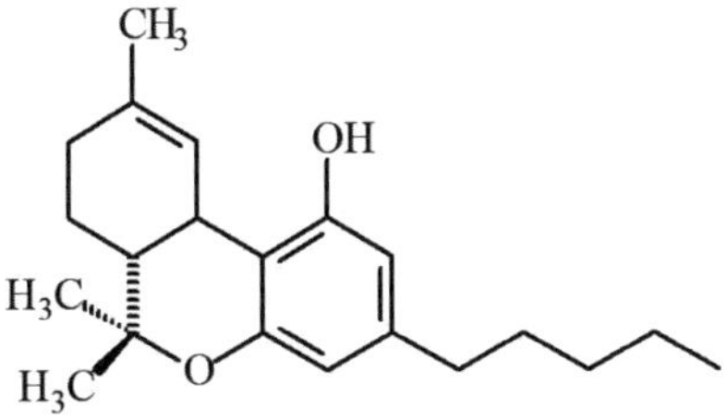

그림 2.3 THC. 제가 직접 그렸습니다.

습니다. 카나비스에서 유래한 화학물질이 척추동물에 영향을 미친다는 건 대학에서 생물학을 배워본 사람이라면 모두 아는 상식이거든요. 꽤 흥미로운 사실은 우리가 예상치 못한 다양한 유형의 동물에게도 카나비노이드 수용체가 있다는 거예요.* 가장 예상외의 동물은 히드라, 담수 플라나리아, 성게와 같은 수생동물이에요(그렇다고 수생 대마초 같은 생물이 존재하는 건 아닙니다).[29]

물론 지구에 존재하는 사실상 모든 종류의 생물체에게 공통된 생화학적, 유전적 성질을 발견하는 건 드문 일이 아니에요. 설령 그 성질이 일부 생물체에게는 쓸모없어 보이더라도요. 진화에서는 넘치는 여분을 제거하는 것보다 반드시 필요한 성질을 보존하는 게 더 중요합니다. 최고로 믿을 만한 증거가 암시하는 정말로 놀라운 사실

---

* 놀랍긴 해도 진화가 주로 이루어지는 방식을 완벽하게 보여주는 사례랍니다. 카나비노이드 수용체의 기원에 대한 그럴듯한 설명은 이 수용체가 오래전 생물체의 몸속에서 아무런 관련도 없는 '용도'로 존재했다는 겁니다. 그런데 진화를 거치면서 신경계와 합쳐져 결국 진화적 기원과는 거의 상관이 없는 방식으로 기능하게 되었을 거예요. 또 다른 사례는 단세포 미생물입니다. 신경계와 조금이라도 비슷한 구조가 없음에도, 신경계를 제어하는 몇 가지 신경전달물질에 반응하거든요.

은 곤충에게는 카나비노이드 수용체가 아예 없다는 거예요.[30] 심지어 과학자들이 카나비노이드가 유발한 효과를 곤충에게서 관찰한 경우가 있다고 하더라도, 그 효과가 수용체를 매개해서 발생하지는 않은 것으로 여겨집니다. 마치 수용체와의 분명한 상호작용 없이 세포막과 결합하는 몇몇 마취제처럼요.[31]

'고등생물'(인간을 포함한 척추동물)뿐만 아니라 '하등생물'(플라나리아와 히드라 등)에게도 같은 유형의 수용체가 있기 때문에 곤충처럼 둘 사이에 '끼인' 생물체도 그런 수용체를 가짐이 마땅합니다. 그러므로 이 실종된 수용체는 진정한 진화의 미스터리를 보여준다고 할 수 있죠. 거미에게도 카나비노이드 수용체가 있는지 확실히 알려지지는 않았지만, 어떤 거미는 척추동물의 카나비노이드 시스템에 작용하는 화합물이 함유된 독을 생성하기도 해요. 약리학의 미스터리이기도 한 거죠![32]

한 가지 더 얘기할게요. 되풀이해서 제기되지만 아직 근거가 없는 생각이 하나 있습니다. 카나비스에서 꽃가루를 채집하는 벌들이 카나비노이드가 가미된 꿀을 생산한다는 생각이에요. 안타깝게도 뒷받침할 만한 증거는 없어요. 수많은 종의 벌들이 카나비스에서 꽃가루를 모으는 건 사실이지만,[33] 카나비스는 꿀을 만들지 않고 꽃가루에 향정신성 화합물이 있다는 증거도 없습니다. "대마초 덕분에 엄청나게 높게 뛰어오르는 메뚜기"에 대한 입증되지 않은 흥미로운 일화도 있어요.[34] 공평하게 말하자면 메뚜기는 향정신성 물질의 도움이 없어도 상당히 높이 뛰어오를 수 있답니다.

술 취한 파리와 맛이 간 돌고래

가장 기묘한 여행

많은 향정신성 화합물이 정신에 '제대로' 작용합니다. 아침에 기운을 차리게 하는 것 이상이죠. 그중 어떤 것 — '사이키델릭'이라는 적절한 이름이 붙은 — 은 지각에 격렬한 효과를 일으키고 의식 상태를 변성시킵니다. 널리 인정받는 두 가지 공식적인 정의는 사이키델릭이라는 용어를 다음처럼 규정하고 있어요. "지각과 기분, 그리고 수많은 인지 과정을 변성시키는 강력한 향정신성 물질"[35] 그리고 "꿈이나 때로는 종교적 고양을 통하지 않으면 경험하지 못하는 지각과 사고, 느낌의 변성을 확실히 유발할 수 있는 '약물.'"[36] 하지만 이 정의조차 화합물이 우리와 비인간 사촌의 정신 상태에 미치는 영향의 흥미로운 특성을 충분히 담지 못합니다. 물론 환각은 본질상 주관적인 상태예요. 따라서 비인간 생물체의 경우 확인하기가 상당히 어렵죠. 하지만 그렇다고 해서 과학자들의 노력을 막을 수는 없었다는 걸 나중에 이 책에서 확인하게 될 겁니다.

사이키델릭과 인류는 오랜 동료입니다(주로 균류, 특히 버섯의 형태로 사이키델릭을 접해왔죠). 하지만 역사 시대 이전부터 서로를 알고 있었음에도 둘 사이의 관계는 무척 복잡하게 얽혀 있습니다. 그 결과 화합물의 명칭을 둘러싸고 상당한 주관적 차이가 생겨났어요. 사이키델릭 물질은 대체로 환각제hallucinogen, 정신증 유도 약물psychotomimetic, 영신제entheogen, 迎神劑로 불리지만, 엄밀히 말하면 각 명칭은 약간씩 다른 주관적인 관점에서 물질의 성질을 묘사하고 있습니다. 예를 들어 환각제와 정신증 유도 약물은 화합물이 병리적 상태를 유발한다는 것을 경멸적으로 암시하는 용어입니다. 대단히 부정적으로 여겨지는 여러 정신 상태 중에서도 특히 조현병 및 정신병과 유사한 병리적 상태를 염두에 둔 표현이죠.* 반면 영신제는 신비롭고 종교적인 의미가 담긴 감정과 감각을 유발하는 화합물을 일컬을 때 사용됩니다. 이미 짐작하고 계시겠지만, 이런 명칭은 유동적입니다. 복용한 사람의 주관과 그 양에 따라 사실상 어떤 종류의 물질에 대해서든 적용될 수 있죠. 예를 들어 에탄올은 엄밀히 말해 환각제로 여겨지진 않지만, 특히 '과다복용'할 경우 민감한 사람들에게는 그런 정신 상태를 초래할 수 있습니다.

1950년대 말, 험프리 오즈먼드Humphry Osmond 박사[37]는 특징을 잘 서술하면서도 편견이 개입되지 않은 용어를 만들기로 결심했습니다. 주관적인 정신 상태를 변성시켜서 처음 느끼는 기분이나 일반적 의미의 행복감을 선사하는 모든 화합물을 표현할 수 있도록 말이죠. 오즈먼드는 기본적으로 환각성 물질을 염두에 두고 있었어요. 그가 선택한 용어는…… 뭐라고 해야 할지 모르겠지만 정말 독특했습니다. 사이키포릭psychephoric(정신의 움직임), 사이키호믹psychehormic(정신의 각성), 사이키플라스틱psycheplastic(정신의 주조), 사이키자이믹psychezymic(정신의 발효), 사이키리틱psychelytic(정신의 풀림)이라는 용어가 제안되었어요. 특히 기억에 남고 다소 극적인

술 취한 파리와 맛이 간 돌고래

용어로는 사이키렉식psycherhexic(정신의 폭발)도 있었죠. 미래 세대의 약리학자와 심리학자, 정신과의사에게는 정말 다행스럽게도 결국 오즈먼드는 대부분 좋아할 만한 용어를 제안했습니다. 편견이 없을뿐더러 서술적인 용어였죠. 바로 사이키델릭(정신의 발현)입니다. 마침내 그 이름으로 정해졌고, 나머지는 여러분이 알고 있는 대로 역사 저편으로 사라졌습니다. 오늘날은 사이키델릭을 정신병과 관련지을 때와는 크게 달라져서, 우울증과 불안을 비롯한 몇 가지 정신질환의 가능성 있는 치료법으로 사이키델릭이 연구되고 있죠.

명실상부 가장 유명한 사이키델릭 물질인 리세르그산 디에틸마이드lysergic acid diethylamide, 즉 LSD라는 인공 물질은 전설적인 발견 이야기의 주인공입니다(그림 2.4)

1938년, 스위스의 화학자 알베르트 호프만Albert Hofmann 박사는 드리미아 마리티마Drimia maritima('지중해무릇'이라고도 하는데, 더

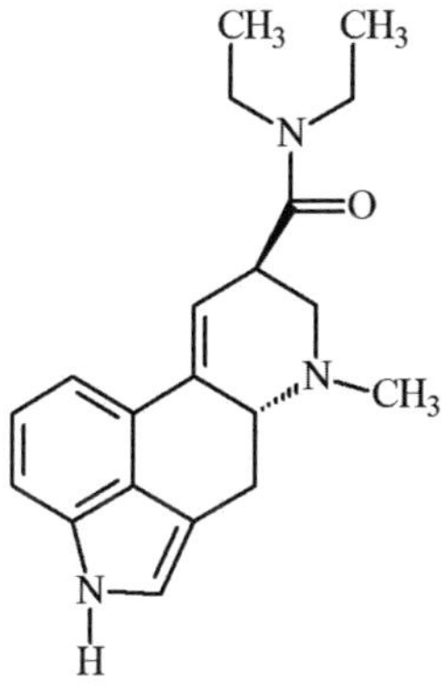

그림 2.4 LSD. 제가 직접 그렸습니다.

귀여운 이름으로는 바다양파라는 뜻의 '해총'이 있습니다) 같은 일부 식물과 클라비켑스속 균류(맥각)를 연구하고 있었습니다. 약을 만드는 데 사용할 다양한 활성 화합물을 분리할 수 있으리라 믿으면서요. 그는 자극제의 활용 가능성을 염두에 두고 일부 균류에서 생성되는 천연물 리세르그산에서 LSD를 분리해냈습니다. 하지만 (공식적으로로는 LSD-25라고 알려진) 그 화합물은 호프만이 일했던 화학 회사 산도스Sandoz의 '관계 당국'을 거의 사로잡지 못했어요. 그렇게 모두의 기억 속으로 사라졌지만, 호프만 박사는 그 분자를 매우 관심 있게 지켜보았습니다.[38] 여기서 알아둬야 할 것이 있는데요. 당시에 그 화합물의 사이키델릭 성질을 조금이라도 눈치챈 사람은 아무도 없었습니다. 하지만 흥미롭게도 호프만 박사는 자신이 LSD의 중요성을 "감지했다"고 설명했죠. 화학자의 직감이라고나 할까요? 1943년, 그는 새롭게 1회분의 화합물을 합성해보았습니다. 그런데 그 과정에서 모르는 사이에 소량의 물질을 손가락에 묻히고 말았습니다. 잠시 후 그에게는…… 아니, 그의 말을 직접 들어보시죠.

꿈꾸는 듯한 상태에서 눈을 감으니(햇빛이 너무 밝아서 눈에 거슬렸다) 환상적인 그림이 끊임없이 펼쳐졌다. 놀라운 모양이 강렬하게 나타났고, 마치 만화경을 들여다보는 것처럼 색채가 찬란하게 빛났다. 이 현상은 대략 두 시간이 지나자 사라졌다.

그로부터 3일 뒤에 호프만 박사가 새로운 물질을 이번에는 고의로 일정량 섭취했다는 사실을 들어도 놀랍지 않을 거예요. 화학자들은 원래 그런 법이거든요. 섭취 후 40분이 지나자 이렇게 기록했습니다. "어지럽기 시작함. 불안감이 느껴짐. 시각이 왜곡됨. 마비 증상. 웃고 싶어짐." 그러고는 집으로 가는 게 좋겠다고 결심했죠. 안타깝게도 그는 자전거를 타고 갔습니다. 그의 말에 따르면 어느 의미로 보나 악몽 같은 여행이었죠. 집에 도착한 호프만 박사는 이웃에게는 우유를 구해오라고, 동료에게는 의사를 불러달라고 요청했어요. 그리고 몹시 기겁했습니다. 우유를 들고 나타난 이웃이 마녀처럼 보이고 가구들도 사납게 달려드는 등 괴상한 일이 벌어졌죠. 하지만 늦은 저녁 무렵에는 눈에 보이는 것들이 또다시 그를 즐겁게 했습니다.

문을 여는 소리나 자동차가 지나가는 소리와 같은 모든 청각적 자극이 어떻게 시각적 자극으로 바뀌는지 지켜보는 것이 특히 놀라웠다. 제각기 일관된 형태와 색을 가진 이미지가 소리가 날 때마다 선명하게 변화하며 나타났다.[39]

LSD와 조우한 비인간 동물의 이야기를 나중에 몇 가지 살펴보겠지만 LSD는 합성 화합물이기 때문에 이런 일은 일반적으로 실험적인 맥락에서만 일어납니다. 비인간 동물이 맞닥뜨릴 가능성이 높은 — 그리고 인간이 가장 오랫동안 역사를 함께 나눠온 — 사이키델릭은 당연히 천연물이죠. 이제 호프만 박사는 '환각버섯'의 유효 성분

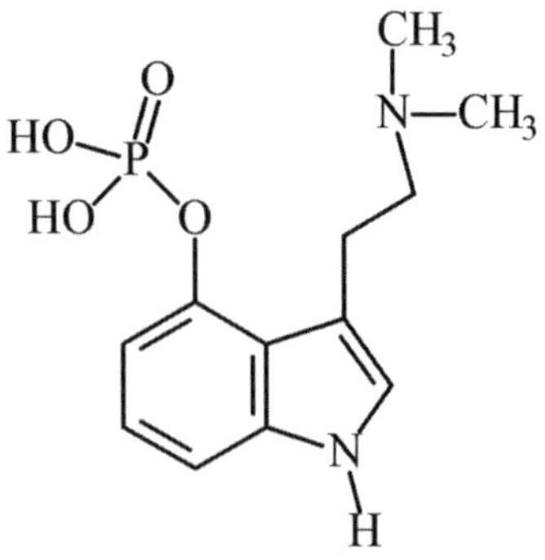

그림 2.5 실로시빈. 제가 직접 그렸습니다.

인 실로시빈psilocybin을 합성하게 되지만(그림 2.5), 그의 LSD 연구는 사실 맥각에서 시작된 것입니다. 그러니 이제 맥각을 살펴봅시다. '화학이 탄생하기 이전' 사이키델릭의 혈통을 말이죠.

뇌로 향하는 곰팡이

서문에서 호박 표본 발견에 대해 이야기했던 것 기억나시나요? 클라비켑스와 유사한 곰팡이에 감염된 것처럼 보이는 오래된 풀이 호박에 박혀 있었죠. 맥각으로 알려진 그 클라비켑스속에는 (구체적으로 대략 600종의) 풀 감염에 특화된 60여 종의 기생균이 포함되는데요. 몇 가지 중요한 농작물, 특히 벼, 옥수수, 밀, 호밀을 감염시킵니다. 이상하게도 이 식물들은 설령 감염되더라도 해로운 영향에 시달리지 않습니다. 반면 동물과 인간은 클라비켑스에 감염된 풀을 섭취하면 다양한 병을 앓게 되죠. 그중 일부는 정말 위험한 병이랍니다. 이 사실은 곰팡이와 풀이 공생 관계에 있다는 점을 시사합니다. 식물은 곰팡이가 자랄 수 있게 해주는 대신 화학적 '보호책'을 얻는 것이죠.[40]

역사를 통틀어 맥각에 감염된 빵을 먹은 사람들은 ("성 안토니우스의 불"이라고도 불린) 맥각중독ergotism이라는 병에 걸리고 말았습니다. 맥각 곰팡이의 특정한 종, 클라비켑스 푸르푸레아*Claviceps purpurea*가 원인이었죠. 맥각중독은 섭취량뿐만 아니라 나이와 건강 상태 같은 요인에 따라서도 매우 다른 증세로 나타나는데, 포유류에 아주 광범위한 영향을 미칩니다. 신경계와 관련해서는 발작과 떨림, 환각과 같은 증상을 일으키죠. 또 혈관을 수축시켜 혈류에 영향을 미치기 때문에 평활근의 생리 기능을 바꿔버림으로써 유산과 괴저뿐만 아니라 위장관과 호흡기의 다양한 증상까지 초래합니다(평활근은 위나 혈관 같은 내장이나 관을 둘러싼 근육을 뜻합니다 —옮긴이). 맥각중독으로 사망하는 경우도 드물지 않아요. 일부 '유행' 사례를 살펴보면 상당히 많은 피해자가 속출했죠.[41] 역사적 기록으로 남은 가장 최악의 사례는 기원후 994년 프랑스일 겁니다. 2만 명에서 4만 명의 사람들이 맥각중독으로 사망했거든요.[42]

우연히 맥각을 섭취한 탓에 발생하는 이 모든 명백한 위험에도 맥각은 약품 수납장의 한자리를 차지했습니다. 분만을 유도하거나 분만 후 출혈을 억제하는 등의 다양한 생식 건강 문제를 해결하고자 (오늘날 피토신Pitocin과 얼마간 비슷한 역할을 하는) 전통적인 의약품으로 쓰였던 것이죠. 편두통 같은 질병을 치료하는 데 쓰이기도 하고, 맥각에서 특정한 알칼로이드를 분리할 수 있게 된 후로는 고혈압과 다른 질병을 위한 약물로도 사용됩니다.[43]

맥각은 약과 독의 미묘한 차이를 보여주는 또 다른 예이기도 합니다. 하지만 일반적인 사이키델릭과 마찬가지로 인류 문화의 발전에서 그 화학물질이 수행한 역할과 기분 전환 용도에 대해 많은 추측이 쏟아지고 있어요. 정신에 변화를 주는 물질을 사용하게 된 계기는 대개 영적이고 종교적인 경험의 추구였습니다. 맥각 섭취를 다양한 종교 의식과 결부하는 사상가도 있죠. 그들이 내세운 견해 중 하나로 "맥각을 함유한 맥주 이론"이 있습니다(가설이라고 이름 붙이는 게 더 정확하겠습니다). 1978년에 형식화된 이 가설은 맥각에 감염된 곡물로 만든 맥주가 종교 의식 ― 특히 유명한 의식으로는 고대 그리스의 엘레우시스 비의* ― 에 사용되었다고 가정합니다. 그 이유는 아마도 환각을 일으키는 성질 때문이었을 겁니다. 이 생각에 대한 학자들의 견해는 그 학자가 누구인지와 맥락에 따라 흥미와 조롱을 오갑니다. 제가 아는 한 이 가설을 뒷받침하는 직접적인 증거는 없어요. 관습의 이유를 명시적으로 밝힌 사료는 전혀 없는 것처럼 보입니다.[44]

우리가 알기로는 초보적이나마 '영성'이란 개념을 가진 비인간 동물은 흥미로운 행동을 보인 한 침팬지 무리[45]를 제외하면 없습니

---

* 엘레우시스 비의는 적절한 명칭이 붙은 입교식입니다. 세부 사항은 그 이름대로 비밀에 싸여 있지만 호메로스에서 아리스토텔레스, 플라톤까지 모든 고대 그리스인의 저술에서 등장하죠. 그 자체로 흥미진진한 주제이기도 합니다. https://doi.org/10.1093/acrefore/9780199381135.013.8127.

다. 하지만 (1장에서 만나본) 괴짜 정신약리학자 로널드 K. 시겔 박사는 향정신성 물질에 노출된 어떤 동물들에게서 보이는 흡사 종교적인 행동에 대해 골똘히 생각에 잠겼습니다.[46] 상당한 추측에 의존한 주제라 이 책의 범위를 벗어나죠. 하지만 이 가설은 특이하지만 무척 흥미로운 또 다른 생각으로 우리를 안내합니다.

취한 유인원 가설[47]

인간은 수천 년간 향정신성 물질을 섭취했습니다. 결국 향정신성 물질은 인간의 약 사전에서 명예로운 한자리를 차지하게 되었는데요.[48] 그렇게 된 데에는 그 물질들이 신비롭고 영적인 경험과 사실상 구분이 불가능한 인식awareness 상태의 변성을 유발한다는 이유가 컸습니다. 실제로 어떤 학자들은 종교와 영성 자체가 정신약리학적 기원을 가진다는 생각을 진지하게 고려했어요. 적어도 한 학자는 오래전 우리 조상이 향정신성 물질에 노출된 덕분에 인지 능력이 발달되어 "진정한 인간"으로 거듭났다고 믿었습니다. 바로 이것이 논란이 많은 '취한 유인원 가설stoned ape hypothesis'입니다. 지지자들은 이 가설로 인간이 어떻게 의식을 발달시켰는지 설명할 수 있길 염원합니다(짐작하실 수 있겠지만 가설의 이름 자체만으로도 논쟁에 불을 지피기에 충분했습니다).[49]

독특한 발상이었던 취한 유인원 가설은 독특한 학자의 머릿속에서 나온 것이었습니다. 맥케나 테런스Terence McKenna는 민족식물학자이자 인류학자로서 교육을 받았지만 뼛속 깊이 모험가였죠.* 그리 놀랍지는 않습니다. 인간 사회에서의 복잡한 위치 덕분에 향정신성 물질은 자연과학이 다루는 전통적인 범위를 넘어서는 주제의 훌륭한 예시 중 하나입니다. 인간사의 맥락에서 이 물질들을 오롯이 이해하려면 특히 인류학, 사회학, 심리학, 심지어 신학과 같은 학문 분과의 통찰을 반드시 고려해야 해요.

맥케나의 가설은 논쟁의 여지가 없는 한 가지 사실에 기반합니다. 결국 인간으로 이어진 영장류 계통은 인지 영역에서 정말로 당혹스러운 진화적 현상을 여러 번 겪었다는 거예요. 기원이 불확실한 갖가지 사건이 일어나서 뇌가 현저하게 커지고 끝내 그 능력까지 발달되었죠. 진화의 '정상적인' 속도가 예상하고 허용하는 것보다 빠른 변화처럼 보여요.

예를 들어 고생물학적 증거는 초창기 조상인 호모 에렉투스의 두개골 용량이 비교적 단기간에 두 배나 불어났음을 시사합니다(여기서 단기간이란 수천 년을 뜻합니다. 수백만이나 수십억 년에 비하면 짧은 기간이죠). 이러한 발달은 빠르면 200만 년 전, 늦어도 70만 년 전에 일어났을 거라 여겨집니다.[50]

---

* 맥케나가 어떤 사상가였는지 알고 싶다면 그저 한 부고 기사의 문장만 읽어보면 됩니다. "맥케나 씨는 비행 접시, 엘프, 역경䷀䷀을 재료로 뉴에이지 스튜를 끓이는, 시인의 감성과 레프러콘(아일랜드 신화에 등장하는 작은 요정―옮긴이)의 재치를 결합한 인물이다(nytimes.com/2000/04/09/us/terence-mckenna-53-dies-patron-of-psychedelic-drugs.html)." 맥케나에 대한 이야기는 그의 가설이 보여주는 것보다 더 다채롭습니다. 그에 대해 더 알고 싶다면 다음 웹페이지를 들어가보세요. inverse.com/archive/july/2017/science; samwoolfe.com/2013/05/terence-mckennas-stoned-ape-theory.html.

고생물학 데이터로 추정하건대 두 번째로 일어난 사건은 호모 사피엔스의 뇌 용량이 50만 년 전과 10만 년 전 사이에 세 배가 증가했음을 암시합니다.[51] 게다가 현대의 인간에 해당하는 계통이 나타난 지는 20만 년에서 30만 년이 되었지만, 비교적 정교한 문화와 기술이 실제로 발전하고 진화하기 시작한 건 불과 6만 년 전이었어요. 오랜 세월에 걸쳐 학자들은 다양한 요인을 제시했습니다. 그중 하나는 특정한 유전자의 진화와 선택입니다. 뇌의 크기와 복잡성이 증가한 현상을 호미니드(사람과) 사회의 복잡성이 동시에 증가한 현상과 관련지을 수 있는 유전자죠. 여기서 복잡성은 불을 '길들이고' 농업을 발전시키는 등의 진전을 포함합니다.[52] 하지만 인지와 관련된 진화적 현상은 여전히 다소 비밀에 가려져 있어요. 1992년, 맥케나는 『신들의 음식 *Food of the Gods*』이라는 책을 출간하면서 취한 유인원 가설을 둘러싼 싸움에 가담했습니다.[53]

맥케나는 가상의 "원형 식물"을 제시했어요. 그것을 섭취한 초기 조상들이 "확장된 정신"을 갖게 되었다는 거예요. 그는 초기 영장류가 노출되었을 만한 환각성 물질과 그 물질을 함유했을 식물들을 체계적으로 고려했습니다. 그 과정에서 항상 추론의 근거를 제시했죠. 예를 들어 그런 식물은 명백히 인류의 요람이었던 아프리카에서 유래했음이 분명합니다. 한 술 더 떠서 우리 조상들은 초원에서 거주하고 번성하며 진화했기 때문에, 후보로 지명될 식물은 그 특정한 서식지에서 발견되어야 했을 거예요. 하지만 우리의 계통에 속한 초기 영장류는 방랑 생활을 했으므로 그 식물은 광범위한 지역에 분포했을 겁니다. 우리에게 탐험하는 기질이 있다는 부분적인 이유 때문에 해당 식물은 끊임없이 이동하는 와중에 섭취할 수 있었어야 해요. 다시 말해 다른 물질과 섞는다거나 요리할 필요가 없었을 겁니다. 그런 문화는 역사에서 훨씬 나중에 나타났거든요. 그리고 어쨌든 만일 거주지에 거대한 포식자가 가득했다면 한곳에서 오래 머물며 찻잎을 우리는 등의 여유는 없었을 거예요. 마지막으로 초기의 사람들이 열렬히 추구하는 대상이 되려면 그 효과가 아주 매력적인 동시에 섭취하는 즉시 나타났어야 했을 겁니다(그래야 그 효과를 일으킨 원인을 정확히 알아낼 수 있으니까요). 지금까지 언급한 요건을 고려해보면 후보가 될 가능성이 있는 식물의 수가 대폭 줄어듭니다. 심사숙고한 결과, 가장 가능성이 높은 후보는 정말 재미있게도 예상 외로 식물이 아니라 환각성 균류, 특히 구체적인 곳에서 자라는 환각성 균류였습니다. 바로…… 똥에서 자라는 것들이었죠.*

취한 유인원 가설의 핵심은 이렇습니다. 우리의 초기 조상들이 현대판 '환각버섯'과 유사한 버섯을 섭취하면서 뇌가 실로시빈(환각버섯의 주된 향정신성 화학물질)과 같은 사이키델릭에 노출되었다는 거예요. 어떤 방식으로든 실로시빈과 그와 관련된 화합물에 노출되어 '정신이 열리게' 되었고, 그러면서 의식의 발달로 향하는 진화적 변화에 뇌가 더 부합하게 되었다는 겁니다.

과학계의 대다수는 이 가설을 진지하게 받아들이지 않았습니다.

---

* 자, 이제 농담을 시작해보죠…….

술 취한 파리와 맛이 간 돌고래

지금도 마찬가지예요.[**] 하지만 저를 포함한 몇몇 과학자들은 이 생각이 어느 정도 가치가 있다고 믿습니다. 향정신성 물질이 인간의 정신에 영향을 미치게 한 메커니즘으로 우리의 생각을 인도할 지도에 불과할지라도요. 의식의 공식적인 정의는 아직 없는 형편이지만 우리는 화학물질이 어떻게 의식에 영향을 미칠 수 있는지 이해하길 간절히 원합니다. 미지의 것을 미지의 것으로 설명하려 해선 안 된다는 이야기를 어디선가 들은 적이 있지만, 이런 특정한 상황에서 우리가 할 수 있는 것은 현재로선 이게 전부예요.

하지만 맥케나의 가설을 뒷받침하는 증거는 전혀 없다는 사실을 짚고 넘어가는 건 중요합니다. 예를 들어 향정신성 물질이 어떻게 뇌의 생리에 변화를 일으키게 될지, 그리고 그 변화가 유전적인 과정을 통해 미래 세대로 전달될 수 있을지에 대해 전혀 감도 잡지 못하고 있어요. 이러한 생각은 진화생물학자들을 달래기에는 라마르크주의[***]와 너무도 많이 닮아 있습니다. 이 특정한 반대 의견이 '취한 유인원 가설'을 향해 쏟아지리라 예상한 맥케나는 책에서 몇 가지 생각으로 그 의견을 반박하면서 선수를 쳤습니다. 간단히 살펴볼까요?

[**] 최근에 이 가설을 뒷받침하는 단서가 등장했습니다. 하지만 과학적 탐구라기보다는 지식에 근거한 흥미로운 추측에 가까워요. 이 생각을 시험해볼 목적으로 잘 수립해서 형식화한 실험적 접근에 대해서는 유감스럽게도 들어본 적이 없습니다.

[***] 간단히 말해, 획득한 형질이 다음 세대로 유전된다는 뜻입니다. 오늘날의 진화적 사고방식과 치열한 접전을 벌이고 있는 생각이죠(여기에는 충분한 이유가 있습니다). 하지만 현재 생물학자들은 이 생각의 특정한 측면들을 진지하게 고려하고 있습니다(Ward, 2018를 참고해보세요).

그 반대 의견은 다음 질문으로 요약됩니다. '버섯에서 생성된 화학물질을 추구하는 기질이 어떻게 인간 유전체에 암호화되었을까?' 어쨌든 자연선택은 이런 사건을 일으킬 직접적인 방법이 없거든요. 맥케나의 해결 방안은 주된 요인을 바꾸는 것이었습니다. 그의 말을 직접 들어보시죠.

이 반대 의견에 대해 (라마르크의 생각을 변호하지 않고도) 간단하게 답해보겠다. 호미니드의 음식에 함유된 실로시빈의 존재가 자연선택이 작동하는 배경이 되는 행동 패턴을 변화시킴으로써 그 선택 과정의 요인들을 바꿔버렸다는 것이다. 수많은 종류의 음식을 섭취하며 실험을 수행한 결과로 인해, 무작위적으로 발생하며 자연선택 과정에 개입하는 돌연변이의 수가 전반적으로 증가했다. 그동안 실로시빈의 사용으로 강화된 시력, 언어 사용, 의식 활동이 새로운 행동들을 일으켰다. 이 새로운 행동 중 하나인 언어 사용은 이전에는 기껏해야 부차적인 중요성만 가진 특징이었지만 새로운 수렵채집 생활 방식의 맥락에서 갑작스레 매우 유용해졌다. 따라서 음식에 함유된 실로시빈은 언어 능력의 향상을 촉진하는 활동 패턴에 유리한 쪽으로 인간 행동의 요인들을 변화시켰다. 언어의 획득으로 어휘의 수가 늘어나고 암기력이 확장되었던 것이다. 실로시빈을 사용하는 개체들은 후성적epgenetic 규칙 혹은 문화적 형식을 발전시킴으로써 다른 개체보다 생존하고 생식할 가능성을 높일 수 있었다. 결국 후성에 기반한 더욱 성공적인 행동 양식은 그 양식을 강화하는 유전자들

　　　　　　　　　　　술 취한 파리와 맛이 간 돌고래

과 더불어 여러 개체군으로 퍼져나갔다. 이런 방식으로 개체군이 유전적, 문화적으로 진화하게 되었을 것이다.

누군가 손짓을 많이 쓰면서 너무 빠르게 추상적으로만 얘기하는 것처럼 들린다고 해서 여러분을 탓할 생각은 없습니다. 저도 그렇게 생각하거든요. 하지만 맥케나의 생각은 여전히 가치가 있다고 봅니다. 가설을 뒷받침하는 증거가 충분히 얻어질 가능성은 낮습니다. 실험을 되풀이할 수가 없거든요. 다시 말해 '인지 능력이 도약하기 전'의 인간에게 사이키델릭을 투여해서 진화하는 모습을 지켜볼 수가 없습니다(진화가 이렇게 작동하지 않는다는 건 말할 필요도 없고요). 그럼에도 취한 유인원 가설을 '설익은' 생각으로만 치부하는 건 명백히 부당한 처사입니다. 맥케나가 무척 신중하게 가설을 다듬었거든요.

신들이 피워 올린 연기

이 장의 서두에서 간략하게 살펴봤던 야심 찬 약물 목록인 『판타스티카』에서 루이스 레빈 박사는 크리스토퍼 콜럼버스가 1492년 10월에 (지금은 산살바도르섬이라고 부르는) 과나하니섬에 상륙한 이야기를 들려줍니다. 레빈의 서술은 콜럼버스의 편지에 기초하고 있는데요. 아메리카 대륙의 초기 이주민이자 역사학자였던 바르톨로메 데 라스카사스Bartolomé de las Casas가 번역해 출판한 것이었죠.* 콜럼버스는 이렇게 썼습니다.

산타마리아섬(아마도 오늘날 바하마의 럼케이섬)과 페르난디나섬(아마도 오늘날 바하마의 롱섬) 사이의 만灣 한가운데서 나는 카누를 타는 남자를 발견했다. 카누에는 주먹만 한 크기의 작은 빵 조각과 물이 담긴 호리병, 분쇄한 다음 주물러 빚은 붉은 흙덩이가 있었다. 말린 잎도 어느 정도 있었는데, 그중에 가장 귀중한 것임이 틀림없었다. 그들이 산살바도르섬에서 내게 선물로 주었던 적이 있기 때문이다.

여기서 말린 잎은 (충분한 이유로) 대체로 담뱃잎으로 추정되고 있

---

* 아메리카 대륙에 상륙한 지 얼마 지나지 않아 스페인 사람들이 원주민을 취급하는 광경에 충격을 받은 데 라스카사스는 아메리카 원주민 대상의 노예 제도에 반대했고(아이러니하게도 아프리카인 노예제는 찬성했습니다) 나중에는 모든 노예 제도에 격렬하게 항의했습니다. 역사학자로 왕성하게 활동하다가 성직자가 되었던 그는 몹시 흥미로운 삶을 살았습니다.

술 취한 파리와 맛이 간 돌고래

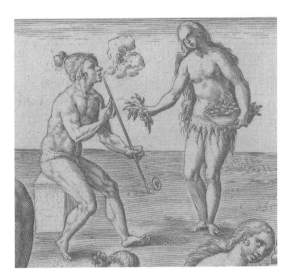

습니다. 『서인도의 역사 *Historia de las Indias*』[54](여기서 '서인도'는 아메리카 대륙의 초기 이름으로, 스페인 사람들이 자신이 상륙한 곳이 인도라고 오해했기 때문에 붙여졌습니다. 잘 알려진 오래된 이야기죠)에서 데 라스카사스는 이렇게 쓰고 있습니다.

남자든 여자든 할 것 없이 수많은 사람들이 마을을 오간다. 남자들은 항상 불붙은 나무조각을 들고 약초를 태워서 연기를 들이마시는데, 그 약초는 살짝 말려서 역시 마른 잎으로 감싸놓았다. 마치 부활절에 병사들이 만드는 머스킷총 종이 탄피처럼 말이다. 한쪽 끝에 불을 붙이고 다른 쪽 끝을 물고 빨아내면 숨과 함께 연기가 몸속으로 들어온다. 그러면 멍해지고 취한 것처럼 변하는데, 피곤함을 느끼지 않게 된다고 한다. 우리가 앞으로 '머스킷총 탄피'라고 부를 이것을 두고 서인도 원주민들은 타바코tabaco라고 부른다.

꽤 익숙한 묘사 아닌가요? 나머지 말도 들어보시죠.

나는 히스파니올라섬(오늘날의 도미니카 공화국과 아이티 공화국)에 거주하는 스페인 사람들이 그것에 익숙하다는 걸 알고 있었다. 악덕한 행위라는 질책을 받은 그들은 그것을 사용하는 걸 멈출 수가 없다고 대답했다. 나는 그들이 그로부터 어떤 즐거움이나 이득을 누렸는지 알지 못한다.

아마도 이것이 담배, 따라서 니코틴에 중독된 사례에 대한 초기의 기록 중 하나일 거예요.

둥지를 방역하는 새

물론 모든 사람들이 담배에 열광하는 것은 아닙니다. 담배를 보고도 콧방귀를 뀌는 사람들의 정원에는 해충들이 살고 있을 거예요. 이미 살펴보았고 더 자세히는 나중에 알아보겠지만, 화학물질의 생성은 벌레에게 먹히지 않으려고 많은 식물들이 자신을 지키는 데 사용하는 전략입니다. 영리한 정원지기 또한 그 전략을 사용하죠. 시중에서 유통되는 많은 살충제에 니코틴이 함유되어 있어요. 인터넷에서 잠깐만 검색해봐도 담뱃물 용액을 직접 만들 수 있는 다양한 제조법이 튀어나옵니다. 비슷하게 카페인의 살충 효과를 누릴 수 있도록 커피를 이용한 제조법도 있죠. 만드는 방법은 정말 간단합니다. 재료가 될 물질(연초에서 빼낸 담배나 커피 찌꺼기)을 물과 섞어두고 적어도 24시간 동안 물이 잘 스며들도록 놔둡니다. 그러고 나서 그냥 고형물을 걸러내고 남은 물을 정원에 뿌리면 끝입니다. 효과가 아주 끝내준다고 해요. 그런데 흥미롭게도 어떤 새들은 비슷한 방법 으로 그들 집에서 해충 방역을 합니다.

사실상 다른 모든 강綱, class의 생물체와 마찬가지로 조류강 종 들은 기생충과 싸우기 위해 가지각색의 전략을 발전시켰습니다.[55] 2012년, 멕시코 국립자치대학교의 몬세라트 수아레스 로드리게스 Monserrat Suárez-Rodríguez 박사 연구진은 참새Passer domesticus와 집양진 이Carpodacus mexicanus라는 두 조류 종이 응애와 진드기 같은 외부기 생충 때문에 둥지가 감염되지 않도록 담배를 사용해 사투를 벌인다 고 주장했어요. 상당히 많은 담배꽁초가 새 둥지에서 발견되면서 이 러한 생각이 처음으로 과학자들의 머릿속에서 번쩍 떠올랐습니다.[56]

새들이 둥지에서 담배꽁초를 사용하는 주된 이유는 두 가지예요. 첫째, 담배꽁초가 둥지를 짓기에 좋은 구조재이기 때문에. 둘째, 니 코틴이 살충제로 기능하기 때문에. 후속 연구에서 연구자들은 담배 꽁초로 지어진 둥지와 그러지 않은 둥지에 서식하는 진드기와 응애 의 수를 비교했습니다. 그 결과 담배꽁초가 없는 둥지가 훨씬 많이 '감염'되었다는 사실을 확인할 수 있었죠.[57] 담배와 관련된 다른 화 합물과 니코틴이 새의 자손에게서 유전독성genotoxicity을 유발하긴 했지만(즉 돌연변이 속도를 가속하긴 했지만), 면역 반응의 강도를 증 진하고 전반적인 생존율을 끌어올리기도 했습니다.[58] 이 사례는 어 떤 화합물이 비록 유독함에도 생존의 이점을 제공할 수 있다는 것을 멋지게 예증해줍니다. 의료용 투약처럼 편익이 위험보다 큰 방식이죠. 이런 관찰들은 비인간 사촌들의 타고난 약리학적 감각이 아주 노련한 학자까지도 깜짝 놀라게 할 수 있다는 점을 보여줍니다(이후 장들에서 비슷한 사례를 많이 보여드릴 거예요).

이제 그러한 약리학적 감각의 특정한 측면을 더 자세히 살펴보려 합니다. 털북숭이 약사들이 약물을 약으로 사용하는 모습을 말이죠.

술 취한 파리와 맛이 간 돌고래

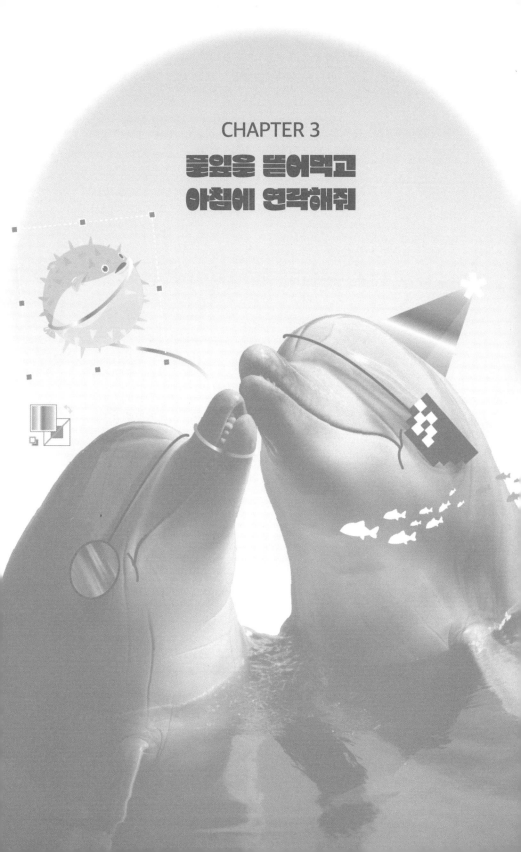

CHAPTER 3

풀잎을 뜯어먹고
아침에 연락해줘

심하게 병든 동물들은 아무것도 먹지 않고 특정한 식물 종 하나에만 관심을 둘
것이다.

- 일로이 로드리게스Eloy Rodríguez 박사,
"일로이 로드리게스…… 와의 대화" 중에서

샤니다르 4호와 함께 발견된 꽃이 (적어도 현재 지식에 비추어봤을 때) 의약적
혹은 경제적 가치가 있는 종류라는 건 그저 우연의 일치일지 모른다. 하지만 이
우연의 일치는 네안데르탈인이 가진 인간 정신의 범위에 대한 추측을 불러일으
킨다.

- 랩프 S. 솔레키Ralph S. Solecki 박사, "샤니다르 4호,
이라크 북부 네안데르탈인의 꽃 매장" 중에서

술 취한 파리와 맛이 간 돌고래

자그로스산맥은 오늘날 튀르키예(터키)에서 이란, 이라크까지 이어지는 거대한 산맥의 일부입니다. 이라크 쪽에 위치한 산맥 중 하나에 광대한 동굴이 있는데요. 그곳에는 10만여 년 전까지 거슬러 올라가는 주거지가 보존되어 있다는 증거가 있습니다. 현지 거주민이 "샤니다르의 거대 동굴"이라고 부르는 그 유명한 동굴은 오늘날은 주로 "샤니다르 동굴"이라고 불립니다. 인간이 얼마나 오랫동안 샤니다르 동굴을 집이라고 불렀는지 감을 잡기 위해 세대를 따져볼수 있어요. 30년의 기간을 한 세대라고 정한다면 대략 3,000세대의 인간이 샤니다르 동굴에 살다가 죽음을 맞았습니다. 얼마나 많은 사랑과 증오, 관대함과 잔혹함, 행복과 슬픔을 동굴 벽이 지켜보고 있었을까요? 안타깝게도 문서나 구술로 남은 이야기는 하나도 없답니다. 기록된 역사의 연대는 6000년 전후일 뿐입니다. 세대를 기준으로 바꿔봐도 그저 200여 세대에 그치고 말아요. 샤니다르 동굴에 인간이 거주한 총기간의 10%에 불과하죠. 다행히도 광범위한 연구 덕분에, 6만여 년 전부터 동굴에 살았던 일부 인구의 삶을 간접적으로나마 살펴볼 수 있게 되었답니다.

유럽에서 처음으로 샤니다르 동굴을 탐사한 건 1920년대 말이었지만, 그 유적지를 체계적으로 연구했던 최초의 시도는 1950년대에 이루어졌습니다. 당시 미시간 대학교의 고고학자였던 랠프 S. 솔레키 박사가 이끈 연구였죠. 머지않아 샤니다르 동굴은 네안데르탈인(호모 사피엔스 네안데르탈렌시스*Homo sapiens neanderthalensis* 또는, 단순히 호모 네안데르탈렌시스)에 대한 귀중한 통찰력의 원천임이 밝혀

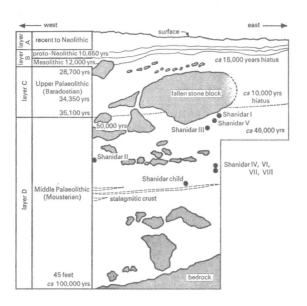

졌습니다. 현재는 멸종된 유형의 인간으로, 대략 50만 년 전부터 2만 5,000년 전 사이에 현대의 유럽과 중동, 아시아 곳곳에 살았죠.[1] 네안데르탈인은 하나의 종으로서 더 이상 존재하지 않지만 그들의 유전자 일부는 계속 남아 있어요. 실제로 최근에는 네안데르탈인 유전체의 약 20%가 현생 인류, 즉 호모 사피엔스*Homo sapiens*에게 남아 있다고 추정됩니다(그렇다면 네안데르탈인은 약 80%만 멸종했다고 말할 수 있을까요?).* 최근까지 과학자들은 오직 아프리카를 제외한 지역의 개체군만이 네안데르탈인 유전자를 가졌다고 생각했지만 실상은 전혀 다르다는 걸 이제 알고 있습니다.[2]

우리 인간은 굉장히 '사회적'이라는 점을 굳이 말할 필요는 없을

---

* 안타깝게도 그렇지 않습니다. 제가 헛소리를 하고 말았군요. 종은 현존하거나(존재하거나) 멸종되었거나(사라졌거나), 둘 중 하나입니다.

거예요(무슨 말인지 아시겠죠?). 호모 사피엔스가 네안데르탈인과 교류했다는 사실과 더불어, 또 다른 인간 집단인 불가사의한 데니소바인Denisovan 그리고 유라시아에서 살았던 미지의 종인 "초구인류superarchaics"와 호모 사피엔스가 이종교배를 했다는 강력한 증거가 있습니다.[3] 네안데르탈인은 현생 인류뿐만 아니라 다른 호미닌 종과도 (그들 입장에서 보면) 성공적으로 짝짓기를 했다고 알려져 있어요.** 인간의 가계도는 언제나 무성하게 자라고 있었답니다! 실제로 2019년에는 인간 가족의 또 다른 구성원, 호모 루조넨시스*Homo luzonensis*가 발견되었죠. 그렇다면 역사 연구에는 미래가 없다고 누가 말할 수 있겠어요?

아, 본론에서 벗어나고 말았군요.

어쨌든 네안데르탈인은 1800년대에 발견된 이후 한동안 '원시' 인간의 원형으로 여겨졌어요. 달리 말해 수렵하고 채집하고 번식하고 잠을 자면서…… 다른 건 별로 하지 않는 사람이었다는 뜻입니다. 현대의 고고학과 고생물학은 오래전에 소멸한 사촌들에 관해 더욱 세세한 부분까지 이해할 수 있게 해주었습니다. 우선 네안데르탈인의 뇌가 현생 인류의 뇌보다 평균적으로 조금 더 크다는 건 이미 잘 알려진 사실인데요. 이것은 간접적으로나마 네안데르탈인이 적어도 현대의 인간과 비슷한 만큼의 인지 능력을 가졌음을 시사합니다.

** 호미니드에는 우리를 비롯해 현존하는 유인원과 멸종한 유인원이 전부 포함됩니다. 지구를 빛낸 모든 인간 종은 실제로 유인원이었다는 것을 생각해보세요. 호미닌은 아직 살아 있는 사촌 침팬지와 보노보보다 우리와 더 가까운 것으로 정의되는, 틀림없는 인간 종입니다.

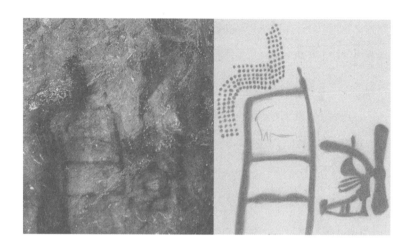

이를 뒷받침하는 또 다른 증거도 있습니다. 이제 우리는 네안데르탈인이 비교적 정교한 도구를 만들었다는 사실을 알고 있어요. 상징을 사용했다는 것을 암시하는 증거도 있어서 그들의 사고 작용을 조금이나마 엿볼 수도 있답니다. 게다가 특정한 해부학적, 유전학적 특징을 근거로 추정해보건대 말도 할 수 있었음이 거의 확실합니다. 어느 정도의 언어까지 발전시켰으리라 생각하는 것도 무리가 아니죠. 아쉽게도 문자를 사용했다는 증거는 없습니다. 하지만 2012년부터 2018년까지 고고학자들은 오늘날의 스페인 지역에 위치한 동굴 세 곳에서 네안데르탈인의 예술 작품을 발견했다고 보고했어요. 동굴의 거주자들은 점을 찍고 손바닥 자국을 남겼으며 기하학적 모양과 말 같은 동물까지 그려놓았습니다.[4] 더군다나 신체 장식(조개껍질 목걸이, 보디 페인팅 등)으로 대표되는 다른 형태의 예술이 존재했다는 증거도 아주 많이 발견되었어요. 과학자들은 이 예술 작품을

술 취한 파리와 맛이 간 돌고래

네안데르탈인이 만들었다고 확신합니다. 방사성 연대 측정법으로 측정한 결과 가장 오래된 장소의 연대가 6만 5,000여 년 전이고,[5] 현재의 고고학적 증거에 따르면 호모 사피엔스는 2만 년 전까지 유럽 대륙에 도달하지 못했기 때문입니다. 실제로 이베리아반도 전 지역 (기본적으로 포르투갈과 스페인)을 발굴해보니 11만 5,000여 년 전까지 거슬러 올라가는 네안데르탈인의 인공물이 발견되었답니다. 다시 말해서 네안데르탈인이 적어도 문화의 시작을 일구어냈다는 사실을 다양한 가닥의 신뢰할 만한 증거들이 뒷받침하고 있다는 거예요. 네안데르탈인은 많은 사람들이 생각하는 것보다 더욱 인간다웠음이 분명합니다.

샤니다르 동굴에 대한 주제로 다시 돌아가볼까요? 수차례의 동굴 탐사 중 한 차례에서 발견된 성인 네안데르탈인 여덟 명의 신체 화석을 연구한 결과, 네안데르탈인이 받아들였을지 모를 관습들에 대한 흥미로운 실마리가 드러났습니다. 그중 일부는 우리와도 특별한 관련이 있죠.

한 일화에 따르면 샤니다르 유적지를 발견한 직후에 솔레키 박사는 프랑스 파리의 인류박물관에 적을 둔 화분학자 아를레트 르로이 구라한Arlette Leroi-Gourhan에게 화석 주변의 흙 표본을 보냈습니다. 르로이 구라한 박사는 40세에서 50세 남성으로 추정되는 샤니다르 4호의 화석을 둘러싸고 상당량의 꽃가루가 뿌려져 있었다는 사실을 알아냈습니다(고고학의 표준 관행에 따라 이 화석들에는 번호가 매겨졌는데요. 공식적으로는 샤니다르 1호~8호라고 부릅니다). 꽃가루 표본을 분석해보니 서양톱풀yarrow, 노란수레국화yellow star-thistle, 마황 ephedra, 무스카리grape hyacinth, 히비스커스hibiscus 등을 포함한 30여 종의 식물이 확인되었어요. 의미심장하게도 꽃가루는 흙 표본 전체 에 흩뿌려져 있지 않고 주로 '덩어리'진 채로 발견되었습니다. 꽃가 루가 이런 패턴으로 분포되어 있다는 사실은 그 꽃가루가 누군가 의도적으로 땅에 가져다둔 꽃다발에서 왔다는 생각과 일치했죠.

또 하나 흥미로운 점은 샤니다르 4호의 무덤을 장식한 식물 종이 었습니다. 학자들은 5월과 6월 사이에 주검이 매장되었을 거라 추정 했어요. 바로 그때가 샤니다르 동굴과 지리적으로 가까운 곳에서 그 꽃들이 개화하는 시기였기 때문입니다. 하지만 이건 우리가 이야기 하고 있는 문제와 관련해서 가장 흥미로운 지점은 아니에요. 가장 중요한 건 꽃가루의 분포 패턴뿐만 아니라 꽃가루의 종류 또한 그 식물을 의도적으로 배치했다는 주장을 뒷받침한다는 겁니다.

중요한 사실 두 가지가 이 주장의 근거가 됩니다. 첫째, 함께 묻힌 식물 중에서 많은 개체가 화려한 색의 꽃을 피웁니다. 샤니다르 4호 의 동료들이 매장을 위해 준비한 꽃 침대 위로 그의 주검을 애정 어 린 손길로 누이는 장면을 쉽게 상상해볼 수 있을 거예요. 지금도 다 양한 형태로 이런 의식을 치르고 있으니까요. 둘째로 살펴볼 사실을 고려해보면— 여기서부터 재밌어지기 시작하는데요 — 매장터에 놓 기로 선택한 식물의 의미가 영적이고 심미적인 것 이상이었을지도 모릅니다. 샤니다르 4호 매장터에서 발견된 식물이 대부분 약효 성 분이 있는 종이었거든요.[6]

술 취한 파리와 맛이 간 돌고래

이 모든 사실을 종합해본 과학자들은 샤니다르 4호가 '샤먼' 또는 영적 지도자의 초창기 사례 중 하나라고 생각하기에 이르렀습니다. 그가 알고 사용하고 좋아했던 식물로 무덤을 장식했던 게 아닌가 하고요. 낭만적인 생각인 것만은 틀림없습니다. 그럴듯하고 합리적이기까지 하지만 샤니다르 4호 화석이 네안데르탈인이 매장 의식을 치렀다는 증거인지 여부를 두고 보편적인 합의가 이루어지진 않았어요. 사실상 모든 과학적 발견이 그렇듯이 해석의 여지가 있습니다. 그 여지를 둘러싸고 지지자와 반대자, 아직 입장을 정하지 못한 사람들이 몰려 있죠. 어떤 학자들은 다른 견해를 주장합니다. 샤니다르 4호의 매장터에 놓인 꽃들의 존재는 더욱 세속적인 요인들로 보다 잘 설명해낼 수 있다고요.*

이야기는 아직도 끝나지 않은 것으로 보입니다. 2019년, 한 무리의 고고학자들이 최근 샤니다르 동굴을 발굴해서 발견한 네안데르탈인 화석 한 구에서 마찬가지로 덩어리진 꽃가루 패턴을 찾아냈거든요. 흥미롭게도 이 사례에서는 각기 약간씩 다른 시기에 정기적으로 꽃가루가 쌓였다는 증거도 발견되었어요. 매장터에 꽃이 놓인 것이

---

* 1990년대 말, 당시 미시간 대학교 소속이었던 고고학자 제프리 D. 소머Jeffrey D. Sommer 박사는 샤니다르 4호의 꽃 매장 가설을 다시금 검토하고 해석해서 더 세속적인 설명을 내놓았습니다. 바로 설치류였어요. 소머 박사의 주장은 한 가지 사실에 기반하고 있습니다. 동굴에서 설치류 뼈 화석이 다수 발견되었을 뿐만 아니라 설치류가 활동했던 흔적이 풍부하게 남아 있었다는 거예요. 동물학적, 동물지리학적 증거는 문제의 설치류가 어떤 종인지 가리켰습니다. 주로 페르시아저드라고 불리는 '메리오네스 페르시쿠스Meriones persicus'였어요. 페르시아저드는 사랑스럽고 털 꼬리가 달린, 쥐처럼 생긴 녀석입니다. 씨앗과 식물을 찾아 저장해놓는 습성이 있죠. 페르시아저드가 모으는 식물 중에는 샤니다르 4호 무덤에서 발견된 것도 있습니다. 하지만 현재로선 강력한 증거가 나타나지 않는 이상 저는 매장 학설을 지지하려 합니다.

한 번이 아님을, 추정하건대 해마다 그랬음을 시사합니다. 마치 우리가 사랑하는 사람의 묘소를 거듭 찾아가 꽃을 봉헌하는 것처럼요.[7]

샤니다르 동굴에서 발견한 것의 의미를 두고 의견이 엇갈리긴 하지만, 그곳에 있던 적어도 몇 가지 식물을 네안데르탈인이 약용으로 섭취했다는 직접적인 증거가 있습니다. 스페인 북서부의 엘시드론 동굴에서 발견된 네안데르탈인 치아 화석의 DNA를 분석해보니 그들이 실제로 이 식물을 먹었다는 결과가 나왔어요. 식물을 섭취했다는 증거는 언뜻 보기에도 이상했습니다. 모든 믿을 만한 증거가 네안데르탈인의 식생활이 고기를 중심으로 이루어졌다는 사실을 압도적으로 가리키고 있었거든요(그들은 때로는 식인을 하기도 했습니다).

다른 요인 하나를 고려하면 서로 부딪히는 사실들을 조화하기가 수월해집니다. 지금 논의하고 있는 식물들은 대부분 그로부터 생성되는 약리 성분 때문에 항상 불쾌한 쓴맛이 난다는 거예요. 네안데르탈인의 미뢰가 우리의 것과 비슷하게 기능한다고 가정해볼까요? (어쨌든 대부분의 유전자를 공유했으니까요. 그러니 감각 생리가 근본적으로 다를 가능성은 낮습니다.) 그렇다면 그렇게 맛없는 걸 먹어야 했을 충분한 이유가 있었을 겁니다.* 연구자들은 네안데르탈인이 영양분 섭취를 위해 이 식물들을 먹었을 가능성은 낮다고 주장했습니다. 그 대신 약용으로 섭취했다고 보았죠. 물론 이 해석을 뒷받침하는

---

* 모두 알다시피 지금까지도 대부분 액상 약물에 감미료를 첨가하죠.

확실한 증거는 없습니다. 하지만 선사시대의 의약 사용을 뒷받침하는 증거는 샤니다르와 엘시드론 동굴 유적지 말고도 또 있습니다.

1991년, 독일의 두 등산가가 오스트리아와 이탈리아 사이에 위치한 오츠탈 알프스산맥Ötztal Alps의 하우슬라표흐산Hauslabjoch을 답사하고 있었습니다(이 산의 소유권을 두고 오랫동안 사소한 분쟁이 벌어지기도 했어요). 그러던 중에 냉동된 시신을 발견했는데, 처음에는 사고를 당한 동료 등반가라고 생각했어요. 하지만 자세히 조사해보니, 사고가 있었다면 분명 꽤 오래전에 일어났어야 했습니다. 그들이 찾은 것은 사실 5000여 년 전에 살았던 남성의 미라였죠. 분석을 해본 결과, 그 '아이스맨' — 오치Ötzi라는 별칭이 붙었습니다 — 은 네안데르탈인보다 더 '현대적인' 인간임이 밝혀졌습니다. 오치의 발견은 고고학자와 인류학자에게 원시 유럽인의 삶을 들여다볼 수 있는 특별한 기회를 제공했어요.[8]

이 존경할 만한 신사가 기여한 많은 공헌 중에는 우리 조상들이 천연물을 약으로 사용했다는 또 다른 증거를 제공했다는 것도 있습니다. 오치는 소량의 자작나무버섯*Piptoporous betulinus*을 갖고 있었는데요. 오늘날 소독과 항균, 상처 치유 촉진에 유효한 약효 성분이 있는 것으로 알려져 있습니다. 그렇다면 분명 오치의 모험에 유용했을 거예요.[9] 오치는 현재까지 유일무이한 발견이긴 하지만, 빙하가 계속해서 녹고 있기 때문에 언젠가 비슷한 인간 유해가 발견되리라 믿습니다. 우리보다 앞서 지구에 살던 사람들에 대해 훨씬 많은 것을 알게 될 거예요.

샤니다르와 엘시드론 동굴에서 발견된 사람들과 더불어 오치는 우리 조상의 약물 사용 행위의 일부 사례만을 보여줍니다. 네안데르탈인이 약용 식물을 활용했을 가능성을 보여주는 특정 사례는 6만 년 전의 것이지만 네안데르탈인은 훨씬 전부터 존재했어요. 게다가 현생 인류의 나이는 30여만 년이죠. 현대 과학이 실제로 하는 일은 지식을 문서로 출판하는 데 노력을 기울이는 것입니다(이전 장에서 이야기했듯이 제가 따로 언급하지 않는 이상 "X라는 최초의 사례"라는 말은 실제로는 "최초로 '보고된' X의 사례"라는 뜻이에요).

하지만 식물을 의약으로 사용한 최초의 사례는 결코 역사에 기록되지 않았어요. 역사 기록이 시작되기 훨씬 전부터, 전 세계에 거주하던 우리 조상들은 특정한 식물과 다른 물질을 섭취하는 등 아플 때마다 다르게 행동하는 동물을 분명히 알고 있었습니다. 그러다가 어느 순간부터 스스로 약을 사용했음이 분명합니다. 이 조상들이 '인간에 가까웠는지'와 무관하게, 네안데르탈인, 우리와 같은 호모 사피엔스, 아니면 아직 발견하지 못한 다른 인간 종들은 그 화창한 날에 오늘날 우리가 여전히 걷고 있는 이 길로 발을 내디뎠습니다. 충실한 동반자인 다양한 약물들과 함께요. 그리고 그 길은 우리보다 먼저 살았던 동물들이 잘 다져놓은 길이었습니다.

술 취한 파리와 맛이 간 돌고래

동물의 정신을 안다는 것

우리의 '동물 사촌에게 의식이 있는가'라는 물음은 철학자의 동굴에서부터 과학 실험실과 거실에서까지 격렬한 논쟁을 불러일으켰습니다. 대부분의 사람들은 동물에게 의식이 있다고 생각하지만(누군가는 딱 잘라 그들이 '알고' 있다고 말하겠지만요) 의식의 의미가 정확하게 무엇인지 규정하는 것은 먼 옛날부터 이어진 고된 작업이었어요. 실제로 의식의 정확한 본질은 아마도 인간이 숙고해온 물음들 가운데 가장 자주 제기되면서도 대답하기 곤란한 질문일 겁니다.[10]

지금까지 온갖 답이 제안되었어요. 의식은 발화하는 뉴런들에 불과하고 자유의지란 환상이라는 주장부터 순수한 물리적 요인을 넘어서는 근본적인 현상이라는 믿음까지 다양하죠. 더 중요한 것은 인식이라는 경험의 원인이 무엇인가 하는 문제와는 상관없을 거예요. 인식이 어느 정도 있어야, 아니면 어떤 종류의 인식이 있어야 '의식'이 되기에 충분한지에 대해서 의견이 엇갈리고 있다는 게 중요합니다.

개인적으로 저는 대부분의 동물을 '의식적인' 존재로 규정하는 문제에 대해서 마음이 두 갈래로 나뉩니다. 이 문제는 우리가 약물과 관련된 '기분 전환' 행동과 자가치료 같은 흥미진진한 행동을 더 자세히 살펴보면서 특히 중요해질 거예요. 우리는 동물이 인간과 비슷한 지식 및 사고 작용을 가진다고 생각하는 경향이 있습니다. 하지만 그러면 길을 잃기 십상이에요. 형식적인 화학 지식을 갖춘 동물은 없답니다. 식물 자체나 그 식물을 섭취하고 경험할 현상의 원인, 그 결과로 느끼게 될 고통의 완화에 대한 지식 말이에요(물론 우리 존재도 초창기엔 알지 못했죠). 더군다나 많은 경우에 동물의 행동은 본능적으로 이루어집니다. '몸 상태가 좋아지도록' 앞서 언급한 식물을 섭취하는 병든 동물에게 정말로 의식적인 의도가 있다는 증거는 없습니다. 물론 애당초 다양한 동물들이 의도를 갖고 추론에 기반한 사고 작용을 어느 정도까지 형성할 수 있는지에 대해서도 모르는 게 너무나 많습니다.

반면에 많은 동물들이 적어도 정황적으로 보았을 때 인지 과정을 암시하는 행동을 보인다는 건 분명한 사실입니다. 그렇다면 이롭거나 가치 있는 식물에 대해 어느 정도의 지식이 있다고 보는 것도 그렇게 무리는 아니에요. 특히 영장류가 그럴 가능성이 있습니다. 예를 들어 침팬지가 '축적 문화cumulative culture'를 향유한다는 증거가 있어요. 이러한 문화는 지식을 다음 세대로 전해주는 의도적인 행위로 이루어집니다. 침팬지 부모가 자식에게 도구를 사용하는 법을 알려주는 것이 대표적인 사례예요. 심지어 다양한 침팬지 무리의 행위에서 각기 다른 문화적 차이가 발견되기도 했습니다. 즉 서로 다른 침팬지 집단은 행위를 자식에게 가르치는 방식이 가지각색일 뿐만 아니라 각각 특정한 도구와 솜씨에 '특화'되어 있어요.[11] 제 생각에 이런 행동은 어떤 식물을 먹으면 아플 때 도움이 되는지를 아이에게 가르치는 것과 그다지 다르지 않습니다.

이렇게 오늘날 알고 있는 것을 고려하면서 저는 포유류와 조류의

술 취한 파리와 맛이 간 돌고래

인지가 통증을 완화하기 위해 식물을 섭취하는 의도로까지 이어진다는 생각을 믿게 되었습니다. 심지어 파충류와 양서류도 그럴 거라 생각해요. 나중에 논의할 곤충 같은 '하등'* 동물도 원시적인 약 사용 행위에 대규모로 참여한다는 것은 부정할 수 없는 사실입니다. 하지만 이런 무척추동물이 '의식적'으로 의약적 행동을 취한다는 생각을 검토하기에는 제가 아는 것이 충분하지 않군요. 그렇긴 해도 오징어와 문어 같은 일부 무척추동물에게는 분명히 지능이 있습니다. 만일 후속 연구의 결과로 문어가 (더 좋은 용어가 없어서 하는 말인데) '해양 약리학'**에 종사한다는 사실이 밝혀진다 한들 조금도 놀랍지 않을 거예요. 그리고 집단 차원에서 상당히 정교한 행위를 보이는 곤충 사회 같은 '초유기체superorganism'도 있습니다. 초유기체는 심지어 원시 미생물학 지식을 활용해 농사를 짓기도 해요. (인간의 관점에서) '진정한' 농업과 거의 다르지 않죠.[12] 따라서 개미 군락이 약리학을 안다고 해도 그렇게 경악스럽진 않을 거예요.

실제로 전부는 아니더라도 많은 동물 종이 적어도 어느 정도는 '정신이라는 현상'을 보입니다. 이 현상은 우리의 주관적인 관점에

---

* 진화론에서 기본 개념을 설명하는 것은 중요합니다. 아무런 맥락도 덧붙이지 않고 어떤 생물체가 다른 생물체보다 '고등'하다고 말하는 건 생물학적으로 무의미합니다. 저는 『최초의 뇌The First Brain』라는 책에서 이렇게 말한 적이 있습니다. "생물체를 기술하는 방식을 둘러싸고 흔한 오해가 발생한다. 어떤 생물체가 다른 생물체보다 '더 낫다'거나 '고등하다'라고 암시하는 방식이다. '더 복잡하다'를 '고등하다' 혹은 '더 잘 적응했다'와 혼동하면 안 된다. 진화에는 방향성이 없다. 구조 측면에서 단순하다고 볼 수 있는 생물체도 환경에 완벽히 적응한 것이다. …… 생물체들은 그들이 사는 환경에 언제나 '적합'하거나 '적응'했다." 지금 우리가 이야기하는 맥락에서 '고등' 생물체와 '하등' 생물체에 대한 논의는 특정한 인지 능력에 한정하는 것입니다.

** 5장에서 황홀경에 빠진 문어들을 만나볼 겁니다…….

서 '정신'이라고 불리는 겁니다. 이것이 주관적인 주장인 이유는 동물 친구들이 정신을 갖는지 여부를 추론하기 위해 사용하는 증거가 대부분 정황적이기 때문입니다. 엄밀히 말하면 제가 느끼는 감정과 환경에서 지각하는 정보가 다른 사람과 똑같은 방식으로 경험한 것이라는 보장도 없으니까요. 종의 장벽을 뛰어넘어 감정과 경험을 비교한다는 건 훨씬 더 어려운 일입니다. 기초적인 수준의 수어를 배운 몇몇 유인원처럼 극히 드문 사례를 제외하면 동물 종들의 정신작용을 명확히 알아볼 방법은 없습니다. 고릴라가 어떻게 느끼는지 상상하는 것도 어렵지만, 많은 경우 세상을 우리와 전혀 다른 방식으로 지각하는 동물들의 느낌을 상상하는 건 더욱 어려운 일이에요.

지구에 사는 모든 생물체에게는 하나같이 환경에서 비롯되는 신호를 감지하고 그 신호에 기초해서 환경의 메시지에 따라 행동하는 능력이 있습니다. 예를 들어 인간은 그 유명한 오감을 통해 환경을 감지하고 해독하죠. 우리가 세상과 상호작용을 하는 방식은 주로 보고 듣고 맡고 만지고 맛보는 것에 그칩니다. 그리고 우리의 감각이 주변을 지각하는 범위는 상당히 제한되어 있어요.* 인간의 시각계와 청각계는 빛과 소리 진동수의 광범위한 스펙트럼에서 극히 일부밖에 감지하지 못합니다. 촉각의 능력도 비슷하게 한정되어 있고, 화학물질을 감지하는 계통, 즉 후각과 미각도 마찬가지죠. 우리보다 훨씬 더 민감한 감각계를 가진 생물체가 많다는 건 이제 상식입니

---

* 과학과 기술을 통해 지각 능력을 엄청나게 향상시킬 방법을 알게 되었지만요.

술 취한 파리와 맛이 간 돌고래

다. 갯가재mantis shrimp를 생각해볼까요? 갯가재는 대략 1억 가지의 색을 지각할 수 있습니다(인간은 평균적으로 1만 가지의 색을 지각할 수 있어요). 짐작하시겠지만 우리로선 갯가재가 세계를 어떻게 경험하는지 정확히 알 도리가 없어요.[13] 또 인간은 (마치 '프레데터' 영화 시리즈에 등장하는 프레데터처럼) 적외선으로 시각상을 형성할 수 없지만, 방울뱀을 비롯해 많은 종류의 독사는 특화된 기관 덕분에 그런 마술을 부릴 수 있죠. 박쥐와 돌고래도 빼놓을 수 없습니다. 그들은 각각 두 매질(공기와 물) 속에서 반향정위echolocation를 통해 세계를 지각해요. 반향정위를 활용하며 길을 찾아 여기저기로 이동하는 것이 어떤 경험일지는 조금도 상상해볼 수가 없네요.[14]

우리에게는 동물과 관련해서 '타자'가 되는 것이 어떤 느낌인지 실제로 경험해볼 능력이 없습니다(세쿼이아 나무가 되는 것이 어떤 느낌인지는 알 가망성이 더 없겠죠**). 이 논점은 1974년에 미국의 철학자 토머스 네이글Thomas Nagel 박사가 『필로소피컬 리뷰 Philosophical Review』에 발표한 논문에서 명확히 설명한 바 있어요. 적절하게도 「박쥐가 된다는 것은 무엇인가?」라는 제목이 붙은, 통찰력이 돋보이는 논문이었죠. 네이글 박사는 이렇게 쓰고 있습니다. "심지어 철학적 고찰의 도움을 빌리지 않더라도, 사방이 막힌 공간에서 흥분한 박쥐와 함께 얼마간 시간을 보낸다면 그 누구든 근본적 수준에서 이질적인 삶의 형태와 맞닥뜨리는 경험이 무엇인지 깨

** 식물이 환경을 어떻게 인식하는지에 대해서는 곧 이야기해볼 거예요.

달게 된다."[15] 따라서 이 '타자'들이 통증과 고통을 지각하는지, 만약 그렇다면 어떻게 지각하는지 이야기할 수 있는 능력은 우리에게 다소 제한되어 있는 셈입니다.

짐작하시겠지만 이 논점은 동물이 의도적으로 자가치료를 한다는 생각과 상당히 밀접하게 관련되어 있어요. 다른 생물체들이 즐거운 느낌과 불쾌한 느낌을 모두 경험하지 못할 이유는 없습니다. 적어도 어느 정도는 우리와 비슷하게 말이죠. 대부분의 과학자들은(그리고 비과학자들도) 동물들이 그러한 느낌과 그와 관련된 감정을 정말로 경험할 가능성이 있다고 생각합니다.[16] 하지만 이 대다수의 견해는 주로 척추동물에게 적용되는 것임을 지적해야겠습니다. 하나로 묶어 '벌레'라고 부르는 종류의 동물에 대해서라면 그만큼 확고하게 의견의 합치가 이루어지지 않고 있어요. 하지만 여러분이 저에게 묻는다면(사실 제 말을 읽고 있지만), 통증과 더 주관적인 고통의 경험이란 개념을 (다세포) 무척추동물에게 적용하는 것이 그렇게 터무니없지는 않다고 봅니다. 어쨌든 척추동물과 무척추동물은 신경계에 대한 생리학과 생화학, 유전학과 해부학의 기본적인 측면을 많이 공유하고 있으니까요. 적어도 이러한 공통점이 유사한 결과를 일으킬 수 있다고 보는 게 합리적입니다. 이와 관련해서 연구가 매우 활발하게 이루어지고 있어요. 이 하위 분야가 언젠가 더 많은 통찰을 가져다주리라 확신합니다.[17]

동물의 정신에 대한 전반적인 문제는 여러분의 생각만큼 흥미진진합니다. 다양한 분야의 과학자들이 능수능란하게 다각도로 돌파

해왔죠. 물론 반려동물, 특히 개나 고양이와 살아본 적이 한 번이라도 있다면, 그들에게 정신과 감정이 있는가 하는 물음은 애초부터 물음으로 성립하지도 않을 겁니다. 개인적으로 저는 다윈과 같은 입장입니다. 다윈은 이렇게 말했습니다. "인간의 정신과 고등 동물의 정신 간의 차이는 (지대하긴 하지만) 정도의 차이이지 종류의 차이가 아님이 분명하다." 그리고 앞으로 책을 읽어나가면서 이것도 알아두시면 좋겠어요. 낙심한 초파리와 화난 벌, 환각에 빠진 민달팽이에 대해 이야기한다면…… 맞아요, 그들을 의인화하고 있는 겁니다. 하지만 여러분이 생각하는 것만큼은 아니에요.[18]

동물 기반 연구에 대한 한마디

동물을 대상으로 약물을 '시험'하는 관행은 언제부터 시작되었을까요? 어떤 식물은 유쾌하거나 유용한 감각을 만들어내고 어떤 식물은 정반대의 감각을 야기한다는 사실, 더 나아가 똑같은 식물이 용량에 따라 두 가지 감각을 모두 만들어낸다는 사실을 우리의 조상들이 처음으로 알아챘을 무렵일 겁니다. 오랜 시간에 걸쳐 우리는 계속해서 동물을 대상으로 물질의 효과를 시험했어요. 이유는 다양했습니다. 인간에게 사용하려는 화합물의 안전성을 확인하는 것부터, 과학적 연구(향정신성 화합물의 경우 주로 약물 남용의 중독성이나 독성 효과 연구)와 단순한 호기심까지 말이죠. 저는 동물 실험이 의생명과학의 발전에 중요하고 심지어 필수적이라고 믿습니다. 물론 세포 기반 시험과 같은 실행 가능한 대안이 달리 없을 때, 인도적인 방식으로 시행해야 합니다. 우리들 대부분이 지금 살아 있는 데에는 분명 동물 실험의 도움이 컸어요. 여기서 동물에는 인간도 포함됩니다. 인체를 대상으로 한 시험을 알맞게 수행하지 못한다면 어떤 약물 치료도 임상 이용에 대한 (법적) 승인을 받지 못한답니다. 하지만 슬픈 현실은, 역사적으로 보았을 때 실험 동물을 인도적으로 대우하는 데에는 거의 관심이 모이지 않았다는 겁니다. 이 책에서 다루는 몇몇 이야기는 그 관심을 분명히 하려 힘쓰는 초기의 연구 사례를 보여줍니다. 다행히도 지난 몇 년간 상황이 보다 나아지고 있어요. 하지만 동물 기반 연구는 여전히 논쟁적인 주제입니다.

우리 모두는 쥐, 생쥐, 토끼, 그 외에도 비슷한 동물들이 실험 대상 물질의 효과를 시험하는 데 자주 쓰인다는 걸 알고 있어요. 하지만 이 책은 '전형적인' 실험 동물에게 약물을 투여하는 것에 대해서는 그리 많이 이야기하지 않으려 합니다. 그 대신, 스스로 약물을 섭취한 동물의 행동에서 관찰한 것에 집중할 거예요. 약물 연구와 관련이 없거나 자연적으로 약물과 마주칠 일이 없는 동물에게 과학자들이 향정신성 약물을 투여한 (그래서 벌어진 일에 대한) 이야기도 살펴보려 합니다. 대부분은 포유류(예를 들어 쥐)가 인간과 비슷한 방식으로 약물에 반응한다고 들어도 별로 놀라지 않을 거예요. 어쨌든 우리도 포유류고, 쥐는 흔히 '동물 모델'로 여겨지니까요.

반면에 포유류 진화 계통에서 '멀어질수록' 놀라움은 더욱더 커집니다. 일반적으로 우리는 우리와 매우 다르거나 매우 비슷한 동물뿐만 아니라 살면서 마주칠 일이 거의 없는 동물에 대해 호기심을 갖습니다. 과학자들을 비롯해 우리는 동물이 향정신성 약물을 섭취했을 때 어떤 효과가 생기는지를 특히 궁금해합니다. 그에 대해 거의 모르기 때문이죠. 예를 들어 작은뾰족민달팽이*Deroceras reticulatum*가 LSD나 코카인에 어떻게 반응하는지는 대부분 아는 바가 없어요.[19] 경우에 따라서는 완벽한 미스터리인 동시에 계속 풀리지 않을 수수께끼로 남을 수도 있습니다. 가령 코카인이 대왕오징어의 행동에 미치는 영향에 대해서는 (제가 알기로는) 정말이지 아무런 정보도 없어요. 그 이유는 이렇습니다. 첫째, 바다에는 코카인의 천연 공급원이 없어서 오징어들이 야생에서 그 물질을 마주칠 일이 없습니다. 둘째, 그토록 거대하고 비교적 드문 (그리고 무서운) 동물을 데리고 행동 실험을 하는 것은 아무리 생각해봐도 비현실적입니다.

동물에게 약물을 투여하는 주된 동기는 어떤 일이 벌어질지 관찰하는 것입니다. 하지만 '어떤 일이 벌어질지'에 대해서는 아무런 생각도 하지 않고 동물에게 약물을 투여하는 경우도 있어요. 그러다가 그 문제를 생각하게 되는 상황이 발생하죠. 수술을 하기 전에 동물에게 마취제를 투여하는 사례가 머릿속에 떠오르는군요. 그때 의도는 단순히 통증을 막고 무의식을 유발하는 것입니다. 하지만 수의사들이 마취에서 깬 동물 환자에게서 이상 행동을 관찰할 때가 종종 있어요. 때로는 예상치 못한 현상이 일어나기도 하는데, 민첩한 과학자들은 그 현상을 알아차리고 활용하기 시작합니다. 여기서 활용한다는 건 실험을 한다는 뜻이에요.

생약학과 동물생약학

역사적 사실을 체계적으로 기록하기 훨씬 전부터 초기 인류가 치료를 목적으로 다양한 식물을 활용하고 섭취했다는 것은 이미 살펴보았습니다. 원주민들은 방대한 의약 지식을 구전을 통해 보존했죠. 그러다가 문자로 기록할 수 있게 되자 식물성 물질의 의약적 사용에 대한 지식을 충실히 확보하게 되었어요(최초의 기록은 6,000여 년 전까지 거슬러 올라갑니다). 1800년대 초, 이 지식에는 '생약학 pharmacognosy'이라는 이름이 붙었습니다. '약'과 '지식'을 뜻하는 두 그리스어 단어가 합쳐진 명칭이죠. 오늘날 생약학은 "식물이나 다른 천연 공급원에서 얻는 약재와 관련된 지식 분야"로 정의됩니다. 또는 미국 생약학회에서 채택한 더 공식적인 정의에 따라 이렇게도 정의됩니다. "약과 약물, 잠재적 약물이나 천연 공급원에서 유래한 약물의 물리학, 화학, 생화학, 생물학적 성질에 대한 연구. 천연 공급원에서 새로운 약물을 탐색하고 인간이 의약적 목적으로 사용하는 식물 및 광물 기반의 물질을 조사하기도 한다."

적어도 한 명의 저자가 생약학을 "가장 오래된 현대 과학"이라고 불렀는데,[20] 전혀 놀랄 일이 아닙니다. 수천 년에 걸쳐 몇 가지 기본적인 수행 방식이 조금씩 달라지긴 했지만, 생약학은 최초로 발전한 화학적 이해부터 분자생물학 기법까지 사실상 모든 기술적 진보의 혜택을 빠짐없이 누렸어요. 본래 생약학이라는 개념은 주로 식물성 약재 같은 날것의 약재(예를 들어 식물 추출물)를 사용하는 것에 중점을 뒀답니다. 기대하던 약효의 실제 원인인 유효 화합물은 개의치 않고요. 주된 이유는 그러한 화학 지식을 아직 활용할 수 없었기 때문입니다. 머지않아 생약학은 동물과 광물 기반의 물질을 사용하는 것까지 범위를 넓히게 되었어요. 그뿐만 아니라 관련된 화합물의 생리적 성질을 확인하고 분석하고 조사하는 전문 기술의 성장과 기존 지식이 맞물리면서 진정한 의미에서 체계적인 학문 분야가 되었습니다.

그러다가 1990년대 말에 중대한 개선이 이루어졌어요. 한 연구자 집단이 생약학 분야를 '삼각대'가 떠받드는 하나의 단위로 보자고 제안했던 겁니다. 여기서 삼각대의 세 다리는 각각 진화의 힘으로 형성된 요소를 뜻합니다. (1) 생물체(가령 곰팡이), (2) 생물학적 작용 또는 작용들(가령 환각 성질), (3) 그러한 작용의 원인이 되는 화학물질 또는 화학물질들(가령 에르고타민). 몇 년만에 화학정보학, 생명공학, 계통학, 시스템생물학, 그리고 몇 가지 '오믹스학omics'(예를 들어 대사체학과 유전체학) 같은 분야들은 생약학의 '삼각대'와 연합해서 생물학적 유효 물질의 발견을 더욱 진전시키고 가속화했습니다.[21]

전문 용어를 사용하지 않고 말하자면, 제 말의 요점은 다음과 같습니다. 오늘날 우리는 과학의 도구를 전부 제멋대로 휘두르면서 유용할 가능성이 있거나 흥미로운 화합물을 자연에서 발굴하고 있다는 겁니다. 하지만 생약학은 체계적인 과학 연구가 발원하기 수천 년도 전에 시작됐기 때문에 이런 질문을 떠올려볼 수 있습니다. 그 오랜 조상들은 어떻게 애초부터 무엇을 먹고 무엇을 피해야 할지 알았던 걸까요? 가장 그럴듯한 답은 안타깝게도 '시행착오'입니다. 불 보듯 뻔한 한계가 있는 체계죠.

자연계를 다룰 때에는 착오가 치명적인 결과를 낳을 수 있습니다. 조상들이 살던 세상에서는 몸집이 거대하고 아름다운 고양이를 숲 속에서 만났을 때 재빨리 달아나지 않는다면 그날 점심의 메인 요리가 되었을 거예요. 이보다 덜 뻔한 위험이 닥친다고 하더라도 그게 치명적이지 않다는 말은 아닙니다. 어떤 열매를 잘못 먹거나 실수로 이상한 이파리를 물어뜯거나 몸에 좋지 않은 버섯을 우적우적 씹는다면, 송곳니와 이빨에 말려들 때만큼이나 확실한 죽음을 맛보게 될 거예요. 생약학은 비극적인 지식이 쌓인 기반, 다시 말해 동료 인간들이 좋지 않은 것을 잘못된 시기에 또는 부적절한 양으로 섭취하며 잃어버린 목숨 위에 세워졌습니다.[*] 물론 시행착오가 전부 나쁜 건 아니에요. 자연의 이로움도 마찬가지 방식으로 배우게 되었으니까요.

우리보다 앞서서 동물들이 열렬한, 때로는 경험이 풍부한 약사였다는 사실은 그리 놀랍지 않습니다. 인류가 대자연의 눈에서 마치 꿈처럼 번쩍 튀어나오기도 전에, 사실상 모든 동물 종이 약을 사용하며 수천 년을, 어쩌면 심지어 수백만 년이나 앞서 나갔으니까요. 동물 사촌들이 먹으면 좋은 것과 나쁜 것을 우리와 매우 똑같은 방

---

[*] 저의 소셜미디어 친구 데밀리 그레이스 벅Emily Grace Buck은 이렇게 말했습니다. "훌륭하게도 탐구심이 왕성한 초기의 인류가 얼마나 많이 죽게 되었는지 생각해본 적 있어요? 우리 종이 어떤 식물과 동물은 먹어도 되고 또 어떤 것들은 먹으면 안 되는지 알아내는 과정에서 말입니다."

식으로 '배우게'** 되었다고 보아도 무방할 거예요. 약간은 다른 메커니즘, 즉 '자연선택'의 과정을 통해서 배우긴 했겠지만요.

다시 말하지만 병에서 나으려고 식물을 섭취하는 동물 종이 그런 습성을 최종적으로 '채택'한 과정에 추론이 개입했을 가능성은 낮습니다. 독성 식물을 피하는 행동을 발달시킨 것에 대해서도 마찬가지예요. (이것도 너무 단순화된 설명이긴 하지만) 자연적으로 독성 열매를 먹는 행동을 취한 동물은 결국 죽게 되어서 '독성 열매 먹기' 유전자가 다음 세대로 전달되지 못했을 겁니다. 반대로 이로운 식물(예를 들어 풀의 일종)을 먹어서 배탈이 나은 동물(가령 개)은 계속 살아남아 번식하게 되었을 거예요. 그러한 행동으로 이어지는 뚜렷한 의식적 과정이 없었더라도 틀림없이 잘 해냈을 겁니다.

여기서 다음과 같은 점을 언급하는 것도 중요합니다. 심지어 시행착오 단계를 통과했다고 해도 초기 인류의 의약 행위는 엄밀히 말해 조금도 합리적이지 않았어요. 의약은 동물 사촌들의 행동과 마찬가지로 기존의 경험과 학습과 본능에 기초한 믿음, 마술적이면서도 종국에는 종교가 된 믿음과 함께 시작되었습니다. 초기의 과학이 발원하고 나서야 더욱 합리적인 방식으로 의약 행위에 착수하게 되었지만, 동물 친구들이 했던 일을 우리가 알고 있었다는 점은 의심의 여지가 없죠. 예를 들어 지구를 빛낸 사실상 모든 사회의 사람들은

** 과학계에는 동물이 자가치료 행동을 학습한 것인지, 아니면 본능에 이끌려 하는 것인지에 대한 비교적 사소한 논쟁거리가 있습니다(개인적으로는 둘이 결합되었을 가능성이 높다고 봐요). 하지만 이 책이 다루는 내용과 관련해서 중요한 것은 그 현상 자체는 틀림없이 진짜라는 사실입니다.

개와 고양이가 몸이 좋지 않을 때마다 풀이나 잎을 삼키는 경향이 있다는 걸 알고 있었어요. 평소에 먹는 먹이가 아니었는데도요. 여러분의 반려동물이 이런 행동을 취하는 이유는 소화할 수 없는 물질을 섭취함으로써, 마치 소화 과정을 '촉진'하는 식이섬유처럼 사용하기 위해서랍니다. 또는 어떤 약효를 누리려고 식물을 섭취하는 것일 수도 있죠.

동물의 자가치료가 아주 만연하다는 사실은 수많은 일화와 과학적 보고로 뒷받침되어 있습니다. 따라서 과학자들이 아주 오래전에 그 행위에 이름을 붙여놓았다고 생각하는 것도 무리는 아닙니다. 하지만 실상은 달랐어요. '오래전'이 1993년을 의미하는 게 아니라면 말이죠. 생화학자이자 식물학자였던 일로이 로드리게스Eloy Rodríguez와 영장류학자 리처드 랭햄Richard Wrangham이 바로 그해에 '동물생약학zoopharmacognosy'이라는 용어를 만들었거든요. 이 낱말의 뜻은 정확히 들리는 그대로 '동물의 자가치료 행동에 대한 연구'입니다.[22] (인간도 동물계의 한 부분이기 때문에, 엄밀히 말하자면 생약학은 동물생약학의 하위 분야랍니다.)

동물생약학이 하나의 학문 분야로 거듭나는 이야기는 정말로 흥미롭습니다. 로드리게스 박사에 따르면,[23] 언젠가 랭햄 박사와 대화를 나누고 있을 때였어요. 우간다 공화국의 키발레 숲에서 영장류학을 연구했던 랭햄 박사는 원숭이와 침팬지, 그 외의 다른 영장류들의 섭식 행동을 잘 알았습니다. 기생충 감염에 대처하는 섭식 행동까지 파악하고 있었죠. 그는 자신이 그다지 대수롭지 않다고 여겼던 관찰 하나를 로드리게스 박사에게 언급했습니다. 원숭이는 거의 모든 종류의 식물을 (명백히 독성이 들어간 것까지) 섭취하는 반면에 침팬지는 입맛이 더 까다롭고, 더 나아가 침팬지가 기생충으로 고통스러워할 때만 주로 섭취하는 특정한 식물이 있다는 것이었죠.

당시에 이 관찰에 대한 통념적 해석은 주변에서 발견되는 천연 독소에 원숭이가 침팬지보다 저항성이 더 강하며, 침팬지는 거친 섬유질로 기생충을 물리적으로 몰아내기 위해 잎을 섭취한다는 것이었습니다(여기서 '물리적'이란, 식물 자체의 특징을 활용한다기보다는 소화 기제를 통한다는 뜻이에요).* 거친 섬유질이라는 생각은 로드리게스 박사에게는 완전한 설명으로 들리지 않았어요. 그는 랭햄 박사에게 침팬지의 행동에 대한 그럴듯한 이유를 함께 조사해보자고 제안했습니다. 결국 로드리게스와 랭햄 박사는 침팬지가 잎을 먹는 이유가 단지 소화제 섭취만은 아니라는 사실을 증명해냈어요.** 실제로 기생충 감염 같은 상태와 그에 따른 증상(가령 열)과 관련된 식물을 섭취했던 겁니다.

더욱 흥미로운 사실은 침팬지가 '용량'에 대한 직관을 가지는 것처럼 보인다는 점이었어요. 예를 들어 얼마나 아픈지에 따라 식물을 먹는 양이 달라졌죠. 감염이 심할수록 더 많은 잎을 섭취했고, 그 반

---

* 침팬지가 원숭이보다 분명히 더 지능적이기 때문이라는 대안적인 설명도 제안되었습니다.

** 물론 침팬지가 미세한 가시가 돋은 잎을 삼킬 때마다, 소화되지 않은 채 빠져나온 잎에 엉켜 있던 기생충을 과학자들이 상당히 많이 발견했다는 것 역시 사실입니다(맞아요. 소화되지 않은 잎을 과학자들이 수집한 방법은 여러분이 상상하는 바로 그대로랍니다).

대도 마찬가지였습니다. 결과적으로 두 과학자의 관찰은 몇 가지 가설로 이어졌고, 이에 따라 동물생약학은 공식적인 학문 분야로 거듭났습니다.

1997년, 일본 교토 대학의 영장류학자 마이클 A. 허프먼Michael A. Huffman 박사는 네 가지 기준을 세움으로써 로드리게스와 랭햄의 통찰을 형식화했습니다. 동물의 식물 섭식 행동이 정말로 약효를 위한 것인지를 결정하는 데 사용할 기준이었죠.[24]

1. 병든 동물이 섭취하는 식물은 임의의 식물이 아니며(즉 특정한 종류이며), 해당 동물 종이 평소에 먹는 먹이에 포함되면 안 된다.
2. 동물은 그 식물을 섭취함으로써 상당량의 열량과 비타민 등을 얻어서는 안 된다(여기서 키워드는 '상당량'이에요. 엄밀히 말해 사실상 여러분이 먹는 모든 음식은 열량을 제공하거든요. 영양 섭취에 '유의미하게' 기여하는 열량이 조금이라도 없는가 하는 것이 쟁점입니다. 이러한 경우, 동물이 섭취함으로써 얻는 영양상의 이점은 별로 없게 됩니다).
3. 이 행위는 반드시 계절에 따라 달라져야 한다. 즉 한 해 중에서 기생충이 숙주를 감염시킬 확률이 높은 특정 시기에 발생해야 한다.
4. 같은 무리에 있지만 건강한 동물은 해당 식물을 먹지 않아야 한다.

식물과 동물 사이에서 관찰된 관계가 이 네 가지 기준을 충족한다면 과학자들은 쟁점이 되는 식물에 약효가 있다고 합리적으로 확신할 수 있습니다.*

생약학이 주로 동물의 행동에서 영감을 받아 발전했다는 사실은 익히 알려져 있어요. 또 수많은 동물 종이 끝내 널리 쓰이게 된 물질에 대한 실마리를 제공했다는 것도 마찬가지입니다. 이탈리아 출신의 저명한 민족식물학자 조르조 사모리니Giorgio Samorini 박사는 파올로 만테가차 박사가 19세기의 한 저술에서 인간이 동물에게 영감을 받아 섭취하게 된 약물에 대해 명시적으로 논의했다고 보고했습니다(만테가차 박사는 코카인으로 명성을 얻은 인물이에요. 지난 장에서 얘기했던 것 기억하시죠?).[25] 그 과정에 대한 적절한(그리고 사랑스러운) 예시는 앞서 살펴본 동물생약학의 기준을 기술했던 허프만 박사에게 들어볼 수 있습니다.

바부 칼룬데와 새끼 호저

허프만 박사에 따르면, 20세기 초 한 탄자니아 마을에 이질과 유사한 질병이 유행했다고 합니다. 우연히도 비슷한 시기에 마을의 치료 주술사 바부 칼룬데Babu Kalunde는 어미를 잃은 새끼 호저를 데려다 키우고 있었어요. 어느 날 칼룬데의 젖먹이가 이질에 걸리고 말았습니다. 칼룬데는 호저가 먹이를 먹지 않고 한동안 뭔가를 뒤지

---

* 과학에서 모든 것이 그렇듯이 정의는 언제나 개선되고 수정되면서 발전합니다. 이 기준들도 예외가 아니에요. 자연에는 이 형식화된 기준을 정확히 지키지 않는 경우도 있어요. 그중 일부 사례를 곧 살펴볼 겁니다.

더니 결국 어떤 식물의 뿌리를 파내서 조금씩 뜯어 먹는 장면을 목격했습니다. 신기하게도 머지않아 어린 호저는 병이 한결 나아진 것처럼 보였어요. 마을의 모든 현지인은 물렝겔레레mulengelele라고 불리는 그 식물을 알고 있었지만, 독성이 있다고 알려져 있었기 때문에 그때까지는 주의를 기울이며 피해왔죠. 하지만 몇몇 제일가는 의생명과학자들의 전통에 따라, 훌륭한 의사였던 바부 칼룬데는 물렝겔레레를 이질 치료제로 사용할 수 있을지를 본인을 대상으로 시험해보기로 결심했습니다. 병에 걸렸을 때 그 식물을 소량 섭취할 생각이었죠. 결국 몸 상태가 좋아지고 이 소식을 마을 사람들에게 전했던 걸 보면 효과가 있었던 것 같아요. 마을 사람들은 그의 말을 진지하게 들었던 게 분명한데, 그 식물은 여전히 부족의 약 사전에 들어 있기 때문입니다. 바부 칼룬데의 손자인(역시 치료 주술사였던) 모하메디 세이푸 칼룬데Mohamedi Seifu Kalunde는 지금까지도 이질을 비롯해 다양한 질병을 치료하기 위해 물렝겔레레 식물을 약으로 활용하고 있답니다.[26]

새끼 호저는 우리가 약을 사용하게 해준 동물들의 한 사례에 불과합니다. 지혜로운 바부 칼룬데처럼 고대인들은 자가치료를 하는 동물을 관찰함으로써 유용한 (또는 달갑지 않은) 성질을 지닌 식물을 파악했어요. 몸에서 기생충을 죽이거나 제거하고, 열을 내리고, 통증을 완화하고, 감염을 몰아내고, 의식 상태의 변성을 초래할 수 있는 성질을 가진 식물을요. 하지만 '공식적인' 과학은 동물의 자가치료 행동을 인식하는 데 오랜 시간이 걸렸습니다. 지금은 동물이 자가치료를 하는 이유가 다양하다는 사실이 알려져 있지만, 동물의 자가치료라는 개념의 시작을 알린 초기 관찰은 대체로 기생충 감염과 관련이 있었어요. 그리 놀라운 사실은 아닌 것이, 기생충 감염은 실제로 동물의 자가치료 행동을 유발하는 주된 현상 중 하나거든요. 동물의 자가치료를 유발하는 요인은 일반적으로 두 가지 주요 범주로 분류할 수 있습니다. 첫째, 영양상의 이유(우리가 비타민 C를 섭취하려고 과일을 먹는 것처럼, 생물체가 생성하지 못하는 화합물을 획득하기 위해서). 둘째, 포식('기생'으로 알려진 포식성 행동까지 포함됩니다).

영장류가 섭취한 식물의 잠재적 항기생충 효과를 예상한 최초의 연구는 1978년에 발표되었습니다. 동물생약학에 이름이 생기기 몇 년 전에 펜실베이니아 대학교의 대니얼 H. 잰즌Daniel H. Janzen 박사가 저술한 논문이었어요.[27] 잰즌 박사는 "척추동물 의사"*라는 별난 제목이 붙은 절에서 당시에 이용 가능했던 증거를 검토했습니다. 또 동물의 자가치료는 특히 기생충에 감염된 동물에게서 발견될 가능성이 높은 행동이라고 추측했죠. 그런데 놀라운 반전이 벌어졌습니다. 어떤 척추동물은 아플 때만 자가치료를 하는 게 아니라는 사실을 나중에 과학자들이 발견했거든요. 일부는 아픈 구석이 하나도 없는데도 '약'을 복용했는데, 애당초 병에 걸리지 않게 예방하는 것처럼 보였죠. 다시 말해서 동물 종들은 약학을 몸소 실천한 선구자일 뿐만 아니라 예방의학의 개척자이기도 했습니다.

---

* 잰즌 박사는 이렇게 별난 투로 말하기도 했습니다. "식물을 섭취하는 척추동물이 이따금 본인의 처방전을 작성하기 위한 일환으로 그러는 건 아닌지 묻고 싶다." (Janzen, 1978)

약 좀 먹어, 제발

감염과 맞서 싸우고 예방하기 위해 '이로운' 물질을 섭취하기도 하지만, 어떤 생물체는 제 몸을 방어하거나 다른 목적을 위해 독성 화학물질을 얻으려고 물질을 섭취하기도 합니다. 이러한 행동을 하나로 묶어 '약물섭취 행동pharmacophagy'이라고 부릅니다.* 제가 아는 한 이 행동을 보여주는 최초의 전거는 독일의 의사이자 곤충학자**였던 에리히 하제Erich Haase가 1892년에 발표한 논문까지 거슬러 올라갑니다.[28] 더 자세히 살펴볼까요?

하제 박사는 새로운 나비 속을 발견하고 그 이름을 파르마코파구스 *Pharmacophagus*라 붙였습니다. 해당 나비 속에 포함되는 수많은 종의 유충이 독성 대사산물을 만들기로 유명한 식물을 먹는 모습을 관찰했기 때문이었죠. 당시에 제안된 가정은 그 곤충들이 식물에서 독성 물질을 먹음으로써 필요한 영양소를 섭취한다는 것이었어요. 이러한 행위를 보이는 동물들의 사례가 더 많이 나타나자 그 행동에 다른 배경이 있다는 점이 명백해졌습니다. 약물섭취 행동을 다시 정의할 때가 된 것이죠.

1984년, 프라이부르크 대학교의 화학생태학자 미하엘 보프레

---

* 말 그대로 '치료약을 먹는 행위'라는 뜻입니다. 이 용어의 사용을 둘러싸고 얼마간의 혼동이 있다는 점을 지적하는 게 중요합니다. 혹자는 동물생약학과 혼용하기도 하거든요. 여기서는 '약물섭취 행동'이란 용어를 앞서 설명한 좁은 의미로 사용할 거예요.

** 1800년대에는 의사가 '부업'을 하는 경우가 흔했다는 사실을 알게 될 겁니다.

Michael Boppré 박사는 곤충의 약물섭취 행동에 대한 새로운 정의를 제안했습니다. 때로는 영양소를 섭취할 의도가 없어도 그러한 행동이 이루어진다는 사실을 설명할 수 있도록 말이죠. 오히려 어떤 곤충들은 식물이 유발하는 독성 물질을 섭취해서 생존 능력을 향상시켰습니다. 포식자로부터 몸을 지키는 방어책이나 병을 고치는 물질로 독성 물질을 활용했던 거예요. 보프레 박사의 말을 직접 들어볼까요? "식물은 '식료품점'일 뿐만 아니라 '약국'이기도 하다. 그 약국은 …… 1차 대사에 필요하지 않은 대신 (진화적) 적응도fitness에 현저한 영향을 미치는 화학물질을 공급한다."[29]

물론 자가치료가 식물성 생성물에만 한정될 필요는 없다는 점을 기억하는 게 중요합니다. 치료에 적절한 화학물질은 곰팡이와 미생물, 심지어 다른 동물에게서도 얻을 수 있거든요. 약물섭취 행동은 많은 경우 한 동물이 화학물질을 섭취하기 위해 다른 동물을 잡아먹는 것과 관련되어 있습니다.

제가 가장 좋아하는 사례는 (나새목Nudibranchia 동물로 총칭하는) 갯민숭달팽이가 해파리를 먹는 기묘한 경우예요. 해파리는 침을 쏘는 특징으로 잘 알려져 있습니다. 독을 생성한 다음에 미세한 작살을 쏘아서 독을 주입하죠. 그런데 이 갯민숭달팽이는 해파리 독에 면역이 있을 뿐만 아니라, 해파리를 잡아먹을 때 독주머니와 함께 미세한 작살을 떼어내서 제 피부에 장착한답니다. 맞아요, 갯민숭달팽이는 해파리를 그냥 먹기만 하는 게 아닙니다. 무기를 훔치기도 해요. 해파리로선 엎친 데 덮친 격이죠.[30]

그렇다고 모든 의약 물질이 생물 공급원에서 오는 건 아닙니다. (진흙과 돌, 보통의 흙을 먹음으로써) 일부러 흙을 섭취하는 '토식geophagy' 행동을 생각해보세요.[31] 처음에는 그저 백해무익한 병적 성향이라고 치부된[32] 토식은 사실 병적 행동이 아니라는(심지어 때로는 이롭다는) 점이 이제 방대한 증거로 뒷받침되고 있습니다. 200만 년 전부터 100만 년 전까지 살았던 초기 조상, 호모 하빌리스 *Homo habilis* 고인류가 토식 행동을 보였다는 증거도 많아요. 믿기 힘들겠지만 토식은 언젠가 사실상 모든 인류 문화에 광범위하게 퍼져 있었던 행동입니다.[33] 심지어 수많은 종류의 동물들도(주로 척추동물이) 토식 행동을 취합니다.

하지만 토식은 아주 흔한 행동이긴 해도 생물학적 목적이 완전히 밝혀지진 않았어요.[34] 어떤 학파는 토식이 비적응 형질nonadaptive trait이라고(즉 눈 색깔이나 웃을 때 보조개를 보이는지 여부처럼 생존 가능성을 높이지도 낮추지도 않는다고)* 가정하고, 또 다른 학자들은 단순히 극심한 배고픔 때문에 유발되었다고 생각합니다. 특정 광물을 섭취하면 나아지는 병도 많기 때문에 서로 경쟁하는 가설도 생겨났어요. 영양 결핍이 토식 행동을 유발한다는 가설도 있고, 진흙과 같은 광물을 섭취하면 환경 독소와 기생충을 막아준다는 가설도 있습니다.[35] 생물학의 세계에서 흔히 그렇듯이 정답은 이러한 생각들이 결합된 것일 가능성이 높아요. 지금으로선 판단은 시기상조입니다.

---

* 그렇지만 어떤 사람들은 보조개가 매력적이라고 생각하기도 하죠.

벌레도 약을 사용한다고?

노련한 약사 클럽의 동물계 멤버로는 특히 앵무새와 개, 코끼리가 있습니다. 물론 영장류도 포함되죠. 나중에 이 책에서 척추동물의 동물생약학에 대한 이야기를 몇 가지 더 들어볼 거예요.[36] 우리는 자가치료 개념으로 묶이는 행동들을 '고등' 동물과 관련짓는 경향이 있지만 무척추동물의 세계에서도 흥미로운 사례들이 쏟아집니다. '곤충의 자가치료'라는 말은 십중팔구 이상하게 들릴 거예요. 또 무척추동물이 약효 성분이나 기분 전환을 위한 화합물을 같은 종의 (아니면 다른 종의) 구성원에게 전해준다고는 아무도 예상하지 못했을 겁니다. 하지만 이건 실제로 일어나는 현상입니다.**

'하등' 생물, 특히 곤충이 자가치료 행동을 취한다는 사실은 2000년대 초에 공식적으로 인정받았어요.[37] 스웨덴의 룬드 대학교에 적을 둔 제시카 애벗Jessica Abbott 박사에 따르면, 자가치료와 같은 행동은 '적응 가소성adaptive plasticity'이라는 현상의 한 사례입니다. 적응 가소성은 생물체가 특정 환경 문제에 대한 반응으로 특정 행동을 취할 때 나타나는 현상이에요. 예를 들어 어떤 곤충이 '오직' 기생충에 감염되었을 때만 특정 식물을 섭취하는 경우가 그렇습니다. 하지만 앞서 살펴보았던 것처럼 다름 아닌 예방 목적의 약물 처

** 더 놀라운 사실도 있습니다. 어떤 곤충들에게는 약물을 사용해 자가치료를 하는 이유가 단순히 '건강'의 문제가 아니라는 거예요. '기분 전환용'으로(달리 사용할 표현이 없네요) 약물을 섭취하는 무척추동물도 있거든요. 나중에 더 자세히 살펴볼 거예요.

치 사례로 여겨지는 행동도 있답니다. 예를 들어 즉각적인 위협이 없는 상황에서도 곤충이 어떤 물질을 섭취해 기생충 감염 가능성을 낮추거나 완전히 예방하는 경우가 있어요. 놀랍게도 세대 간 약물 처치가 이루어지기도 합니다. 다시 말해 기생충이나 포식자에게서 알이나 유충을 보호하려고 특정 물질을 활용하는 곤충도 있어요. 가장 잘 연구된 사례는 제왕나비*Danaus plexippus*입니다. 대표적인 비행 생물로서 주황색과 검은색 무늬를 가졌고, 집단 이주를 하며 장관을 이루기로 유명합니다.[38] 전 세계 어디서든 볼 수 있는 제왕나비에게는 상당히 놀라운 능력이 있어요. '카데놀라이드*cardenolide*'로 총칭하는 화합물에 저항성이 있답니다(그림 3.1).

카데놀라이드는 스테로이드에서 유래한 분자입니다. 그림 3.1에서 보이는 것처럼 아름다운 화학 구조를 가졌지만 전부 독성이에요. 온갖 종류의 식물에서 볼 수 있지만, (금관화*milkweed*라고 불리기도 하는) 아스클레피아스속*Asclepias* 식물에 포함되는 300가지가 넘는

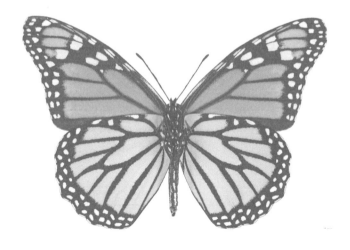

술 취한 파리와 맛이 간 돌고래

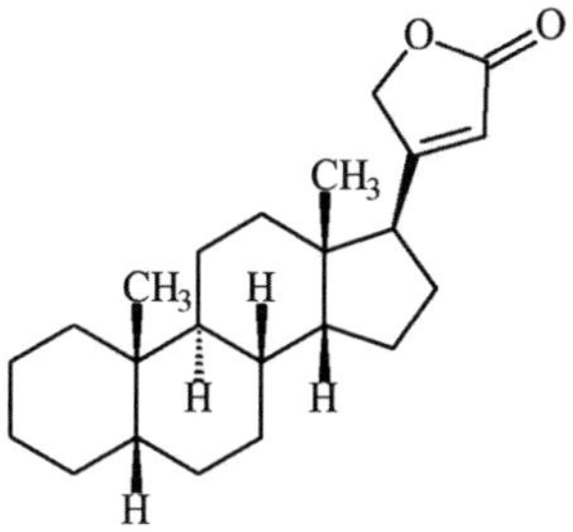

그림 3.1 카데놀라이드의 한 예. 제가 직접 그렸습니다.

종에서 가장 흔하게 발견됩니다.[39] 제왕나비가 저항성을 보이는 건 '나트륨-칼륨 펌프sodium-potassium pump'라는 특정한 단백질에 돌연변이가 생긴 덕분이에요. 나트륨-칼륨 펌프는 세포가 제대로 기능하려면 꼭 필요한 요소이며, 돌연변이가 일어나지 않은 형태는 카데놀라이드에 의해 사정없이 파괴됩니다.[40] 제왕나비는 카데놀라이드에 저항성이 있을 뿐만 아니라, 비교적 많은 양의 카데놀라이드를 체내에 저장해서 포식자에 대항하는 화학적 방어책으로 삼을 수도 있어요. 카데놀라이드를 저장한 제왕나비는 맛이 없어져서 굶주린 포식자가 삼켜도 대체로 뱉어버리고 맙니다(아마도 그 뒤로는 피하게 될 거예요). 설령 뱉지 않는다고 해도 카데놀라이드가 심장독소cardiotoxin으로 기능해서 포식자의 행동을 실수로 만들어버립니다.[41] 척추동물 포식자가 다시는 저지르지 않을 실수로 말이죠. 게다가 최근의 연구는 카데놀라이드가 제왕나비의 기생충에도 부정적인 영향을 미친다는 사실을 보여주었습니다.[42]

카데놀라이드에 저항성이 있고 그것을 체내에 축적한 덕분에 제왕나비 성충은 명백한 이득을 취합니다. 그뿐만이 아니에요. 주로 금관화에 알을 낳음으로써 화학물질을 다루는 솜씨를 유감없이 발휘해 포식자에게서 알과 유충을 보호하기도 합니다. 여기서 끝이 아닙니다. 아주 놀라운 '세대 간 면역transgenerational immunity'[43] 현상도 나타나거든요. 카데놀라이드가 함유된 금관화를 먹는 습성 덕분에 제왕나비 부모는 알이 기생충 감염에 저항성을 가질 수 있게 해줍니다.

흥미롭게도 금관화를 먹은 수컷 성충이 낳은 알은 더욱 강한 저항성을 보여요. '아버지에게 물려받은' 카데놀라이드가 더욱 강한 영향을 발휘하게끔 하는 실제 메커니즘은 아직 알려지지 않았습니다.[44] 아무튼 부모가 알에 '심은' 카데놀라이드는 완전히 대사되지 않습니다. 갓 부화한 유충은 애벌레가 되어도 일정량의 카데놀라이드를 간직하고 결국 화학적인 방식으로 보호를 받게 됩니다.[45]

그런데 알과 유충은 성충보다 카데놀라이드 저항성이 약한 것처럼 보이기도 해요. 제왕나비가 주로 카데놀라이드 농도가 낮은 잎에 알을 낳는다는 연구가 최근에 발표되었거든요. 이러한 행동에 대한 한 가지 가능한 설명은 이렇습니다. 이미 카데놀라이드를 간직한 알이 그 화학물질로 풍부한 장소에 놓인다면 '과다복용'을 하게 된다는 겁니다. 하지만 어떤 실험을 통해서는 카데놀라이드 저항성과 그 물질이 알에 들어 있다는 사실 사이의 직접적인 관계를 확인할 수 없었어요. 틀림없이 더 많은 연구가 필요한 형편입니다.[46]

술 취한 파리와 맛이 간 돌고래

금관화와 제왕나비의 공진화에 대한 이야기는 더 복잡하고 미묘해서 여기서 모두 설명하긴 힘들어요.[47] 금관화와 제왕나비 관계의 수많은 측면이 아직 밝혀지지 않았고 온갖 흥미로운 질문도 여전히 해결되지 않은 상황입니다. 세부 사항은 차치하더라도 이건 확실합니다. 카데놀라이드에 관해서라면 제왕나비는 삶에 닥친 시련을 기회로 삼아 좋은 결과로 만들어내는 기술을 터득했다는 것입니다. 무척추동물 스타일 예방의학의 진정한 사례라 할 수 있겠네요.

벌의 행동면역

앞선 장에서 살펴본 것처럼, 자연이 니코틴을 사용하는 '목적'은 살충제입니다. 담배를 많이 갉아 먹으면 사실상 어떤 곤충이든 죽고 말지만, 아주 조금만 먹는다고 해도* 충분히 불쾌하기 때문에 다른 곳에서 먹이를 찾아야 한다고 '깨닫게' 되거나 '자극'을 받게 됩니다.[48] 하지만 제가 '사실상 어떤 곤충이든'이라고 말한 걸 눈치채셨을 거예요. 니코틴을 섭취하더라도 비교적 무사하고, 그 목적이 사실상 약 복용인 곤충 종도 있답니다. 뒤영벌bumblebee도 그중 하나예요.

벌과 같은 꽃가루 매개자에게 닥치는 '직업 재해' 중 하나는 그들이 먹는 꽃에 엄청난 수의 동물들이 득달같이 달려들어서 감염병에 걸릴 확률이 높아진다는 겁니다. 마치 오염된 음수대에서 물을 마시는 것과 비슷한 상황이죠.[49] 유럽에 서식하는 뒤영벌 종인 서양뒤영

---

* 물론 어떤 물질이든 '아주 조금'에 해당하는 구체적인 양은 천차만별입니다. 곤충마다 다르고 심지어 곤충의 발달 단계에 따라 들쭉날쭉하죠.

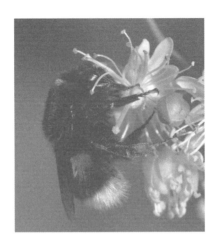

벌*Bombus terrestris*은 다양한 기생충에 감염되기 일쑤입니다. '크리티디아 봄비*Crithidia bombi*'도 그중 하나인데, 인간에게 수면병과 샤가스병을 일으키는 기생충과 비슷한 녀석이에요. 퀸메리 런던 대학교에 소속된 라르스 치트카*Lars Chittka* 박사의 연구진은 뒤영벌이 기생충과 싸우기 위해 니코틴을 약으로 활용할 가능성을 최근에 보고했습니다. 그들의 연구는 항체와 같은 물질을 매개하지 않고 행위에 의존하는 면역, 즉 적절하게도 '행동면역*behavioral immunity*'이라는 이름이 붙은 면역의 한 사례를 보여줍니다.

치트카 박사와 공동 연구자들은 크리티디아 봄비에 감염되었을 때(오직 그때만) 가둬놓은 뒤영벌은 니코틴이 함유된 설탕물을 선호한다는 점을 발견했어요. 가둬놓지 않더라도 이 기생충에 감염되면 먹이를 찾아다니다가 니코틴이 가미된 꿀을 더 많이 섭취하는 듯했죠. 뒤영벌은 이런 식의 니코틴 섭취를 통해 실제로 크리티디아 봄비에 효과적으로 대응하는 것으로 보입니다. 하지만 이상하게도 뒤영벌을 감염시킨 기생충에게 니코틴이 해롭다는 증거는 없습니다.

개인적으로는* 이것이 오히려 다른 증거라고 생각해요. 뒤영벌이 기생충과 맞서 싸우게 해주는 화학물질은 니코틴 자체보다는 니코틴 대사산물이라는 증거 말이죠. 이건 치트카 박사의 연구진이 논문의 결론에서 제시한 가능성이기도 합니다. 저는 이에 대한 더 많은 연구가 뒤따르길 기대하고 있어요. 뒤영벌로 인해 니코틴이 두루 대사되면서, 니코틴 대사산물이 크리티디아 봄비를 대상으로 항기생충 작용을 일으킬 가능성이 높아진다는 것을 우린 알고 있습니다.[50] 담배에서 생성되는 다른 화합물 또한 기생충과 숙주 사이의 싸움에서 일정한 역할을 하는 것으로 보입니다. 미국 애머스트의 매사추세츠 대학교에 소속된 L. S. 애들러L. S. Adler 박사 연구진은 '아나바신 anabasine'을 연구한 결과로 일련의 논문을 발표했어요. 담배에서 생성되는 이 화학물질은 니코틴과 비슷한 구조를 갖고 있지만 조금은 다른 약리적 효과를 만들어냅니다(그림 3.2). 애들러 박사의 연구진은 아나바신 또한 뒤영벌이 크리티디아 봄비에게 저항할 보호 수단을 마련해준다는 결론에 도달했어요.[51]

만일 건강한(감염되지 않은) 뒤영벌이 먹이에 함유된 니코틴을 지속적으로 섭취하면 갈수록 약해지고 다른 방식으로 병이 든다는 실험 결과도 있습니다. 반면 기생충에 감염된 뒤영벌은 니코틴 내성이

---

* 아주 흥미롭긴 하지만 약리학자로서 이런 메커니즘은 전혀 놀랍지 않아요. 대사를 통해 '활성화'될 때까지 불활성인 채로 아무런 작용도 하지 않는 약물이 많거든요. 이런 약물을 '전구약물prodrug'이라고 합니다.

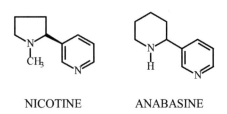

NICOTINE   ANABASINE

그림 3.2 니코틴과 아나바신. 제가 직접 그렸습니다.

훨씬 강했어요. 이 결과는 기생충 감염으로 인해 '활성화'되는 니코틴 해독 생화학적 메커니즘이 존재함을 시사합니다. 앞서 살펴본 연구를 진행한 저자들은 마땅하게도 "과도한 결론"을 내리기를 경계했지만, 그들의 보고는 사회적 곤충들의 자가치료에 대한 또 하나의 감질나는 사례를 보여주는 증거입니다. 발견할 것들이 아직 훨씬 많이 남아 있다는 신호이기도 하죠. 그중에서도 벌은 약물에 노출되었을 때 진기한 행동을 다양하게 드러낼 뿐만 아니라 복잡한 사회적 행위까지 보여주는 정말로 놀라운 생명체랍니다. 이 장과 다음 장에 걸쳐 두 행동을 모두 살펴볼 겁니다.

냄새 맡기의 달인과 생체모방

〈니모를 찾아서〉는 제가 정말로 좋아하는 영화입니다. 아빠 물고기 말린이 (사실은 말린(청새치)이 아니라 흰동가리의 한 종류인 암피프리온 오켈라리스*Amphiprion ocellaris*지만) 영화 제목이기도 한 니모라는 이름의 잃어버린 아들을 찾으려고 온갖 고초를 무릅쓰는 이야기죠. 그 과정에서 도리라는 이름의 멋진 동료(청색양쥐돔*Paracanthurus hepatus*)와 한 팀을 꾸립니다. 도리는 영화에서 몇 가지 명대사를 남겼는데요. 그중 하나는 도리와 말린이 달리기 시합을 할 때 나옵니다. "이봐, 포기해. 진화를 거역할 수는 없어. 나는 빠르게 움직이도록 설계됐다고!"

저는 도리의 말에 전적으로 동의합니다. 진화는 수십억 년에 걸쳐 생물학을 땜질해왔고, 그 과정에서 참으로 경이로운 세계를 만들었어요. 이 경이로운 것들 중에는 다양한 생물체가 지닌 독특한 특성이 많습니다. 인간들이 유용성을 깨닫거나 예상한 것들이죠. 인류의 역사 이래로 우리는 과학과 공학의 전문 지식을 활용해서 그런 형질을 모방하려 노력했습니다. 1990년대부터 그런 작업이 '생체모방biomimicry'이라는 이름으로 불리기 시작했어요. 자연에서 영감을 받아 공학적 해법을 설계한다는 뜻입니다(때로는 '바이오미메틱스biomimetics'라고도 불립니다).[52] 이러한 노력은 은연중에 도리의 주문, "진화를 거역할 수는 없어"를 따르고 있어요. 생체모방은 현재 연구자들과 공학자들이 활발하게 활동하고 있는 분야랍니다. 이미 몇몇 혁신적인 발명품이 나오기도 했죠. 몇 가지만 예를 들면 물질과 기계 부품, 약이 새롭게 고안되었습니다.[53]

개가 냄새를 맡는 마법에 가까운 능력을 여러분도 잘 알고 있을 거라 생각해요. 아주 오래전부터 실종자의 위치를 파악하기 위해 코를 킁킁거리는 사냥개를 활용해왔어요. 더 최근에는 (이 책의 주제와 관련이 있는) 불법 약물을 탐지하는 데도 동원되고 있습니다. 이러한 현상은 어찌 보면 당연합니다. 후각은 말 그대로 공기 중이나 물속에 있는 화학물질을 감지하고 식별하는 기능이기 때문이죠. 분자 수준에서 보면 후각은 전부 화학 구조에 대한 것입니다. 수많은 종들이 후각계의 수용체로 화학 구조를 감지하고' 그럼으로써 그 구조를 (냄새로 감각해서) 식별하거든요. 개와 갯과 동물은 수십만 개의 (사실 아마도 그보다 많은) 화학적 특징을 구분해서 감지할 수 있는 특정 단백질이 발현된 덕분에 '냄새 맡기 달인'이 되었습니다.**

개가 모든 영광을 차지하긴 했지만 더욱 인상적인 감지 능력을 가진 동물도 있어요(개처럼 꼭 껴안고 싶진 않겠지만요). 이러한 영예는 바퀴벌레와 꿀벌, 그리고 1,600가지 종의 나방을 비롯한 수많은 무척추동물에게 돌아갑니다. 무수한 나방이 페로몬처럼 공기 중에 떠다니는 화학물질을 감지하는 데 능숙합니다. 제대로 된 코가 없는데도 아주 민감하게 감지한답니다. 나방의 화학물질 감각 기관은 사실상 안테나와 같습니다.[54] 벌 또한 대부분의 개 품종보다 능력이 뛰어납니다. 수치로 따져보면, 후각 기관이 개보다 대략 50배나 강력합니다.

인간은 동물의 '냄새 맡기' 능력을 모방하는 장치를 만들려 노력했고 얼마간의 성공을 거뒀습니다. 하지만 곤충 친구들의 수준까지 도달하려면 여전히 갈 길이 멀어요. 무엇보다 곤충은 거의 5억 년 전부터 지구에 존재했는데요.[55] 이것은 곤충에서 작동한 진화 과정이 적어도 그만큼 오래되었다는 뜻입니다.

---

* 이와 관련된 내용은 이전 장의 "약리학의 철학" 절에서 대부분 설명했습니다.

** 여러분이 초등학생일 때 이 말을 들었다면 분명히 모욕처럼 들렸을 거예요(원문 master smeller에서 smeller는 '냄새 나는 사람'이라는 뜻도 있습니다. 초등학교에서 '냄새 나는 사람'이라는 말을 듣는 것은 모욕적일 거라는 뜻입니다―옮긴이)

　　　　　　　　　　　　　　술 취한 파리와 맛이 간 돌고래

곤충을 살아 있는 화학물질 탐지기로 사용하기 위한 연구들이 1960년대부터 미군을 필두로 이루어졌습니다. 냄새 같은 주변 단서에 반응해서 특정한 행동을 보이도록 곤충을 훈련할 수 있었고, 그 행동을 관찰해서 어떠한 화학물질이 있는지 추정할 수 있었죠. 이 연구들의 원래 주목적은 이산화탄소와 체취를 탐지해서 숨은 적군의 위치를 폭로하는 것이었어요. 이후에 과학자들은 다양한 종의 곤충을 활용해서 폭발물을 탐지하는 작업까지 이 아이디어를 확장했습니다. 최근에는 꿀벌을 '약물 탐지기'로 사용할 가능성에 대해 서술한 과학 논문까지 나왔어요.[56]

이 논문의 저자들은 다양한 이유를 들며 벌이 탐지견을 대체할 수 있다고 주장했습니다. 냄새를 탐지하는 능력뿐만 아니라 상황의 변동성과 비용의 측면에서도 좋다고 말이죠. 그들은 약물 규제법이 유동적임을 지적했습니다. 예를 들어 카나비스는 현재 미국의 대다수 주에서 합법이지만 그렇지 않은 주도 있다는 겁니다. 바로 이러한 상황이 문제가 될 수 있습니다. 일반적으로 탐지견은 남용 약물이면 무엇이든 '경보'를 발령하도록 훈련되어 있기 때문이죠. 코카인에 반응하고 카나비스는 무시하도록 개를 훈련하는 것은 시간적 비용이 많이 드는 일입니다. 놀랍게도 벌과 같은 곤충이 다양한 종류의 약물을 구별해서 특정 냄새는 무시하고 다른 것들에는 반응하도록 훈련하는 데는 단 몇 분밖에 걸리지 않아요. 우리는 진화에 대항할 수 없습니다. 그런데 그럴 필요가 있을까요? 자연이 우리에게 가르쳐주는 것을 활용하는 게 현명한 일입니다.

사회 전체가 약을 복용할 때

우리는 인간 문명이 정교함의 절정에 올랐다고 생각하는 데 익숙하지만 수많은 곤충 종도 사회 조직을 정교하게 구성하는 기술을 발전시켰습니다. 그중에서도 개미 군락과 벌집은 고도로 구조화된 생물체 사회, 즉 이따금 '초유기체'라고 표현되는 사회에 속해요. 초유기체는 전문 용어로 '진사회성 생물eusocial organism'이라고 합니다 (여기서 '진사회'란 말 그대로 '진짜 사회'라는 뜻입니다).

진사회적이라고 규정되는 동물 사회는 몇 가지 독특한 특징을 갖는데요. 대부분 전문화specialization와 연관되어 있습니다. 놀랍게도 진사회성은 곤충부터 갑각류, 특정 포유류에 이르기까지 자연에서 광범위하게 퍼져 있습니다. 진사회성을 보이는 종은 무척 다양하지만, 진사회성 사회를 규정하는 특징이 몇 가지 있어요. (1) 성체 개체군은 적어도 두 가지 주된 계급으로 구분됩니다. (일반적으로 번식을 하지 않는) 일꾼 계급과 (여왕벌과 수벌과 같은) 번식 계급으로 말이죠. (2) 최소한 두 세대가 한 집단에 공존합니다. (3) 일꾼 계급은 군락에서 알과 유충을 돌보는 책임을 맡습니다.

초유기체의 특징 중 하나는 구성원들 사이의 집단적 상호작용이 같은 종의 한 개체가 가진 뇌의(정신의?) 능력을 뛰어넘는 행동을 만들어낸다는 거예요.[57] 그렇다면 개미 군락과 같은 진사회성 생물은 '단순한 정신'이 무수히 모여 이룬 '복잡한 정신'인 셈입니다. 초유기체의 생물학은 매혹적입니다. 그 생물들이 어떻게 사회를 운영

하는지에 대한 세부 내용은 여전히 집중적으로 연구되고 있는 주제랍니다.[58]

진사회성 무척추동물의 수많은 종들이 집단적으로 '약을 복용한다'는 말을 들어도 그리 놀랍지 않을 거예요. 벌의 세상에도 그런 사례가 있습니다. 벌들이 다양한 식물 종에서 수지resin 물질을 모아 공용 둥지의 구조물에 합치는 행동과 관련되어 있죠. 과학자들은 이 행위가 벌집이 미생물이나 균에 감염되지 않도록 방지하는 데 도움을 준다는 가설을 세웠습니다. 노스캐롤라이나 주립대학교의 마이클 D. 시몬핀스트롬Michael D. Simone-Finstrom 박사와 미네소타 대학교의 말라 스피백Marla Spivak 박사는 (아주 적절한!) 공동 연구를 통해 일반적인 꿀벌이 채택한 전략을 더욱 자세히 탐구했습니다.

이 연구에 앞서 그들은 벌 둥지에 있는 특정한 수지는 병원성 세균의 발생 정도가 낮다는 사실과 관련되어 있음을 증명했어요. 그럼으로써 해당 메커니즘이 다른 감염, 특히 벌 군락에서 흔하게 나타나는 병원체인 백묵병원균*Ascosphaera apis* 곰팡이 감염을 막는 데도 유용할지 모른다는 가설을 세웠습니다.[59] 두 연구자는 수지 수집물 자체와 그것을 벌집에 합치는 행위가 백묵병원균의 출현에 영향을 미치는지 들여다봤어요. 그리고는 수지가 혹독한 백묵병원균의 감염률을 감소시켰다는 사실을 발견했습니다. 그뿐 아니라 벌들이 무리에서 병원체를 감지하면 수지를 더 많이 모으기까지 했어요.

이 사례는 동물의 자가치료 중에서도 특히 놀랍습니다. 집단적 자가치료, 즉 진정한 초유기체의 방식으로 군락이 스스로 행한 자가치료를 보여주는 사례이기 때문이죠. 이런 곤충들은 개체 수준에서뿐만 아니라 사회 전체의 수준에서도 의약 행위를 하고 있는 거예요. 스피백 박사와 시몬 핀스트롬 박사는 이런 유의 집단적 행동에 "사회적 치료social medication"라는 적절한 명칭을 붙였습니다.[60]

약물로 불리는 화학물질과 우리 사이 관계의 모든 측면을 통틀어서 치료 행위는 명예의 전당에 오를 만합니다. 인간에게 미친 영향 때문만이 아니라, 물질을 사용함으로써 (스스로 자각한) 환경을 최대한으로 활용하는 동물의 지혜를 보여주기 때문이죠. 심지어 무척추동물 사촌들은 감염체에 대항해 자가치료를 하고, 약이라는 화학적 방법으로 자손을 보호하며, 놀랍게도 사실상 '공중보건'을 실천하는 것이나 다름없습니다.

만일 이 책이 노래라면 후렴은 이렇게 불릴 거예요. "다른 동물도 우리와 그다지 다르지 않다"라고요.

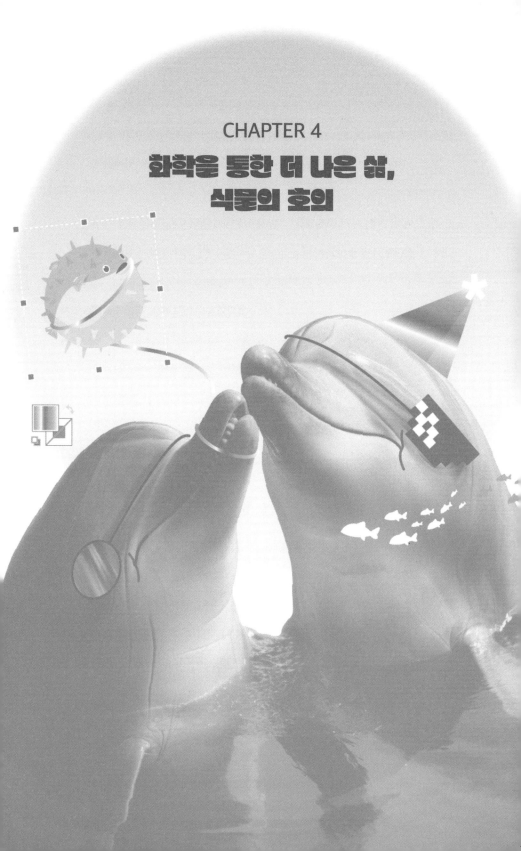

CHAPTER 4

화학을 통한 더 나은 삶,
식물의 호의

식물의 지위를 체계화된 존재로 격상하는 것은 언제나 기분 좋은 일이다.

- 찰스 로버트 다윈, 『나의 삶은 서서히 진화해왔다: 찰스 다윈 자서전』

정신, 의식, 의도, 설계, 욕망 등의 용어를 식물에게도 적절히 적용하려면 식물의 특성에 대한 개념과 식물 자체의 정의를 바꾸거나 적어도 확장해야 함이 분명하다.

- 윌리엄 로더 린지 박사, "식물의 정신"

술 취한 파리와 맛이 간 돌고래

늦봄이나 초여름의 숲속을 산책하고 있다고 상상해보세요. 정말이지 멋들어진 날입니다. 걸으면서 숲속이 자연의 소리로 가득하다는 것을 문득 깨닫습니다. 귀청이 터지도록 울어대는 매미의 맴맴 소리, 꿀을 찾아 날아다니며 벌과 그 친구들이 내는 윙윙 소리, 마치 노래를 부르는 듯한 박새의 짹짹 소리, 그리고 아마도 한 쌍의 다람쥐가 나누는 찍찍 소리까지. 이 모든 아우성, 온갖 소리로 붐비는 음향의 풍경 자체가 바로 '자연'처럼 느껴집니다.

이제 다른 건 모두 똑같지만 이번에는 동물을 전혀 찾아볼 수 없는 숲속을 거닐고 있다고 상상해봅시다. 아마도 발걸음을 옮길 때를 제외하고는 오직 가볍게 부는 바람에 나뭇잎이 바스락거리는 소리만 들릴 겁니다. 햇빛이 무수한 반점이 되어 어룽거리는 빈터, 그곳을 걸으면서 평화로운 감각을 느끼긴 하겠지만 기묘하게도 동시에 약간의 불안함이 깃들기 시작합니다. 숲속이 너무도 조용한 거예요.* 사실 이런 불안감을 느끼는 것은 충분히 이해할 만한 일입니다. 우리 조상들은 만일 숲의 소리가 갑자기 잦아들면 맹수가 배회하고 있을 수 있다는 사실을 고생해가며 배웠을 거니까요. 게다가 동물이 없는 숲속을 걸으면 부자연스럽게 느껴지는 게 당연합니다. 마치…… 생명이 없는 것처럼 느껴지거든요. 이 기분 나쁜 침묵으로 인해 여러분은 마치 완전히 혼자가 된 것처럼, 정지한 세계에서 움직이는 유일한 생명체가 된 것처럼 느끼게 됩니다.

---

* 아마도 많은 서스펜스 영화나 호러 영화에서 이런 표현을 들은 적이 있을 거예요. 흔히들 "이곳은 너무도 고요한 정적이 흐른다" 같은 표현을 다양하게 변주해서 사용하곤 하거든요.

유감스럽게도 세상은 보이는 게 다가 아닐 때가 많아요. 이 경우에는 전혀 그렇지 않습니다. 동물이 없는 숲이 생명이 없기는커녕 그 반대라는 것은 부인할 수 없는 진실입니다. 숲속을 거닐면서 '혼자'라고 느끼더라도 사실은 '조용한 폭동'의 활기로 가득 찬 생명체로 둘러싸여 있죠. 식물, 균류, 그리고 그들과 비슷한 존재들*은 "조용한 자들을 조심해야 한다"라는 격언의 완벽한 사례랍니다. '조용한 자들'이 자연의 진정한 동력임은 의심할 여지가 없기 때문이죠. 흔히들 식물을 생명이 펼쳐지는 배경이라고 치부하곤 합니다. 하지만 식물은 결코 수동적인 존재가 아니에요. 그렇기는커녕 자진해서 연극에 활발하게 참여하는 배우랍니다. 식물과 동물이 갈라진 이래로 15억 년간 펼쳐진 진화의 시간 동안,[1] 식물은 동물과 마찬가지로 무수히도 많은 생존 전략을 발전시켰습니다. 이 책에서 다루고 있는 향정신성 화합물은 사실상 전부가 자연적으로 발생한 물질입니다(아니면 그 천연물을 변형시킨 것입니다). 언뜻 보기에만 고요한 존재가 적을 제압할 목적으로 생성한 것들이죠.

---

* 대부분의 경우 식물에 있다고 여겨지는 일반적인 특성은 균류에도 있습니다(광합성은 주된 예외 중 하나예요). 이런 연유로, 논의를 간소화할 필요가 있습니다. 제가 "식물"이라고 말하면 (따로 언급하지 않는 이상) 사실 "식물과 균류"라고 말한 것으로 이해해주세요. 말이 난 김에 말하자면, 진화의 관점에서 보면 균류는 식물보다는 동물과 더 밀접한 관련이 있답니다(이상하게 들리죠? 이해합니다!).

신중한 자의 행동

동물계의 일부로서 우리가 경험해온 맥락에서 보면 행동이라는 일반적인 현상은 이해하기 쉽습니다. 여러분은 동물이 환경의 변화에 반응하는 온갖 방식을 (평범한 것부터 별난 것, 더없이 이상한 것까지) 잘 알고 있을 거예요. 하지만 식물의 행동은 우리에게 덜 친숙한 개념입니다. 누군가 식물의 행동에 대해 묻는다면 주로 파리지옥 같은 식물을 떠올릴 거예요. 곤충과 작은 동물을 (심지어 작은 척추동물까지) 잡아먹는 다른 유사한 식물 종도 떠오를 겁니다. 하지만 식물의 행동은 식충식물을 넘어선 곳에서도 명백히 발견됩니다.

식물을 지구에서 살아가는 생명의 핵심으로 보는 대신 들러리의 역할만을 부여하는 것은 오랜 세월 동안 지속된 사고방식입니다. (인간이 지닌 이러한 경향에는 '식물맹plant blindness'이라는 이름까지 붙었어요. 식물맹은 독특한 해석과 이론으로 가득한 흥미로운 주제입니다. 이 장의 적절한 범위를 살짝 벗어나긴 하지만 책 말미의 미주에 더 자세한 내용을 언급해두었어요.[2]) 이러한 태도가 바뀔 때까지 수많은 세월 동안 무수한 연구가 이루어졌지만, 결국 1800년대부터 식물을 활동적인 존재로 보는 방향으로 과학계가 합의하기 시작했습니다. 이 생각을 표출한 초창기 공식 저술 중에 「식물의 정신」이라는 도발적인 제목으로 1876년에 발표된 과학 논문이 있었어요. 이 논문은 다름 아닌 (이제는 『영국 정신의학 저널British Journal of Psychiatry』로 바뀐) 『정신과학 저널Journal of Mental Science』에 발표되었고, 저자는 우리가 1장에서 알코올과 동물에 대한 연구를 살펴보며 만나본 스코틀랜드의 의사 윌리엄 로더 린지 박사였습니다('취도'에 대한 내용을 기억하시죠?).

명칭에 '정신'이나 '정신의학' 같은 단어가 들어간 학술지에서 식물을 다루는 논문을 찾으리라고는 아무도 예상치 못할 거예요. 이 논문은 겉보기에 전혀 상관없어 보이는 주제가 어떻게 합쳐질 수 있는지 보여주는 사례일 뿐만 아니라 린지 박사가 다방면에 걸친 지적 생활을 즐겼다는 사실도 알려줍니다. 그는 정신질환에 특별한 관심을 갖고 정식으로 훈련받은 의사였어요. 당시에 정신질환은 의학계에서 이제 막 진지하게 다뤄지기 시작한 분야였습니다. 놀랍게도 린지 박사는 상까지 받은 식물학자였어요. (적어도 부분적으로는 식물인) 이끼를 주제로 저술한 논문으로 표창을 수상했죠. 그가 관심을 둔 분야들이 어떻게 합쳐지게 되었는지 쉽게 상상해볼 수 있을 거예요. '정신의 특성들'이 동물과 식물에게 둘 다 존재하는지 알고 싶어서 몸이 근질거렸던 린지 박사는 이 문제를 설명하기 위해 복잡한 연구에 많이 참여했습니다. 그는 식물이 동물과 공유할 것으로 생각되는 생리적 특징과 행동적 특징을 "식물의 정신" 논문에서 방대한 목록으로 정리했습니다.

1. 호흡
2. 순환
3. 영양

4. (동물성 음식의) 소화

5. (위액과 비슷한 용해액을 포함한) 분비

6. 흡수

7. 발광

8. 열 방출

9. 전류의 흐름

10. 수면

11. (휴식 뒤에는 활기가 회복되는) 탈진

12. 자발운동

13. 같은 종류의 질병

14. 대기 중의 독극물 혹은 기체 독극물이 가하는 똑같은 영향

15. 화학적 자극 혹은 기계적 자극으로 인한 똑같은 결과

16. 빛과 어둠, 열과 추위가 미치는 똑같은 영향

17. (근육과 같은) 수축성

18. 유전

19. 모방

린지는 자기 자신뿐만 아니라 다른 사람들의 관찰을 근거로, 엄연히 존재하는 식물의 행동에 대한 통찰을 뒷받침했습니다. 처음에 많은 학자들의 관심을 사로잡은 것은 식충식물의 사례였어요. 식충식물은 '사냥꾼'(포식자)의 세계와 '사냥감'(먹이)의 세계에 모두 분명하게 걸쳐 있었기 때문이죠.

연구를 진행하던 린지는 놀라고 말았습니다.* '식물의 정신'과 '동물의 정신'을 명확하게 가르는 선을 찾을 수 없다는 결론에 이르렀기 때문입니다. 더군다나 '동물의 정신'과 '인간의 정신'의 분명한 경계도 찾을 수 없었습니다. 린지는 다음처럼 말하며 「식물의 정신」 논문의 문을 열었습니다.

> 나는 고등 동물과 인간의 정신을 확실하게 혹은 설명 가능하게 구획하는 것만큼이나 식물과 가장 하등한 동물의 정신을 구획하는 것이 몹시 어렵다는 사실을 깨달았다. 다시 말해, 인간에게서 발견되는 정신의 어떤 특성들은 식물에게도 있는 것으로 보인다.

앞서 언급한 대로, (당시에는) 그토록 대담했던 견해를 내세운 유일한 사상가로 린지만 있었던 것은 아닙니다. 이전 장에서 인용했던 것처럼 찰스 다윈은 인간의 정신과 동물의 정신의 차이는 정도의 차이일 뿐이라는 유명한 말을 남겼습니다(물론 린지는 여기에 식물을 더했죠). 위대한 정신들은 정말로 비슷하게 생각하나 봅니다.

위험을 인지했을 때 나타나는 방어 행동으로 가장 잘 알려진 것은 '투쟁-도피 반응fight or flight response'입니다. 언뜻 보기에는 동물에게만 일어나는 듯한 현상이죠. 일반적으로 가장 처음에는 '도피'를 선택합니다. 귀중한 에너지로 싸우는 것보다는 도망치거나 숨는 게

---

* 호기심 많은 과학자에게 일어날 수 있는 최고의 사건이죠!

대사의 관점에서 더 저렴하기 때문에, 이것은 이치에 맞는 일입니다. 그리고 물론 도피를 선택한 동물은 치명적인 손상을 입을 수 있는 상황에 노출될 가능성도 낮아지죠. 따라서 보통 도망가거나 숨을 수 없을 때만 동물이 싸움에 의존하게 됩니다. 하지만 동물이 어떻게 하기로 결정하는지와는 무관하게 그 선택은 일종의 움직임, 되도록이면 '빠른' 움직임과 관련이 있을 가능성이 있어요. 속력의 차이로 생사가 갈리는 일이 흔하기 때문입니다.

그럼에도 모든 동물 종이 적보다 빨리 달릴 수 있는 건 아닙니다. 몇몇 동물은 매우 느리거나 심지어 (따개비와 같은 만각류와 그 동류의 동물처럼) 환경에 붙박여 있어서 다른 생존 전략을 개발해야 합니다. 이런 전략에는 순전히 크기 자체도 포함되고(코끼리와 고래를 떠올려보세요),** 강력한 전류를 만들어내는 능력(특히 장어의 몇몇 종이 가졌죠), 독성 물질로 제 몸을 뒤덮는 능력(많은 생물체들이 가진 능력이지만 그중에서도 갈기쥐가 대표적이에요. 갈기쥐는 어떤 유독한 영향도 받지 않은 채 독성 식물의 껍질을 씹어서 침과 섞어 제 털에 바른답니다[3]) 등도 들어갑니다. 이런 것들은 생존과 관련해서 속력이 유일한 선택지가 아님을 보여주는 일부 사례에 불과합니다.[4] 좋은 소식이 아닐 수 없네요. 지금까지 알려진 사실상 모든 종의 식물은 의미 있는 운동 능력을 갖고 있지 않거든요. 한 장소에 싹을 틔우면 그곳에 평생 머무는 경향이 있습니다.

** 그들 주변의 환경에 있는 다른 동물들에 대항하는 방법으로선 아주 효과적이지만, 안타깝게도 크기만으로는 인간의 기술에 당해낼 수 없습니다.

식물과 동물의 근본적인 차이는 분명한 '중앙 통제 센터'나 명확하게 규정되는 기관계가 식물에게 없다는 겁니다. 단순하게만 보이는 이 특징은 사실 장점이며, 비교적 떨어지는 운동성을 보완하고도 남습니다. 몸집이 가장 크기로 유명한 두 생물체를 생각해봅시다. 각각 식물계와 동물계에 속하는데요. 바로 세쿼이아 나무와 흰긴수염고래입니다.[5] 작살을 잘 조준해 맞히면 몸집이 가장 큰 위풍당당한 흰긴수염고래라고 할지라도 (슬프게도) 죽을 수 있습니다. 반면에 어떤 일격으로도 세쿼이아를(혹은 어떤 나무라도) 죽일 수 없어요. 가장 크고 무지막지한 체인톱으로 무장해서 나무를 쓰러뜨릴 수는 있지만 밑동은 남아서 결국에는 다시 영향을 발휘하게 됩니다. 다시 말해서 '타격'을 가해서 죽일 수 있는 나무는 없습니다. 인간은 도구를 활용해서 이런 '장애물'까지 에둘러 갈 수 있지만(우리는 뭔가를 죽이는 일을 아주 잘하니까요), 자연에 서식하는 생명체에게는 거의 불가능한 일입니다. (정원사라면 많이들 알고 있는) 식물의 끈질긴 복원력은 지구상에서 사실상 모든 생태적 지위ecological niche를 식물이 장악하게 된 주요인이 분명해요.*

엄청난 규모의 증식과 지속성의 또 다른 요인은 감각 능력입니다. 식물은 환경이 그들에게 전하는 무엇이든 (우리의 것과 매우 비슷할 뿐만 아니라 완전히 이질적이기도 한) 온갖 특수한 감각으로 감각하고 반응합니다.[6] 방어 전략에 관해서라면 중앙 통제 센터가 없는 '분권

---

* 실제로 식물은 워낙 도처에 존재하기 때문에 ('생물군계biome'라고 부르는) 개별적인 토양 기반 생태 공동체를 식물을 기준으로 규정하기까지 합니다.

화'는 효과적인 특성이지만 우리가 앞서 언급했던 '행동'과는 분명히 거리가 멀어 보입니다. 하지만 식물도 동물과 마찬가지로 환경이 가하는 자극과 위협을 감지하고 반응한답니다. 우리 모두가 알고 사랑해 마지않는 감각들을 시작점으로 삼는다면 몇 가지 놀라운 공통점을 발견할 수 있습니다.

예를 들어 식물은 전자기 복사, 즉 빛의 일부 파장을 감지할 수 있어요. 다시 말해서 자기만의 '보는' 방식을 가지고 있습니다(광합성과는 완전히 별개의 과정이에요). 고체 물질이나 공기를 통해 전달되는 물리적 자극도 (각각 만지거나 소리를 들어서) 감지한답니다. 화학물질을 (냄새를 맡고 맛을 봄으로써) 감지하는 데에도 상당히 능숙해요. 게다가 중력장을 감지하는 능력까지 있고(식물이 '위'와 '아래'를 구분하는 원리입니다), 우리에게는 없는 기묘한 감각의 재능까지 갖추고 있습니다.** 식물은 이런 정보를 활용해서 생존 가능성을 최대로 높이곤 해요.

씨앗을 심는 '올바른 방향'은 없다는 사실을 생각해볼까요? 무슨 말이냐면, 여러분이 아무리 애를 써도 씨앗을 '거꾸로' 심을 수는 없

** 어떤 저자들은 식물이 '전통적인' 오감 이외에도 적어도 15가지의(!) 감각을 추가로 사용한다고 주장합니다. 하지만 식물이 가진 감각의 실제 가짓수는 식물이 세상을 보는 방식에 대한 주관적인 해석의 문제일 수 있다고 저는 생각해요. 예를 들어 식물은 환경의 습도를 매우 능숙하고 정밀하게 감지합니다. 이 능력을 별개의 감각으로 간주하는 과학자들도 있지만, 다른 한편으로는 공기 중의 습도를 감지하는 능력을 후각과 상당히 비슷한 '화학수용chemoreception'의 특수한 경우로 볼 수도 있습니다. 이 견해에는 논란의 여지가 거의 없어요. 우리도 주변의 습도가 높은지 낮은지를 어느 정도는 감지할 수 있답니다. 공기의 냄새를 맡고 습도가 정확히 몇 퍼센트인지 결정하는 사람을 알지는 못하지만요. 이러한 식물의 능력을 후각의 한 형태로 본다고 하더라도, 잠깐 동안 순수한 물의 냄새가 어떤지 떠올려보세요. 어떠세요? 무슨 냄새인지 모르겠죠? 저도 그렇답니다.

다는 뜻이에요. 식물 종자의 작은 씨눈은 중력장의 방향을 감지할 (따라서 '아래'와 '위'를 구분할) 뿐만 아니라 빛이 들어오는 방향을 감지하고 말 그대로 그쪽으로 움직이기도 합니다. 식물은 이런 특수한 감각으로 환경을 민감하게 인지하면서 친구와 적을 구별할 수 있습니다. 그럼으로써 다른 식물과 동맹을 형성한다고 알려져 있는데, 심지어 때로는 동물과도 그런다고 하네요![7]

생물학자들이 식물을 '능동적인' 생물체로 이해하기 시작하면서 이러한 '정신의 변화'는(전적으로 의도한 말장난이랍니다) 예상치 못한 문제로 이어졌습니다. 환경을 지각하는 것부터 그런 지각에 어떻게 반응하는지까지, 우리가 고등 동물의 행동과 관련짓는 활동은 전부 그 생물체들의 신경계가 감지하고 처리합니다. 하지만 식물은 '전통적인' 의미의 신경계라 할 만한 것을 가지고 있지 않아요. 지각된 환경의 신호를 처리하게 해주는 시스템도 언뜻 보면 전혀 없어 보이죠. 이런 문제가 있을지라도, 틀에 갇히는 것을 거부하는 일군의 사상가를 막을 수는 없었습니다. 대담하며 독창적인 그들은 '식물의 신경적인 삶'에 대해 이야기하기 시작했어요. 그리고 식물이 실제로 행동을 보인다는 사실을 과학자들이 인정하게 되며 이른바 식물 신경생물학plant neurobiology이라는 분야가 등장하기에 이르렀습니다.

일련의 흥미로운 사실로 인해 식물의 신경생물학적 과정이라는 개념은 견인력을 갖게 됩니다. 간략하게 설명해보겠습니다. '마취'라는 단어는 '감각의 상실'을 의미하고, 마취제는 특히 수술에 앞서 의식이나 감각, 혹은 둘 다를 없애도록 고안된 것입니다. 마취제는

술 취한 파리와 맞이 간 돌고래

미생물부터 다세포 생물까지 모든 것들에서 다양한 세포 과정의 활동을 억제한다는 사실이 여러 연구로 입증되었어요.[8] 이 사실은 진화 과정에서 보존된 근본적인 메커니즘이 있다는 것을 암시합니다. 그리 이상한 일은 아닙니다. 동물과 식물은 움직임과 생장 패턴 등을 제어하는 수많은 기본 단백질을 공유하고 있으니까요.[9]

놀라운 점은 많은 식물 종이 마취제에 특히나 민감하다는 겁니다. 예상할 수 있듯이 마취제에 노출된 식물은 움직임이 바뀔 뿐만 아니라 종자 발아와 전형적인 식물 활동인 광합성에도 변화가 일어납니다. 심지어 자연에서 마취제가 생태적으로 관련이 있을 수 있다는 추측까지 제기되었어요. 환경으로부터 스트레스를 받은 식물은 널리 확립된 두 가지 마취제, 에틸렌과 에테르를 합성하거든요.[10] 종이에 베인 통증이나 출산의 고통을 없애는 능력이 있다면 얼마나 좋을까요? 마취제와 관련된 발견은 대부분 식물에서 분리한 화합물에서 시작되었다는 사실을 돌이켜봅시다. 동물의 경우 마취제는 신경세포의 생체전기 활동을 방해해서 통증 신호를 전달하지 못하게 하는 방식으로 작용합니다. 식물에서도 생체전기 현상이 발견되는데, 동물의 신경계가 신호를 전달하는 방식을 연상시켜요. 그리고 놀랍게도 마취제는 식물의 내부에서 전달되는 신호도 마찬가지로 방해한답니다.[11] ('식물 신경생물학'은 여전히 논란이 거센 분야예요. 이에 대한 더 자세한 내용을 미주에 설명해두었습니다.[12])

식물의 행동이 존재한다는 사실은 논의할 여지가 없는 엄연한 현실입니다. 우리가 그 행동을 어떻게 정의하든, 식물이 그러한 현상을 나타내는 메커니즘이 무엇이든 상관없어요. 식물은 분명히 환경에 반응하고, 기억 및 학습과 거의 똑같은 과정을 수행할 능력도 있는 것으로 보여요. 이건 사실상 모든 과학자들이 받아들이는 정설입니다. 제가 알기로는 예외가 없어요.

식물의 행동을 (적어도 전통적으로 정의한 개념인) 지능이나 의도의 결과로 설명할 수 있는지에 대해서는 그다지 의견이 일치되어 있지 않습니다. 개인적으로 저는 식물의 행동을 기술할 때에는 의인화된 언어를 사용해야 한다고 생각해요. 개념을 확장하고 다시 정의하지 않는 이상, 아니면 그런 활동을 서술하는 용어를 완전히 새롭게 고안하지 않는 이상 우리에겐 달리 방법이 없습니다. 하지만 다른 한편으로는 식물이 오직 동물의 렌즈로만 바라보는 것보다 더나은 대접을 받아야 한다고 생각합니다. 이렇게 판단하는 과학자가 저만 있는 건 아니에요.[13]

우리의 친구 린지 박사도 정확한 정의가 없는 현실에 좌절감을 내비쳤습니다. 그와 다른 사람들이 식물의 정신적 특성을 적절하게 취급하는 것으로 생각했던 작업에 제동이 걸렸던 거예요. 린지는 『건강과 질병의 관점에서 본 하등 동물의 정신』이라는 책의 한 절 "용어의 결함"에서 이렇게 썼습니다.

형이상학자들은 현재 형이상학적 용어의 정의에 내포된 결함과 불만족스러운 특징을 기꺼이 시인하고 있다. 근대 심리철학에서 사용하는 용어를 정의하고 응용하는 작업의 극심한 어려움은 다윈, 루

술 취한 파리와 맞이 간 돌고래

이스, 레이콕, 베인과 같은 저자들이 다양한 관점에 따라 굉장히 다른 방식으로 지적한 바 있다. 예컨대 루이스는 "엄밀하게 정의된 전문 용어의 부재로 인해 불가피하게 모호해지고 개탄스러워진 소통 방식"이 심리학적 탐구 방식에 놓인 수많은 어려움 중 하나에 해당한다고 말하고 있다.

저는 또 다른 학자 대니얼 샤모비츠Daniel Chamovitz 박사가 "지능은 유도적인 용어"라고 말한 것에 동의합니다.[14] 그는 '식물 지능 plant intelligence' 대신에 '식물 인식plant awareness'에 관해 말해야 한다고 주장합니다. 식물이 환경을 지각하고 그에 따라 행동할 수 있다는 것이 분명하다는 점을 고려하면, 의식은 식물이 가진 능력이 확실하기 때문이죠. 아무튼 동물계의 구성원인 우리가 식물에 '부여'하기로 합의한 감각과 행동, 능력의 가짓수나 명칭과는 상관없이, 식물은 그 모든 것을 — 십중팔구 우리가 전혀 알지 못하는 수많은 능력을 — 활용해서 지구상의 복잡한 삶을 능숙하게 항해하고 있습니다. 식물은 생존의 달인입니다.[15] 그리고 식물이 숙달한 전략이 화학의 세계에서보다 더 분명하게 나타나는 곳은 없습니다.

쓸모없어 보이는 화합물

식물이 화학물질을 생성하는 데 유능하다고 말하는 것마저 식물을 너무나도 과소평가하는 처사입니다. 모든 식물 종은 어느 정도의 화학 '전문 지식'을 가지고 있거든요. 가장 박학다식한 인간 화학자가 최대로 동원할 수 있는 것보다 말 그대로 수십억 년이나 앞선 지식입니다. 사실상 모든 식물성 물질은 작은 유기분자로 이루어져 있어요. 식물은 상상 가능한 모든 유기화학 재주를 부림으로써 헤아릴 수 없이 다양한 유기분자를 생성합니다. 이러한 유기화학 재주는 여전히 많은 것들이 미지의 상태로 남아 있답니다. 우리는 대부분의 천연물을 합성할 수 있게 되었지만 주로 식물에 비해 매우 비효율적인 방식에 그칩니다. 식물 생화학이 발휘하는 솜씨와는 전혀 다르죠. 그다지 기분 나빠할 일은 아닙니다. 우리가 보유한 체계적인 유기화학 지식은 어쨌든 200년 남짓밖에 되지 않았으니까요.

역설적이게도 식물과 균류가 만드는 수많은 화합물은 그것들을 생성한 생물체에게 전혀 유용하지 않은 것처럼 보입니다. 이 사실은 생물의 생명에 관해 우리가 알고 있는 지식에 위배됩니다. 소중하게 확보한 에너지를 신중히 배분해서 생리 과정을 이어나가는 것이 생물체가 생존할 수 있는 큰 이유거든요. 자연에서는 여분의 에너지 자원을 비축해놓는 일이 드물고, 간단히 말해 대사의 관점에서 본다면 화학물질 생성은 많은 비용이 드는 과정입니다. 생물체가 자신의 소중한 자원을 투자해서 물질을 합성했다면 그 화학물질은 생물체가 생물학적 기능을 수행하는 데 반드시 유용해야 함이 (진화적으로) 마땅합니다. 식물이 에너지를 투입해서 (각종 엽록소 같은) 광합성 색소를 만드는 것은 이치에 맞는 일인데요. 식물이 빛과 그 에너지를 포획해서 세포 활동에 동력을 제공할 수 있는 이유가 바로 그 화학물질이기 때문입니다.

하지만 그 생화학적 비용에도 불구하고 수많은 식물 종은 어렵게 얻은 에너지의 상당량을 어떤 화학물질을 만들어내는 데 투입합니다. 제 생명 과정의 일부분으로 사용하지도 않을 물질이죠. 식물은 분자의 크기와 복잡성 면에서 엽록소와 견줄 만한 물질을 규칙적으로 생성하곤 하는데, 겉보기에는 전혀 유용해보이지 않습니다. 예를 들어 니코틴과 카페인, 코카인 같은 분자는 그것들의 '어머니' 식물 내부에서 어떤 분명한 역할도 수행하지 않습니다.

식물과 그 동류들이 생성한 '쓸모없어 보이는' 화합물은 사실 아주 분명한 목적을 지니고 있어요. 제가 '식물 스타일의 전투'라고 부르는 목적입니다. 식물이 무수히 동원하는 독창적이고 효율적인 전략 중에는 앞서 언급한 심오한 화학 지식으로 매우 효과적인 화학 무기를 생산하는 것도 있답니다! 방어용 화학물질의 다양한 특성은 탁월함 그 자체예요. 일부는 언뜻 보았을 때 전혀 무기처럼 보이지 않지만, 오히려 그 사실이 무기를 더욱 효과적으로 만듭니다.

식물이 생성하는 물질은 그 표적이 누구인지에 따라 다양한 방식으로 방목 동물과 같은 포식자에게 영향을 가할 수 있어요. 꽃가루 매개자를 유인하는 물질도 있고(표적을 해치지 않으면서도 식물의 생존 가능성을 높이는 교묘한 수동적 무기입니다),* 치명적이진 않지만 거슬리게 함으로써 포식자를 황급히 쫓아버리는 물질도 있답니다. 어떤 식물성 화학물질은 표적의 행동에 (상당하거나 미묘한) 변화를 가져오기도 해요. 치명적으로 효과적일 뿐만 아니라 효과적으로 치명적인 것도 있습니다. 그런 물질은 대체로 표적이 괴로워하며 죽게 만들어요. 자비롭게도 신속하게 죽음을 선사하는 물질이 있는가 하면 그렇지 않은 물질도 있습니다.

식물의 화학 방어라는 개념은 적어도 1800년대 말부터 '주류 과학'이 되었습니다. 독일의 식물학자 크리스티안 에른스트 슈탈 Christian Ernst Stahl의 말을 들어보시죠.

식물이 생존 경쟁의 기간 동안 동물에 대한 반응으로 형태학적 특징을 발달시켰다는 점은 아무도 부인하지 못한다. 꽃의 형태가 무척 다양하다는 사실을 생각하면 특히 자명하다. 많은 식물성 화학물질 phytochemical도 같은 맥락에서 이해할 수 있다. 즉 동물계는 식물의 형태뿐만 아니라 화학에도 영향을 미쳤다.[16]

---

* 꽃가루 매개자의 경우는 식물이 어떻게 동물을 교묘하게 꾀어서 제멋대로 조종하는지를 완벽하게 보여주는 사례입니다. 식물은 꿀을 만들어 벌과 나비, 심지어 벌새까지 유혹함으로써 그들에게 꽃가루를 묻힙니다. 꽃가루가 묻은 매개자가 또 다른 식물로 가서 식사를 하면 꽃가루가 전달되면서 그 식물을 수정시킬 수 있어요. 그렇게 생명의 순환이 이어집니다. 식물은 아주 유명한 향정신성 화합물인 카페인과 코카인으로 꽃가루 매개자를 유혹하기도 해요. 책의 곳곳에서 이에 대한 이야기를 나눠볼 거예요.

화학 방어는 일반적으로 자연에 널리 퍼져 있습니다. 역사적으로 볼 때 자연의 이런 측면은 식물보다는 동물에 대한 것이 더욱 잘 알려져 있었지만요. 우리는 독성 동물의 사례를 많이 알고 있는데,[17] 그중 많은 동물에 대해 속속들이 파악하고 있습니다. 거미부터 지네, 뱀에 이르기까지, 인간의 현대화된 거주지에서마저 함께 살아가고 있기 때문이죠. 몇몇 생물체는 대다수의 사람들에게 공포증을 불러일으키기도 합니다. 뱀공포증이 잘 알려진 사례죠. 이런 공포증은 태곳적부터 영장류가 지녔던 본능적인 행동이 우리의 일부로 전해져 내려온 것으로 보입니다.

반면에 식물은 대다수의 사람에게 공포의 대상이 아닙니다. 〈플랜트 온 어 플레인〉이라는 제목의 영화가 있다면 그다지 재미있어 보이지 않을 거예요(비행기 내부를 배경으로 뱀과의 사투를 그린 액션 스릴러 영화 〈스네이크 온 어 플레인〉을 염두에 두고 저자가 가상의 영화를 상상한 것입니다 —옮긴이). 왜 그런지는 쉽게 이해할 수 있습니다. 지난 장에서 언급했던 해파리와 달리 식물은 독소를 전달하는 메커니즘이 대체로 복잡하지 않아요. 이 경우에도 식물은 거의 움직이지 않습니다. 설령 움직인다고 해도 대부분의 동물에 비하면 동작이 굼뜨죠. 심지어 식충식물도 영양분 섭취를 위한 동물을 바짝 뒤쫓지 않습니다. 오히려 화학 신호를 내보내서 곤충을 유혹하는 숙달된 화학 기술로 과제를 완수하죠. 다리가 여섯인 우리 친구들은 곧이어 불 보듯 뻔한 결말을 맞게 됩니다. 흥미롭게도, 식물이 가졌을 거라고는 전혀 예상치 못한 놀라운 능력 중에는 이런 것도

있어요. 어떤 식충식물 종은 수분을 하는 곤충 종의 목숨은 살려둘 줄 안답니다.[18]

식물이 방어나 다른 목적을 위해 생성하는 화합물은 동물과 비교하면 단순한 것이 사실입니다. 동물 독에 포함된 것만큼이나 정교하고 복잡한 단백질 독소를 만들어내는 식물은 아직까지 발견된 적이 없습니다. 하지만 식물성 독소는 분자의 측면에서 복잡한 독소와 똑같이 여러분을 죽일 수 있어요. 그리고 식물이 합성한 화합물에 복잡성이 결여되어 있다고 해도 순전히 가짓수만으로도 그것을 상쇄하고도 남습니다.

뜻밖의 수

식물학자들이 서술한 식물의 종은 총 30여만 가지이고, 해마다 2,000가지가 발견되고 있습니다. 이 숫자에는 균류가 포함되지도 않았어요. 지금까지 12여만 가지의 균류 종이 서술되었고, 매년 1,000가지가 발견되고 있죠. 사실 어떤 연구에 따르면 발견될 가능성이 있는 균류 종은 대략 500만가량의 엄청난 수가 존재한다고 추산됩니다.[19] 놀랍게도 이 모든 식물 종은 (엽록소 같은) '표준' 화학물질 이외에도 온갖 목적을 수행하는 독특한 생리활성bioactive 화합물을 여럿 합성한답니다. 식물계의 다양성은 화합물의 다양성에 기여해요. 모든 식물이 똑같은 화합물을 만들어내는 것은 아니기에, 식물 과科들은 특수화되는 경향이 있다고 볼 수 있어요(예를 들어 카페인과 니코틴을 동시에 만들 수 있는 식물은 제가 알기로는 없습니다).

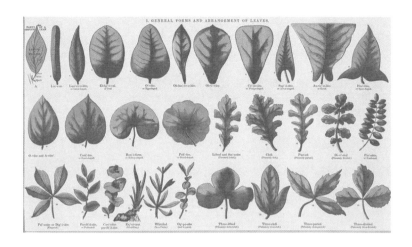

지금껏 과학으로 밝혀낸 식물과 균류 종의 가짓수를 미루어 짐작
해보면, 이미 발견되거나 발견되지 않은 모든 식물성 물질의 수는
분명히 상상을 초월할 거예요. 하지만 우리는 순전한 상상보다 조금
더 멀리 나아갈 수 있습니다. 몇 가지 비교를 통해 얼마나 많은 화합
물이 존재할지를 예를 들어 살펴볼 수 있죠. 우리 정신은 아주 큰 수
의 크기를 쉽게 파악하도록 진화하지 않았지만, 비교를 통해 생각해
보면 크기를 가늠하는 데 도움을 받을 수 있답니다. 예를 들어 10억
을 떠올릴 때는(1,000,000,000. 아니면 10^9. 0이 9개가 있다는 걸 주목하
세요) 그 크기 자체를 간과하기 쉬워요. 10억 초를 한번 떠올려봅시
다. 이제 제가 10억 초는 '약간 모자라지만 대략 32년'이라고 말하면
어떨까요? 10억이 얼마나 큰지를 문득 더 잘 가늠하게 되었을 거예
요. 한편 우리 우주의 나이는 약 140억 년인데요. 우주가 기원한 이
래로 441,569,000,000,000,000초, 혹은 4.4×10^{17}초, 아니면 44경 2조
초가 흘렀다는 뜻이에요.

자, 이제 탄소 원자 30개로 작은 유기분자를 얼마나 많이 만들 수 있는지 추정해봅시다(30이라는 수에 특별한 의미가 있는 건 아닙니다. 너무 크지고 않고 너무 작지도 않은, 딱 적당한 전형적인 분자를 기준으로 임의로 정한 수일 뿐이에요. 그 유명한 '죽'처럼요(영국의 전래동화 "골디락스와 곰 세 마리"에 나오는 죽을 뜻합니다. 숲속을 헤매다 오두막집에 들어간 골디락스는 죽 세 접시를 발견하고 하나씩 맛보기 시작해요. 뜨거운 죽과 차가운 죽, 딱 적당한 죽을 먹고는 마지막 적당한 죽을 먹고 기뻐한답니다. 알고 보니 그 집은 곰 세 마리가 사는 집이었죠 — 옮긴이).* 다행스럽게도 과학자들이 우리를 위해 계산을 이미 해놓았답니다.**[20] 결론은 이렇습니다. 식물계를 지배하는 유기화학의 법칙에 따라 계산하면, 탄소 원자 30개만으로도 10^{60}가지의 서로 다른 유기분자를 만들 수 있어요(10^{60} = 1,000,000,000,000,000,000,000,000, 000,000,000,000,000,000,000,000,000,000,000). (물론 분자를 이루는 원자가 더 많으면 추정치도 높아질 거예요.)

식물이 이만큼의 화합물을 실제로 만들고 있거나 만들 수 있다는 뜻은 아니에요. '가능한' 화합물의 수가 방대하다는 사실을 예를 들어 보여주는 것이죠. 식물 종이 더 많이 발견되고 진화가 계속해서 변화를 모색한다면, 그 가능성이 우리를 어디로 데려갈지 누가 알겠어요?

---

* 골디락스 이야기에서 '딱 적당함'은 죽의 온도를 가리킨다는 것을 알고 있어요. 부디 이런 디테일은 곰곰이 생각하지 말고 넘어가주시기를!('곰곰'이? 제가 방금 뭐라고 했죠?)

** 30개보다 더 많은 원자로 이루어진 분자가 많다는 점에 유의하세요. 따라서 존재할 수 있는 유기 분자의 수는 실제로는 더 클 거예요. 하지만 제 의도가 명확히 전달되었기를 바랍니다.

좋아, 그런데 왜?

이제 우리가 당면한 질문 두 가지에 대략적인 답이나마 분명히 제시할 수 있게 되었습니다.

> 왜 이토록 많은 식물이 다른 생물체 종, 특히 동물의 생리를 활성시키는 물질을 만들어내는 걸까?
> 왜 동물은 (척추동물과 무척추동물을 막론하고) 이런 수많은 화학물질에 강하게 끌리는 걸까?

과학자들은 식물이 얼핏 보기에 '쓸모없는' 화합물을 그토록 많이 만드는 이유를 설명하기 위해 (엄밀히 말하면 가설에 가까운) 온갖 이론을 쏟아냈습니다(여기서 '쓸모없다'는 것은 그 화합물이 식물의 생물학적 과정에 사용되지 않는다는 뜻입니다). 그리고 살아 있는 생물체가 그런 다양한 천연물을 생성하는 현상을 설명하기 위한 수많은 가설 가운데 과학 논문에서 가장 많이 등장하는 것을 추려보면 다음과 같습니다.

- 폐기물이라는 가설
- 기회주의적인 분자라는 가설(즉 원래는 어떤 '목적'을 위해 발달했지만 지금은 다른 목적을 수행하게 된 화합물이라는 가설)
- 잔존물이라는 가설(먼 과거에는 식물에게 사용되었지만 지금은 쓰

이지 않는 화합물. 아니면 적어도 그 쓰임이 확인되지 않은 화합물)

- '아무 이유 없이' 생성되었다는 가설(우리가 아는 한 그렇다는 뜻

  입니다. 만일 어떤 분자가 생물체가 지닌 생화학 연장통의 일부로 남

  아 있다면, 분명히 어떤 점에서는 유용할 수밖에 없습니다)

- 화학적 공진화의 결과라는 가설(이에 대해 곧 살펴볼 예정입니다)

이 가설들을 가장 잘 요약한 문헌은 리처드 펀Richard Firn 박사가 2009년에 출간한 책『자연의 화학물질: 세상을 형성하는 천연물』입니다. 이 책은 그야말로 아름답습니다. 아주 이해하기 쉽고, 읽기에 편하며, 유용한 정보와 특이한 토막 지식으로 가득하죠.[21] 제가 여기서 가설들을 매우 자세히 다루진 않겠지만 핵심은 다음과 같습니다. 생리활성 화합물들은 진화가 이루어지는 동안 보존되었는데, 그 이유는 어느 정도 우연하게 생겨난 몇몇 성질이 (혹은 성질들이) 식물에게 유익했기 때문이라는 거예요(방어의 측면에서든 공격의 측면에서든, 아니면 다른 면에서든 말이죠).

방금 말한 설명은 결국 식물과 동물 간의 공진화라는 개념과 통합됩니다. 초식동물을 단념시키는 데 유용한 화학물질은 그 초식동물이 진화함에 따라 계속 변화하고, 결국 식물은 상황을 에둘러 모면할 만한 또 하나의 유사한 화학 방어 체계를 발달시킬 수 있다는 거예요. 이렇게 통합된 (즉, 공진화의 맥락에서 화합물의 보존을 논의하는) 설명은 과학자들이 선호하는 방식입니다. 아마도 뒷받침하는 증거가 풍부하기 때문일 거예요. 그리고 앞으로 식물이 생성하는 향정

술 취한 파리와 맛이 간 돌고래

신성 물질에 대해 이야기할 때 바로 이 설명 방식을 (제가 따로 언급하지 않는 이상) 쭉 가정할 겁니다.

요약해보겠습니다. 수많은 화합물을 합성하는 능력, 언뜻 보기에 불가해한 그 능력을 식물이 가지고 있는 부분적인 이유는 지구를 고향이라 부르는 모든 생물체가 다른 생물체와 긴밀한 관계를 맺으며 진화했기 때문입니다. 이 생물학 법칙에 예외란 없습니다. 식물과 균류, 미생물과 동물은 같은 강綱의 생물체뿐만 아니라 다른 강의 생물체와도 상호작용을 합니다. 대부분의 경우 모든 생물체는 다른 모든 생물체와 동시에 상호작용하죠. 특히 소리와 움직임 등의 범위가 제한되어 있는 식물의 경우에는 대부분의 상호작용이 화학물질로 이루어집니다.

식물과 초식동물 간의 대항 관계 뒤에 숨겨진 메커니즘과 원인을 모두 이해하는 것은 어렵지 않습니다. 더 미묘한 주제는 식물이 다른 식물과 벌이는 전쟁이에요. 많은 식물 종이 다른 종과 치열한 경쟁을 치릅니다. 아마도 짐작하시겠지만 식물 대 식물의 전투에서 화학은 핵심적인 역할을 수행합니다. 하지만 식물이 다른 식물에 영향을 미친다는 사실은 그 역할과 관련된 화학물질이 발견되기 훨씬 전부터 알려져 있었어요. 농업이 발명되자 어떤 식물 종은 다른 종과 '잘 어울리지' 못한다는 사실이 금세 분명해졌죠. 'X'라는 식물 옆에 'Y'라는 식물을 나란히 심어놓으면 종종 둘 중 하나는 (아니면 둘 다) 혼자일 때보다 잘 자라지 못했거든요.

일찍이 1800년대 중반부터 스위스의 식물학자 오귀스탱 피람 드캉돌Augustin Pyrame de Candolle˙ 같은 약삭빠른 관찰자는 다른 식물을 겨냥해 흙에 '독을 푸는' 식물이 있다고 주장했습니다.[22] 하지만 1930년대가 되어서야 식물 생리학자 한스 몰리슈Hans Molísch가 식물이 다른 식물의 생존에 영향을 미친다는 사실을 기록했을 뿐만 아니라 이 현상에 적절한 이름까지 붙였습니다. 기본적으로 '다른 것에 해를 끼친다'는 의미를 가진 '타감작용allelopathy'이란 이름이었죠.

선견지명이 있었던 몰리슈는 이 용어를 대항 관계는 물론이고 상호 이익 관계에도 적용하려 했어요. 그런 식물들은 공동의 적을 무찌르기 위해 서로에게 득이 되는 방식으로 다른 식물에게 영향을 가합니다. 실제로 오늘날 타감작용은 한 식물이 화학물질을 분비해서 다른 식물에게 영향을 주는 모든 활동을 일컫는답니다. 다른 식물이 적이든 친구든 상관없이 말이죠.˙˙

더 최근에는 타감작용 개념이 식물 이외의 생물체에도 적용되었어요. 화학물질을 다방면에 걸쳐 활용함으로써 자연에서 생존 가능성을 높이려는 산호나 남세균 같은 녀석들 말이죠. 그뿐만 아니라 식물이 곤충에 대항해 사용하는 화학물질에도 타감작용 개념이 적용된답니다(코카인과 니코틴의 경우처럼 흔히 다른 동물을 표적으로 삼는 화학물질도 있지만요).[23]

---

* 원예 실력이 좋은 또 한 명의 의사입니다.

** '타감작용'이란 용어로 오직 대항 과정만 가리킬지, 아니면 대항과 협동 과정 둘 다를 가리킬지는 학자 개인의 선호에 달려 있습니다. 따라서 '정확한' 의미는 여전히 논쟁 중이랍니다.

타감작용의 핵심은 식물이 근처의 다른 생물체와 긍정적이거나 부정적인 상호작용을 할 수 있다는(하고 있다는) 것입니다. 타감작용을 통한 상호작용은 같은 종의 식물들끼리도 일어날 수 있고 다른 종의 식물들끼리도 일어날 수 있어요.[24] 부정적인 타감작용은 대체로 경쟁과 관련되어 있는데, 이런 경쟁적 타감작용은 '더하기' 상호작용이나 '빼기' 상호작용의 형태를 취하게 됩니다.[25]

다소 혼란스럽긴 하지만 빼기 타감작용은 식물이 화학물질을 활용하여 다른 식물 대신에 자원을 '획득'하는 상호작용입니다(경쟁자가 자원에 접근하지 못하게 방해한다는 뜻이죠. 여기서 자원이란 물리적 공간, 물, 영양분, 빛 등을 포함합니다). 반면에 더하기 타감작용은 식물이 주변 환경에 화학물질을 방출해서(또는 '더해서') 다른 식물을 해치거나 심지어 죽이기까지 하는 상호작용이에요. 물론 더하기 전략으로 경쟁 상대를 약화시키거나 제거함으로써 유효한 자원을 새롭게 얻으며 빼기 전략을 가속화할 수도 있습니다(이미 말씀드렸던 것처럼 좀 혼동스러울 수 있어요. 하지만 분명히 이해하실 거라 믿습니다). 바로 이게 부정적인 타감작용이 작동하는 방식이에요. 물론 대항 관계와는 거리가 먼 식물 간의 상호작용도 아주 많답니다. 곧 알게 되겠지만 상호 이득을 교환하는 식물의 관계도 큰 비중을 차지하거든요. 자연 세계의 어디나 그렇듯이 어떤 개체는(즉 어떤 '종'은) 다른 개체보다 잘 어울립니다.

"긴급 방송 체계에서 알립니다"

저는 푸에르토리코에서 자랐습니다. 잘 알고 계시겠지만 푸에르토리코는 허리케인이 '선호하는' 지역이에요. 성가신 왱왱 소리가 텔레비전과 라디오 방송 사이에 끼어들고 뒤따라 불길한 말이 쏟아지는 것에 꽤나 익숙할 수밖에 없었죠. "긴급 방송 체계에서 알립니다……." 미국의 다른 지역에서도 토네이도 경계경보와 산불로 인한 알림을 쉽게 들을 수 있습니다.

그런데 식물이 수백만 년도 전에 소리가 아니라 화학물질로 메시지를 전달하는 긴급 방송 체계의 아이디어를 내놓았다면 어떠시겠어요? 이건 사실입니다. 수많은 식물과 균류[26] 종은 잎을 뜯어 먹는 곤충처럼 '분명히 존재하는 위험'이 닥치면 화학물질을 사용해서 이웃에게 알린답니다. 한 가지 방법은 VOC(휘발성 유기 화합물plant volatile organic compound)[27]라고도 부르는 HIPV(해충 유래 식물 휘발성 물질herbivore-induced plant volatile를 주변 환경에 방출하는 거예요.

휘발성 물질은 공기 중으로 증발하는 분자를 말합니다(그래서 '휘발성 물질'인 것이죠. 이 모든 냄새를 맡을 수 있는 건 휘발성 화합물 덕분입니다). 식물이나 균류의 어떤 부위에서든 방출될 수 있는데, 심지어 거의 땅속에 있는 뿌리에서도 방출된답니다. 화합물을 감지한 인근의 식물과 균류는 위험을 인식하고서 추가적인 방어 수단을 펼칩니다. 이 현상은 "도와달라고 울부짖는 식물"이라고 일종의 농담 삼아 부르기도 합니다. 꽤 광범위한 현상이라 무려 1000여 가지의 식물 과에 수천 가지의 HIPV와 VOC가 있어요.[28]

또 다른 사실도 언급할 가치가 있습니다. 같은 식물 종의 다른 구성원에게

술 취한 파리와 맛이 간 돌고래

만 경보가 전달될 필요는 없다는 거예요. 식물과 균류는 휘발성 물질을 통해 다른 종의 개체에게 경보를 전달해서 (앞서 언급했던 갉아 먹는 곤충 같은) 공동의 적으로부터 스스로를 방어할 수 있게 한답니다. 경쟁보다는 협동을 하는 식물의 대표적인 사례죠.[29]

한 술 더 뜨는 사례도 있어요. 어떤 식물은(수많은 사례 중 특히 담배와 옥수수가) 휘발성 물질을 방출해서 조금 다른 목적을 수행합니다. 곤충이 잎을 갉아 먹지 못하도록 단념시키는 동시에 문제의 곤충이 두려워하는 천적을 끌어모아요.[30] 식물이 휘발성 화학물질로 '적의 적'을 끌어들인다는 생각은 원래 거의 30년도 전에 제안되었던 것으로 보입니다.[31] 하지만 2012년에 출간된 한 논문은 놀랍게도 이렇게 이야기합니다. "이 목적을 위한 휘발성 혼합물에 담긴 정보 내용에 대한 지식은 그 이후로 거의 발전하지 않았다"고요.[32]

최근에는 이 식물의 전략에서 영감을 받은 연구도 이루어지고 있습니다. 유전공학으로 작물의 유전자를 변형시켜서 휘발성 물질 방출 능력을 부여하는 거예요. 작물을 괴롭히는 해충의 천적을 끌어모을 수 있도록 말이죠.[33] 앞으로 살펴보겠지만, 식물이 화학물질을 사용해서 스스로를 직접 보호할 뿐만 아니라 친구와 적의 행동을 조작하는 능력은 기분 전환을 위한 도취와 중독이라는 주제와 밀접한 관련이 있답니다.

식물은 동물보다 먼저 존재했습니다. 따라서 처음에 발전한 화학적 방어 전략은 다른 식물에 초점을 맞추었다고 보는 것이 합리적이에요. 하지만 동물의(특히 곤충의) 포식 현상을 계기로 이 화학적 활동을 확장해서 천적 대상의 방어 전략을 포함하게 되었을 겁니

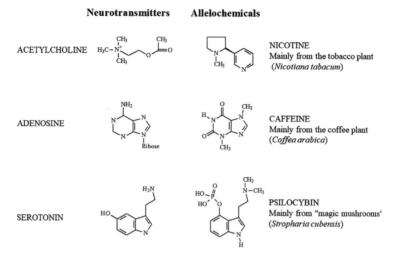

그림 4.1 동물의 대표적인 신경전달물질과 그에 대응하는 식물의 타감작용물질. Pagán(2005).

다(앞서 말했던 것처럼 오늘날 '타감작용'이라는 용어는 식물이 오직 다른 식물만이 아니라 폭넓은 대상을 표적으로 삼아 화학물질을 사용하는 현상을 일컫기도 한답니다). 식물이 타감작용 행동을 하기 위해 사용하는 화합물을 통틀어 '타감작용물질allelochemical'이라고 부르는데요. 수많은 타감작용물질이 다른 생물체의 선천적인 신경전달물질 분자들을 모방해서 포식자의 신경생물학을 엉망으로 만든다는 사실이 밝혀졌습니다(그림 4.1). 시간이 흐름에 따라 어떤 식물들은 자신의 전략을 다듬어서 단순히 포식자를 죽이거나 중상을 입히는 데에서 더 나아가 적의 신경생리학을 활용해 신경계의 작동을 방해할 수 있게 된 것으로 보여요. 이런 방식으로 타감작용을 수정한 것이 식물성 물질이 향정신성 물질로 변한 근본적인 기원이랍니다.

술 취한 파리와 맛이 간 돌고래

적의 정신을 교란하기

식물과 포식자 간 생존 경쟁은 자연에서 대다수 종의 운명을 지배하는 것과 동일한 과정에 따른 자연스러운 결과입니다. 그 과정은 생물학 사상의 역사를 통틀어 다양하게 정의되었지만, 오늘날 대부분의 생물학자는 '진화적 군비 경쟁evolutionary arms race'으로 규정하고 있답니다.[34] '정상'에 도달하기 위한 이 공진화적 경쟁은 온갖 종류의 전략, 그중에서도 화학과 관련되어 있어요. 지금까지 우리는 식물이 화학물질을 합성해서 그러한 목적을 달성하는 데 꽤 능숙하다는 사실을 분명히 살펴보았습니다. 많은 경우에 식물이 만드는 화합물은 폭력이 아니라 간계의 일환이에요. 다시 말해서 적을 언제나 꼭 죽일 필요는 없고 때로는 혼동을 주는 것만으로도 충분합니다.

어떤 식물은 동물의 정신을 교란하기도 한다는 생각은 50여 년도 전에 「나비와 식물」이라는 제목의 논문으로 발표되었습니다. 진화적 군비 경쟁의 관점에서 식물과 동물 간의 공진화를 설명하는 가설을 고안한 논문이었죠. 식물과 나비의 상호작용을 통해 세운 가설이었지만 식물을 먹는 어떤 동물에 대해서든 적용할 수 있었어요.[35] 저자들은 "동물을 상대로 화학 심리전을 펼치는 식물이 있다고 추측하는 일은 즐거울 것"이라고 말했습니다. 식물은 정말로 그렇게 해요. 더군다나 화학물질이 우리를 비롯한 생물체의 정신에 행동적 영향을 미치게 하는 원인이 다름 아닌 화학 심리전 현상이랍니다.

화학 심리전은 특수한 화학물질을 생성하는 식물의 능력에 기초하고 있습니다. 그 식물을 섭취하는 동물의(특히 곤충의) 신경계를 교란하도록 특화된 화학물질이죠. 신경계가 교란된 동물은 무엇보다 지각에 혼동과 왜곡이 일어나 식물로부터 '주의를 딴 데로 돌리게' 됩니다. 화학 심리전에서 중요한 점은 곤충처럼 비교적 작은 생물체뿐만 아니라 말과 같은 큰 초식동물에게도 작동한다는 거예요. 그 효과는 동물에 따라 크게 달라지지만요.*

식물과 균류가 화학물질을 만들어서 동물의 정신을 교란한다는 생각은 최근에 이루어진 한 연구가 '실로시빈'의 진화적 중요성을 탐구하면서 다시 수면 위로 모습을 드러냈습니다.[36] 앞서 등장했던 실로시빈은 다양한 균류에서 분리된 유명한 환각제지요. 논문에서 저자들은 "광범위하게 보존된 신경전달물질 수용체를 겨냥하는 실로시빈 같은 신경활성 화합물은 절지동물의 활동에 영향을 주기 위한 전략으로 발전한 것"이라고 말했습니다. 아니면 적어도 한 웹사이트의 기사에서 개략적으로 '해석'한 것처럼, 식물은 "곤충의 뇌를 휘젓고" "그들에게 거칠고 무서운 여행을 선사"합니다.[37]

웨스트버지니아 대학교의 한 연구팀은 연구에 기반한 사례로 이론을 정교화하기 위해 조사에 착수했습니다. 그 결과 매소스포라 *Massospora*에 속한 적어도 세 종의 곰팡이가 다양한 매미 종을 감염시킨다는 것을 발견했어요. 이 사실 자체는 그다지 놀랍지 않습니다. 곰팡이는 언제나 다른 생물체를 감염시키거든요. 흥미로운 이

---

* 화학 심리전이 (정확히 말에게서) 어떻게 작동하는지는 나중에 살펴보겠습니다.

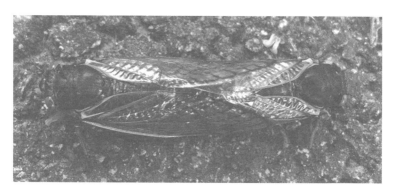

야기는 이제 시작입니다. 매미를 감염시킨 곰팡이는 이어서 (감염과 관련된 수백 개의 물질 중에서도) 잘 알려진 두 가지 향정신성 물질을 만들어내는데요. 바로 앞서 언급했던 실로시빈과 암페타민의 일종입니다. 여러분이 어떤 생각을 하고 있는지 알 것 같군요. '아, 벌레 하나가 또 맛이 가겠네'라고 생각하겠죠?

그런데 이 경우는 '맛이 갔다'고 말하는 것만으로는 부족해요. 이 지각 변성 효과는 단지 위험한 데에서 그치지 않고 섬뜩할 정도로 치명적입니다. 실로시빈과 암페타민은 함께 작용해서 실제로 매미의 뇌를 교란합니다. (1) 영양분 섭취에 관심을 잃고(암페타민의 일반적인 효과 중 하나가 식욕 억제랍니다), (2) 번식 과정에 '병적으로 집착'하게 되죠. 상황은 우리의 곰팡이 친구 매소스포라에게 정말 유리한 방향으로 흘러가는데요. 매미가 성적 접촉을 통해 다른 매미를 감염시키기 때문입니다.

안타깝게도 ─ 이제 섬뜩한 부분이 시작됩니다 ─ 마약으로 명해진 매미의 성행위는 워낙 격렬해서 복부가 '떨어져나가' 상대방에게 붙어버립니다. 비참할 정도로 집착에 사로잡힌 매미는 아랑곳 않고 짝을 찾아 헤맵니다. 짝짓기에 필요한 전통적인 해부학적 '도구'가 없어도 말이죠. 이런 행동은 적어도 죽기 전까지 계속됩니다.[38]

마약이 유발하는 '여행'을 무척추동물도 인간과 마찬가지로 경험하는지 알 수 있을까요? 논란의 여지가 있습니다. 곤충에게 (더 나아가 다른 무척추동물에게) 의식이 있는가 하는 문제는 여전히 어느 정도 (아니, 꽤 많이) 논의되고 있어요.[39] 물론 인간을 비롯한 동물과 관련해서 의식에 대한 물음을 해결하기에는 갈 길이 멀다는 점을 계속 상기하는 게 중요합니다. 하지만 지금 당면한 구체적인 물음은 일반적인 무척추동물, 그중에서도 특히 곤충이 어떤 식물을 갉아 먹은 탓에 향정신성 화합물에 노출되어 '취할' 수 있는가 하는 것입니다.

개인적으로 저는 무척추동물의 신경계와 우리 신경계가 아주 비슷하다는 점을 고려하면 그럴 가능성이 충분하다고 말하겠습니다. 문제에 명확히 접근하려면 훨씬 많은 연구가 이루어져야겠지만요. 이 미스터리를 해결하는 일은 메뚜기가 된다는 것은 무엇인가가 궁금한 사람들에게 중요할 뿐만 아니라 향정신성 물질이 척추동물의 신경계에 어떻게 작용하는지를 이해하기 위해서도 중요합니다. 결국 우리 모두는 진화의 과거를 따라 서로 연결되어 있으니까요.

이러한 사실과 그 결과 사이의 관련성에 대해 곧 더 자세히 살펴보겠지만, 우리의 신경계와 수많은 무척추동물 사촌들의 신경계가 구조적, 생리적, 생화학적 차원에서 공통점이 많다는 사실은 분명합니다. 간단히 말해서 우리가 다양한 식물성 물질에 민감하게 반응하는 것은 기본적으로 신경계의 기초 메커니즘이 작동한 결과입니다.[40]

하지만 현재로서는 향정신성 화합물이 무척추동물에게 어떻게 작용하는지에 관해 모든 세부 내용을 파악하지 못했다고 하더라도 무척추동물이 영향을 받는다는 사실만큼은 이야기할 수 있습니다. 그리고 비겁한 매소스포라 곰팡이 같은 생물체가 왜 향정신성 물질을 생성하는지에 대해서도 꽤 타당한 생각을 갖고 있어요.

* * *

두 번째로 당면한 "왜"라는 질문으로 ─ 즉, 척추동물과 무척추동물을 막론하고 동물들은 왜 수많은 식물성 화학물질에 강하게 끌리는 걸까, 라는 질문으로 ─ 넘어가기 전에 잠시 멈춰서 식물이 애당초 그런 화학물질을 만드는 이유를 통해 우리가 무엇을 배웠는지 요약해봅시다. 간단히 말해서 식물은 일종의 생존 전략으로 각양각색의 화학물질을 생성하게 되었을 가능성이 높아요. 화학물질을 사용해서 다른 식물과 상호작용을 할 뿐만 아니라, 곤충에서 포유류까지 다양한 포식자의 신경계에 작용하는 수많은 식물성 화학물질을 만들어내죠.

이 물질들은 여러 방식으로(좋거나 나쁜 방식으로, 아니면 아주 추잡한 방식으로) 포식자에게 영향을 미칩니다.* 화학물질이 표적에 가할 수 있는 가장 극단적인 효과는 바로 죽음입니다. 많은 식물성 물

---

* 식물과 동물 간의 '좋은' 상호작용 중 하나는 수분입니다. 식물이 광범위한 지역에 꽃가루를 퍼뜨리는 대신에 꽃가루 매개자는 고에너지의 영양분을 확보하게 되죠.

질이 살충제로 쓰인다는 사실을 생각하면 분명히 알 수 있죠. 또 어떤 때에는 화학물질의 영향이 포식자가 식물을 먹지 않도록 하는 데에 그칩니다. 불쾌한 감각을 유발하거나 포식자의 신경계를 교란함으로써 위험하지 않은 방식으로 말이죠(아마도 포식자는 졸음이 쏟아지거나, 배고픔이 사라져서 자리를 벗어나게 될 거예요). 단 한 방으로는 식물을 죽이지 못한다는 점을 생각해보세요. 포식자를 쫓아버릴 수 있다면 이파리 몇 장쯤은 아무것도 아닙니다.

흥미롭게도, 구체적인 역할에 따라 특정한 물질이나 화학물질을 분류하는 작업은 쉽지만은 않습니다. 이미 살펴본 대로, 똑같은 화학물질이라도 맥락과 표적에 따라 대상을 죽이기도 하고 즐겁게 하기도 하거든요. 곤충을 죽일 수 있는 양의 화학물질이 몸집이 훨씬 큰 인간에게는 가벼운 향정신성 효과를 일으킬 수 있죠. 게다가 똑같은 물질이 조건에 따라 병을 치료하거나 영양분을 공급하기도 합니다.

조르조 사모리니 박사는 2002년에 출간된 책 『동물과 사이키델릭』에서 "마약, 치료약, 음식의 경계는 분명하지 않다"고 말했어요. 식물성 화합물을 중심으로 나타난 이런 생각과 사실은 온갖 동물종이 식물성 물질을 추구한다는 또 다른 사실과 직접 관련되어 있습니다. 동물들이 그러한 행동을 하는 수많은 이유, 특히 향정신성 효과를 경험하는 이유를 파악하는 데에도 도움을 줄 거예요.

음식일까, 마약일까, 독소일까?[41]

생물체가 향정신성 물질을 적극적으로 추구하는 이유를 이해하려는 모든 노력이 오랫동안 '인간'의 사용을 이해하는 데 집중되었다는 건 전혀 놀랍지 않습니다. 어쨌든 대부분의 과학적 노력은 (경제적 측면뿐만 아니라) 인간 복지라는 근본적인 목표를 함축하고 있거든요. 향정신성 물질을 추구하고 소비하는 인간의 충동에 대한 초창기의 설명 중 하나는 역설적인 관점에서 이루어졌습니다.

당시에 식물과 인간의 상호작용에 대한 연구의 기본 방향을 잡아준 개념은 '진화적 적응도 결과 모델Evolutionary Fitness Consequence Model, EFCM'이었어요. EFCM은 서로 보완적인 두 가지 기본 가정에 바탕을 둡니다. 첫째, 유쾌한 감각은 적응 행동과(즉 생존 가능성을 높이는 행동과) 관련되어 있다. 둘째, 비적응 행동은 불쾌한 감각과 관련되어 있다. 예를 들어 인간의 필수 영양소, 비타민 C가 풍부한 과일의 단맛과 독성 채소의 쓴맛을 비교해보세요.* 두 경우 모두가 생존에 유리한 요소예요. 적응 활동과 비적응 활동이라는 외부에 대한 경험은 각각 유쾌한 감각, 불쾌한 감각과 관련되어 있다는 게 일반적인 생각입니다.

완벽하게 합리적이고 아름답기까지 한 이 생각은, 곤란하지만 의

---

* 물론 유쾌한 단맛이 비타민 C가 풍부한 과일을 섭취하도록 우리를 길들였기 때문에 우리가 단맛에 관심을 기울이게 되었고, 쓴맛을 선천적으로 싫어했던 사람이 살아남았기 때문에 우리가 쓴 물질을 즐기지 않는 종이 되었다고 주장할 수도 (그리고 실제로 이것이 사실일 수도) 있습니다.

심의 여지가 없는 사실 하나와 정면충돌합니다. 많은 향정신성 식물은 지각에 영향을 미치는데, 그런 식물을 섭취하면 객관적 실재와 지각된 것이 서로 '불일치'하는 정신 상태가 유발된다는 사실입니다. 이 '불일치'는 거의 무해할 때도 있지만 생물체가 실재를 인식하는 능력이 상당히 저하된다는 것은 분명 위험한 일이에요(어떤 생물체가 너무 도취되어서 땅의 큰 구멍을 보지 못한다고 생각해보세요). 삶의 위험을 성공적으로 돌파하기 위해서는 주변을 확실하게 지각하는 능력이 무엇보다 필수적입니다. 하지만 향정신성 물질은 흔히 아주 기분 좋은 감각을 유발하죠.

다시 말해서 EFCM은 유쾌한 감각이 적응 행동과(즉 어느 정도 도움이 되는 행동과) 관련이 있다고 말하지만, 많은 마약성 약물은 별다른 이익을 주지 않고도 유쾌한 감각을 일으킬 뿐만 아니라 많은 경우 그 감각으로 생존 자체에 지장을 줄 수 있습니다. 약에 취한 초기 인류가 그에게 접근하는 검치호를 무서워하지 않는다고 생각해보세요.* 어떤 결과가 닥칠지는 뻔합니다. 생존의 실패와 그에 따른 번식의 실패겠죠. 유쾌한 감각을 낳는 행동에 수많은 종류의 생물체가 욕구를 보인다는 사실은 이해하기 어렵지 않습니다. 하지만 주변에 대한 믿을 만한 정보를 갖지 못하게 할 수 있는 행동을 굳이 왜 하는 걸까요? 이 뚜렷한 모순은 '약물 보상의 역설paradox of drug reward'이라고 표현되기도 합니다.[42]

---

* 오히려 "이리 와, 야옹아"라고 하며 부른다고 생각해보세요.

'불일치 모델'에 따르면 약물 보상의 역설은 향정신성 화합물이 뇌를 '속이기' 때문에 발생합니다. 인간이 향정신성 약물을 섭취한 뒤에 경험하는 변성된 정신 상태는 유쾌한 감각과 거의 항상 관련되어 있어요. (먹기나 성관계 같은 적응 행동과 관련되는) 쾌락 유발 효과 때문에 인간은 마약성 약물을 찾게 되고 이어서 유쾌한 감각으로 '보상'을 받죠. 그리고 이 순환은 계속됩니다. 불일치 모델에 따르면 기본적으로 이 순환은 생존 가능성을 높이는 보상 행동이 '목적'인 메커니즘을 이용합니다.[**] 이러한 사실은 약물과 관련된 중독성 행동이 선사시대부터 우리와 함께했을 가능성이 높다는 중요한 점을 암시해요. 또 역사를 통틀어 알려진 모든 인류 문화에서 열광적으로 그 행동에 동참했다는 것도요. 이에 대해 곧 다룰 예정입니다.

명심해야 할 중요한 사실은 언뜻 헛되어 보이는 이 행동이 외부와 단절된 상태에서 발생하지는 않았다는 것입니다. 자연에서 중립적인 것은 거의 없습니다. 특정 종에게서 유지되는 행동은 대부분 이롭든지 겉보기에 해롭든지 둘 중 하나거든요(또 다시 역설이 나타나는군요). 향정신성 물질의 경우에는 기분 전환을 목적으로 이 물질을 섭취하려는 뚜렷한 욕구가 도취나 순수한 즐거움을 얻으려는 목적보다 훨씬 강렬한 욕구에서 유래했을 수 있어요. 생물체의 생존에 지극히 중요한, 강한 충동 말이죠. 이 충동은 바로 배고픔입니다.

[**] 보상 체계는 일련의 신경세포가 연결된 구조로, 활성화되었을 때 유쾌한 느낌을 이끌어냅니다. 흥미롭게도 처음에는 척추동물의 보상 체계만 설명되었지만 무척추동물도 보상 체계와 적어도 매우 비슷한 구조를 가진다는 사실이 점차 분명해졌습니다.

술 취한 원숭이 가설

1990년대 말, 캘리포니아 대학교 버클리 캠퍼스의 통합 생물학 교수이자 학과장이었던 로버트 더들리 박사는 흥미로운 지적 연관성을 구축함으로써 우리 조상과 알코올 사이의 관계, 중독성 행동의 가능한 발전 과정에 대한 영향력 있는 가설을 제안했습니다. 더들리 박사는 자신이 몸담은 전문 분야에서 숙련된 과학자로서 확고히 자리를 잡긴 했지만 약리학 가설을 정식화할 만한 유력한 후보는 아니었어요. 생화학자나 약리학자가 아니었기 때문이죠.

더들리 박사는 진화를 연구했는데, 구체적으로는 생체역학과 생물에너지학의 관점에서 동물 비행의 진화를 탐구했습니다. 이러한 이력은 그의 이야기에서 핵심적인 역할을 했어요. 그가 맡은 연구의 성격상 현장에, 특히 나무 꼭대기에 있어야 할 때가 많았기 때문입니다. '저 높은 곳에' 머무는 동안 더들리 박사와 동료들은 원숭이가 발효된 과일을 먹는 모습을 흔히 관찰할 수 있었어요. 그 자체로는 별로 대수롭지 않은 일이었죠.

하지만 놀라웠던 점은 원숭이가 과일을 먹는 방식이었습니다. 아주 열정적으로, 심지어 정신없이 허겁지겁 먹어치웠던 거예요.[43] 게다가 더들리의 연구팀은 광란의 식사 도중에 원숭이가 과일을 서둘러 먹다가 무심코 과육 몇 덩어리를 떨어뜨리는 장면을 한 번도 아니고 여러 번이나 목격했어요. 먹이를 찾아 헤매는 동물에게서 볼수 있을 거라 기대하기 힘든 일이었죠. 자연에서는 좀처럼 귀중한 영양 자원을 낭비하지 않으니까요.

현장에서의 관찰을 계기로 더들리 박사는 영장류의 알코올 섭취에 대해 생각하기 시작했습니다. 이 생각은 곧바로 가족이 겪었던 개인사에 관한 고통스런 기억까지 이어졌어요. 알코올 중독으로 고생했던 아버지가 생각났던 겁니다.[44] 더들리 박사는 이 지적 연관성을 (1장에서 언급했던) '술 취한 원숭이 가설'로 정식화했습니다. "알코올의 냄새와 맛을 향한 강렬한 끌림은 완전히 무르익어서 영양분이 풍부해진 과일을 찾도록 도와줌으로써 영장류 조상에게 선택적 이익을 선사한다."[45]

술 취한 원숭이 가설은 향정신성 물질을 향한 인간의 친화성이 인류 계통보다 앞서 나타났다고, 생물학적으로 가까운 사촌으로부터 우리에게로 이어져 내려왔다고 이야기합니다. 그리고 결국에는 향정신성 물질의 섭취가 인류의 진화에서, 특히 마약을 추구하는 행동과 중독성 행동의 진화에서 중요한 역할을 맡았다고 주장해요.

가설을 뒷받침하는 부분적인 근거는 이미 초기 조상부터(즉 침팬지, 고릴라, 보노보, 우리 자신의 공통 조상으로서 대략 1,000만 년 전에 살았던 종부터) 의미심장한 알코올 대사 능력을 가졌다는 사실입니다.[46] 이 사실은 오직 그 진화의 역사에서 매우 이른 시기에 진화 계통의 구성원들이 일상을 살아가면서 어느 정도는 빈번하게 에탄올과 마주쳤을 때에만 이해할 수 있습니다. 그렇지 않았다면 알코올을 효과적으로 대사하는 능력은 벌써 수백만 년 전에 진화로 인해 유전체에서 '삭제'되었을 거예요.

1장에서 수많은 동물 종과 에탄올 간의 관계가 주로 식물성 발효

물질을 통해 무척 오래전부터 생겨났다는 사실을 살펴보았습니다. 발효된 과일을 찾아 먹는 습성은 우리 자신의 진화적 계통에서 실제로 생존에 도움을 주었다는 점도 알아보았죠. 여러분이 마지막으로 샴페인 한 잔을 즐겼을 때 염두에 두었는지는 모르겠지만, 알코올은 아주 효율적인 영양물입니다. 탄수화물보다 열량이 높거든요. 열량이 풍부한 공급원은 자연에서 언제나 환영입니다. 그리고 (특히 야생에서 알코올의 주된 출처이기도 한) 대부분의 과일은 인간이 스스로 만들 수 없어서 대체로 음식을 통해 섭취해야 하는 비타민 C의 훌륭한 공급원이랍니다.[47]

알코올은 또한 (특히 포유류의) 미각 수용체를 자극하기도 하는데요. 유쾌한 감각을 일으켜서 발효를 선호하는 취향이 발달하는 데 분명히 영향을 미쳤을 겁니다. 이 모든 사실들은 우리에게 매우 좋은 일인 것으로 드러났어요. 한마디로 냄새, 맛, 향정신성 효과가 전부 합쳐져서 발효 음식과 음료를 선호하는 취향이 발달한 것으로 보입니다.*

술 취한 원숭이 가설에서 짚고 넘어가야 할 중요한 세부 내용이 있어요. (생물체에게 좋은 일이었던) 적응 행동의 예상치 못한 부정적인 결과로 알코올 중독이 발생했다는 점을 가설이 함축한다는 겁니

---

* 물론 이 관계에는 "식물에게는 어떤 이익이 있는가?"라는 질문과 관련이 있는 측면도 있습니다. 한 가지 가능한 설명은 동물이 씨앗을 확산시킨다는 겁니다. 무엇보다도 동물이 과일을 먹으면서 식물로부터 멀리 떨어진 곳까지 씨앗을 가져다 두는 통상적인 경우처럼요. 그렇다면 꽃가루 매개자가 중요해집니다. 식물이 번식 명령을 수행하기 위해 동물을 끌어들이려는 전략의 일환으로 알코올을 사용한다고 보는 것은 합리적입니다.

다. 식습관을 바라보는 현재의 관점과 비슷합니다. 인류 조상의 시대에는 식량 자원이 많지 않았던 탓에, 오늘날에는 해롭다고 여겨지는 수많은 식습관이 당시에는 유익했어요. 농경과 산업의 시대 이전에 음식물을 찾는 일은 만만한 문제가 아니었습니다. 지방질 음식과 당분이 풍부한 음식을 찾는 대로 먹어 치우는 것은 우리 조상들에게 당연한 일이었어요. 열량이 생존의 핵심이었을 테니까요. 그런 음식을 구할 수 있는 건 비교적 드문 일이었기 때문에 대사가 그 상황에 적응했을 겁니다.

이와 달리 부유한 현대 사회에서 살아가는 (안타깝게도 전부는 아니지만) 많은 사람들은 식량 부족으로 고생하지 않습니다. 정반대로 오늘날 우리는 대부분 열량이 풍부한 영양분을 정기적으로 섭취하고 있어요. 풍요의 시대에 발달하지 않은 경로를 통해 음식물을 대사하면서 말이죠. 결국 몸이 영양소를 다루는 생화학적 방식에 큰 영향을 받는 질병이 ─ 특히 비만, 심장병, 당뇨병 같은 질병이 ─ 이제 수많은 현대 문화에서 전염병처럼 번져버렸습니다. 마찬가지로 에탄올을 향한 지나친 (때로는 강박적인) 애호는 수천 년 전 우리 조상들에게는 유익했을지 몰라도, 시간이 흐르면서 알코올 중독으로 발전함에 따라 명백히 해로운 기질이 되었습니다.

술 취한 원숭이 가설은 논리적이고 매력적이지만 답보다는 더 많은 문제를 제기했어요. 우선 첫째로, 변성 상태로 인한 비적응 행동이라는 문제가 다시 고개를 쳐듭니다. 취해서 절벽에 떨어지고 마는 (아니면 1장에서 살펴본 밈에서처럼 막대기로 사자를 후려치는 원숭이같이 명백한 위험을 등한시하는) 가상의 원숭이를 상상하기란 어렵지 않죠. 게다가 알코올은 여전히 독소입니다. 많이 섭취하면 몸에 나쁠 뿐만 아니라, 심지어 더 많이 마시면 사람을 죽일 수도 있어요. 더들리 박사와 동료들은 가설이 몇 가지 의문을 제기한다는 사실을 인정합니다(좋은 가설은 대부분 또 다른 질문을 불러일으키죠).[48] 그리고 다른 과학자들이 더들리 연구팀의 아이디어를 면밀히 조사하고 있어요.[49] 분명한 것은, 술 취한 원숭이 가설이 구체적으로는 알코올 중독 현상을, 일반적으로는 중독과 마약 추구 현상을 이해하려는 탐구에 중대하게 기여했다는 겁니다.

최초의 약효식품*

먼 옛날에 우리가 음식을 먹는 이유는 단순했습니다. 굶주렸기 때문이죠(약간 배고픈 정도가 아니었어요. 대부분의 경우 뱃가죽이 등에 붙을 지경이었죠). 그리고 별로 가리지 않고 많은 것을 먹어 치웠습니다. 편식할 여유가 없었어요. 생존이 걸려 있었던 걸요! 당시에 우리가 몰랐던 것은, 음식에서 얻는 다량의 열량 이외에도 신체가 제대로 기능하려면 꼭 필요하지만 대체로 스스로 만들지는 못하는 (비타민 같은) 영양소도 있어야 한다는 점이었습니다.

현대에 들어서는 비교적 정교한 생화학 지식 덕분에 영양소의 존재와 그 공급원을 모두 알고 있어요. 현재 우리는 영양소 확보에 특

---

* 궁금해하실 분들을 위해 말씀드리자면, '약효식품'은 약으로 사용되는 식료품을 뜻합니다.

별한 주의를 기울이고 있습니다. 영양소 결핍은 항상 몇 가지 병으로 이어진다는 것도 잘 알고 있죠. 원인을 추적해본 결과 특정 영양소의 결핍으로 밝혀진 (괴혈병이나 구루병 같은) 질병을 우리보다 앞서 겪었던 사람들의 희생 덕분입니다.

하지만 당장은 영양상의 이익이 분명해 보이지 않는 물질도 있습니다. 향정신성 화합물이 좋은 사례예요. 코카인, 니코틴, 알코올, 아니면 남용되는 또 다른 마약성 약물이 식량이라고 생각하는 사람은 거의 없습니다. 물론 술 취한 원숭이 가설에 대해 상세히 들어본 적이 있다면, 알코올이 고인류에게 (그리고 아마도 다른 영장류에게도) 중요한 열량 공급원이었다는 주장을 일부 학자들이 설득력 있게 펴낸다고 해도 그리 놀랍지 않을 거예요.[50] 하지만 알코올의 경우 섭취에 따른 분명한 이익이 화학 에너지의 직접적인 출처라고 쉽게 생각할 수 있지만, 흔히 남용되는 다른 마약성 물질과 영양소 간의 연관성은 그만큼 직접적이지는 않습니다.

물론 과학자들이 인간과 동물의 향정신성 물질 섭취 현상을 설명하기 위해 제시한 이론이 불일치 모델과 그 모델에 기반해 약물 보상의 역설을 설명한 방식만 있는 것은 아닙니다. 일부 저자는 약과 영양소의 경계를 흐리는 설명을 제안합니다.[51] 우리가 앞으로 '영양가설nutritional hypothesis'이라고 부를 이 대안 모델은 다양한 사실과 가설을 고려하는데요. 예를 들어 영양분 섭취를 목적으로 (니코틴과 코카인의 주요 공급원인) 담배와 코카나무를 섭취하는 사회가 있습니다. 뚜렷한 향정신성 효과 때문에 필수적이진 않지만요(아무튼 우리 모두 먹어야 하니까요. 굶주림은 보편적인 조미료랍니다). 수많은 향정신성 물질이 타감작용물질이라는 사실은 이미 이야기했죠? 다수의 식물과 곰팡이 종이 포식자에 대항해서 화학 심리전을 펼칠 때 사용한다고 했었죠. 수많은 타감작용물질이 동물의 선천적인 신경전달물질을 빼닮았다는 이야기도 했었습니다. 공교롭게도 일부 향정신성 물질과 영양상의 필요 사이의 관계는 타감작용 성질의 직접적인 결과로 형성된 것처럼 보입니다.

알칼로이드: 부차적이지만 전혀 사소하지 않은 물질

대부분의 향정신성 약물과 상당수의 타감작용물질은 대체로 '알칼로이드'로 분류됩니다. 어떤 구조를 가진 화합물이 알칼로이드로 분류되는지를 자세히 설명하는 건 책의 범위를 벗어납니다. 심지어 유기화학자 사이에서도 특정 후보가 조건을 충족하는지를 두고 의견이 갈릴 때가 있어요. 우리의 목적을 위해서는 기본적인 몇 가지 특징을 이해하는 것만으로도 충분합니다. 가장 기본적인 특징은 질소 원자를 포함한 고리 모양 구조로 이루어진 분자라는 거예요(앞서 언급했던 것처럼, 이 책에서 다루는 잘 알려진 '독신' 중 거의 대부분이 알칼로이드입니다). 또 대체로 산성이 아니라 염기성(알칼리성)입니다. 그래서 '알칼로이드'라고 불리는 거예요. 더욱 일반적인 특징 하나는 쓴맛입니다. 식물이 애초에 수많은 알칼로이드를 만들어내는 부분적인 이유이기도 해요. 포식자에게 잡아먹히지 않도록 쓴맛으로 방해하는 겁니다.

현재는 대략 2만 가지의 알칼로이드가 알려져 있습니다.[52] 화학자들이 새로운 알칼로이드를 발견하는 (그리고 합성하는) 경우가 많기 때문에 여러분이 이 문장을 읽을 때에는 제가 책을 쓰고 있을 때보다 더 많아질 수도 있어요. 지금껏 알려진 알칼로이드는 대부분 식물이나 균류, 미생물이 생성하는 것인데요. 사실상 모든 경우에 알칼로이드 화합물은 방어나 공격을 위한 생존 전략에서 핵심을 차지합니다.

알칼로이드는 또한 '2차 대사secondary metabolism'의 산물일 때가 많아요. 2차 대사는 노벨상 수상자 알브레히트 코셀Albrecht Kossel이 1891년에 만든 용어랍니다. 2차 대사의 결과로 생기는 화합물은 주로 '2차 대사산물secondary metabolite'이라고 불러요. 이때 '2차'는 일반적으로 사용되는 화합물과 대립되는 의미에서 특화된 물질이라는 뜻입니다. 예를 들어 모든 식물이 카페인을 만들지는 않는 반면, ATP, 엽록소, 포도당 등은 전부 만들어냅니다.

2차 대사산물은 모체의 생화학이나 생리학의 측면에서 뚜렷한 기능을 수행하진 않아요. 이 사실이 바로 핵심과 관련이 있습니다. 알칼로이드가 되기 위한 구조상의 '조건'을 모두 충족하면서도 알칼로이드로 불리지 않는 화합물이 있습니다. 그중에는 신경전달물질과 호르몬이 포함되는데, 물론 이 물질들은 모체의 생화학에서 중요한 역할을 수행합니다. 바로 이것이 세로토닌 같은 일반적인 신경전달물질과 니코틴을 구분하는 중요한 차이랍니다. 요약해볼까요? (이 책에서 다루는 범위 내에서 말하자면) 일반적으로 알칼로이드는 앞서 언급했던 구조적 특징을 가졌지만 생물체의 생화학이나 생리학 현상을 직접 일으키지는 않는답니다.[53]

타감작용이 어떻게 그럴 수 있는지 가상의 곤충 한 마리를 통해 살펴보도록 합시다. 곤충이 담뱃잎을 갉아 먹으면 일정량의 니코틴을 섭취할 수밖에 없을 거예요. 섭취 결과로는 두 가지 주된 가능성이 있습니다. 우선, (분명히 인간 중심적인 표현이긴 하지만) '혼동'에 빠지거나 '취해서'* 이리저리 돌아다니거나 방향을 잃고 식물에서 날아가버릴 수 있어요. 그 대신, 만일 니코틴 섭취량이 너무 많으면 곤충이 죽고 말 거예요(그렇다면 니코틴의 원래 '목적'은 살충제인 셈입니다).[54]

곤충의 생리가 교란되는 이유는 니코틴이 특정한 '표적'과 상호작용을 하기 때문입니다. 이 표적은 대부분 신경계에서 없어서는 안될 부분을 형성하고 아주 중요한 신경전달 과정을 제어하는 수용체입니다.[55] 니코틴과 같이 식물이 생성하는 타감작용물질은 기본적으로 곤충 뇌의 선천적인 신경전달물질 구조를(이 경우에는 아마도 가장 유명할 아세틸콜린acetylcholine을[56]) 흉내 냄으로써 특정한 수용체 시스템을 불활성화하거나 때로는 '과활성화hyperactivate'하기도 합니다.** 효과를 일으키기에 충분한 양만 섭취한다면, 어느 쪽이든 상호작용의 결과는 곤충에게 끔찍할 겁니다.

---

* 이게 바로 향정신성 물질의 실질적인 정의예요. '향정신성'은 말 그대로 '정신을 변화시킨다'는 의미입니다.

** 일반적으로 니코틴은 곤충의 신경계를 불활성화하거나 과활성화할 수 있습니다. 반면에 인간을 비롯한 척추동물이 대상이라면 니코틴은 언제나 신경계를 과활성화하는 '과활성제hyperactivator'로 작용합니다.

　　　　　　　　　　술 취한 파리와 맛이 간 돌고래

이제 가상의 곤충 대신 몹시 굶주린 고인류를 상상해봅시다. 영양 결핍에 시달리며 절박함에 사로잡혀 있죠. 영양실조 때문에 생물체 내부의 중요한 생체분자가 상당수 줄어드는 건 당연한 일입니다. 아세틸콜린을 비롯한 신경전달물질은 대사의 측면에서 보면 값비싼 물질이에요. 따라서 영양 부족에 시달리는 가상의 인간은 (신경계가 기능하는 데 여러모로 필수적인) 아세틸콜린이 매우 부족한 상태입니다.[57] 이 불쌍한 인간이 음식물을 애타게 찾다가 담뱃잎을 우적우적 씹게 된다면 일정량의 니코틴이 몸속으로 흘러들어갈 거예요. 그중 일부가 뇌 속의 '굶주린' 아세틸콜린 수용체에 도달하고, 적어도 부분적으로는 그 수용체를 활성화할 겁니다. 활성 상태인 수용체는 이제 다시 한번 제대로 기능할 수 있게 되었습니다.

이야기의 결말은 해피엔딩이에요. 오래전 우리의 영웅은 담뱃잎을 먹고서 배고픔을 (적어도 조금은) 달랬을 뿐만 아니라 그가 섭취한 니코틴이 아세틸콜린 수용체를 활성화하면서 기분이 한결 나아졌거든요. 영양 가설에 따르면 사람들은 바로 그와 같은 순간에 어떤 식물은 음식 이상의 의미가 있다는 것을 배우게 되었습니다. 먹으면 기분이 좋아지는 식물이 있었던 거예요(그리고 우리 모두가 알다시피 살짝 맛이 갈 때도 있었을 겁니다. 그게 좋은지 나쁜지는 관점에 달렸겠죠).

이 이야기는 (다른 수많은 물질 중에서도) 코카인, 모르핀, 카나비노이드, 심지어 환각제를 대상으로도 성립되었을 수 있습니다. 이 모든 화합물도 우리의 신경계가 제대로 기능하려면 반드시 있어야 하는 신경전달물질을 모방하거든요. 타감작용물질의 '기원 이야기'는 살충제 효과와 관련이 있지만, 인간이 식물을 먹었을 때 섭취했을 타감작용물질의 양은 대체로 그들을 죽이기엔 충분하지 않았을 겁니다. 심지어 표준 체중에 한참 못 미치더라도 보통 곤충보다는 수십만 배 더 무거울 거니까요. 놀랍게도 우리는 정확히 똑같은 물질을 두고 영양소, 약재, 독소나 독, 기분 전환용 분자라고 말할 수 있습니다. 이 모든 것은 화합물 자체와 맥락, 그리고 애초부터 계획되었거나 의도치 않게 피해를 입은 '희생자'가 누구인지에 따라 달라집니다.

지금까지 이 책을 통해 우리는 (인간을 비롯한) 동물과 마약의 관계가 어떻게 시작되었는지, 그리고 왜 시작되었는지에 대한 (그리고 왜 지속되고 있는지에 대한) 몇 가지 설명을 살펴보았습니다. 영양 가설과 불일치 가설은 둘 다 가설일 뿐이며 열렬한 지지자와 그만큼 열정적인 비판자를 두고 있다는 점을 기억하는 게 중요합니다. 두 가설 모두 사실에 기반하고 있지만, 그 사실을 설명할 가능성이 있는 한 방식에 불과해요. 둘 중 하나가 진리로 밝혀질 일은 없을 겁니다(어떤 가설도 그럴 수 없어요). 더군다나 서로 위배되지도 않아요. 둘 다 어느 정도는 맞을 수 있거든요. 완전히 새로운 가설의 정식화로 이어지는 요인을 고려하지 않았을 수도 있죠. 결국 오래전이든 오늘날이든 동물과 식물의 상호작용에 대해 모르는 것이 아직 너무나 많답니다.

* * *

다른 생물체와 독립적으로 존재하는 생물체는 하나도 없습니다. 살아 있는 모든 개체는 다른 생물과 연결되어 있어요. 이것은 생물학적 생명에서 분명하게 발견되는 특징 중 하나입니다. 관계의 특성은 바뀌기 마련이에요. 포식자와 먹이, 협력자와 파트너, 성적인 짝과 성적 경쟁자, 도둑과 피해자…… 목록은 계속됩니다. 대항 관계일 때도 있고, 협력 관계일 때도 있고, 아니면 인간관계처럼 '너무 복잡할' 때도 있죠.

식물이 살아 있는 생물체라는 건 분명한 사실이지만 때로는 간과되곤 합니다. '식물vegetable'이라는 단어는 '활동하지 않음'과 '반응하지 않음'을 함축하는데요. 이것들은 식물의 고유한 특성도 아니고, 심지어 일반적인 특성도 아닙니다. 식물은 연구하기에 흥미로울 뿐만 아니라 다양하게 응용될 수 있는 기발한 적응 방식을 보여줍니다. 다시 말해 식물과 균류가 동원하는 수많은 생존 전략은 우리 자신의 복지와 생존에도 도움을 줄 수 있을 겁니다.

하지만 다양한 식물성 화학물질을 이용해서 분명한 이익을 얻는 것이 식물에 주목해야 할 유일한 이유는 아니에요. 우리의 전반적인 진화 이야기, 특히 동물이 향정신성 약물을 사용한 이야기에서 식물과 균류가 맡은 능동적인 역할은 간과될 때가 많습니다. 그러나 우리는 식물과 균류가 세상 대부분의 측면을 지배하고 있다고 꽤나 확신에 차서 말할 수 있습니다. 이제 5장과 6장

에서 만나볼 이야기는 식물과 균류의 인정사정없는 (아주 성공
적인) 생존 욕구가 없다면 전혀 말이 되지 않을 거예요.

술 취한 파리와 맛이 간 돌고래

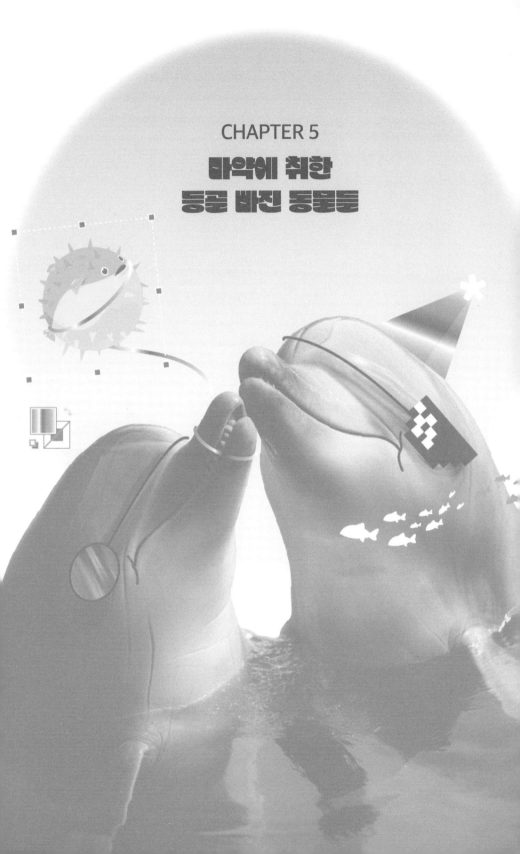

CHAPTER 5

마약에 취한
등골 빠진 동물들

파리는 마치 세금처럼 언제나 우리 곁에 있다.

- 빈센트 개스턴 디시어, 『파리의 이모저모』

벌레는 매력을 풍길 준비가 되어 있다―과학을 준비하는 것은 당신의 몫이다.

- 제임스 V. 매코널, 『플라나리아 심리학 실험 매뉴얼』

술 취한 파리와 맛이 간 돌고래

자는 벌집을 건드리는 건 분명히 현명하지 않은 행동입니다. 심지어 이 말로 상황을 빗대어 표현하는 속담이 흔히 사용되기도 하죠. 벌집을 건드리는 것만큼 어리석은 짓을 저지른다면 좋지 않은 일이 뒤따른다는 생각이 담겨 있습니다. 단지 말벌의 둥지에 비유하는 데서 그치는 말은 아니에요. 수많은 말벌 종이 실제로 아주 공격적이거든요.

하지만 1969년에 대담한 과학자들 몇 명이 사회성 말벌의 한 종인 황말벌*Vespa orientalis*의 신경을 건드리고 말았습니다. 다양한 약물을 투여했던 건데요. (그중에서도[1]) LSD부터 항우울제와 진정제, 그리고 물론 에탄올까지 사용했죠.[2] 평상시 습성을 생각하면 말벌이 화난 주정뱅이가 될 거라 짐작하겠지만, 실험 결과에 따르면 알코올은 공격성 행동을 전혀 강화하지 않았습니다. 실제로 연구자들은 실험체의 행동이 전반적으로 꽤 '차분해졌다'고 서술했거든요. 시험에 사용한 물질로 조금이나마 효과를 관찰하려면 비교적 고농도를 사용해야 했기 때문일 겁니다. 그 물질들은 고농도를 투여했을 때 졸음을 유발할 수 있거든요. 제가 아는 한 이런 연구는 지금까지 이 사례가 유일합니다. 과학계는 도취 상태의 말벌이 어떤 행동까지 보이는지를 알고 싶어 하는 또 다른 겁 없는 영혼을 기다리고 있답니다. 어쨌든 지금 당장은 속담을 고쳐야겠군요. 말벌의 둥지를 건드린다면 말벌을 진탕 취하게 만들어야 한다는 식으로 말입니다.

곧 살펴보겠지만, 일군의 과학자들이 공격성 행동을 보이는 또 다른 곤충 종에게 알코올을 투여해보니 상황이 매우 다르게 흘러갔습니다. 물론 공격성이라는 개념을 정의하는 데에는 논쟁의 여지가 있어요(행동을 정의하는 일이 대체로 그렇답니다). 어쨌든 우리는 한 곤충 집단이 실제로 화가 났는지, 아니면 그들이 더욱 공격성을 드러내며 침을 쏘게 만드는 다른 요인이 있는지 알지 못할 가능성도 있으니까요. 예를 들어 세력권 '의식'이 높아지면 공격성이 증가할 수 있을 거예요. 그럼에도 이런 연구들은 향정신성 물질이 우리 무척추동물 사촌들의 행동에 어떤 영향을 미치는지에 대해 어느 정도 정보를 제공해줍니다. 극적인 방식으로 여러 번 살펴보게 되겠지만, 우리와 무척추동물의 공통점은 정말 놀라우면서도 인간의 삶을 이해하는 데 도움을 줄 수 있습니다. 하지만 무척추동물을 더욱 잘 이해하는 일의 가치는 단지 인간의 삶을 이해하는 데서 그치진 않아요. 식물처럼 그 자체만으로도 특별히 살펴볼 가치가 있답니다.

술 취한 파리와 맛이 간 돌고래

술 취한 살인벌, 그리고 벌집이 들려주는 이야기

1950년대에 브라질의 한 과학자들이 꿀 생산량을 증진시키기 위한 연구를 진행하고 있었습니다. 그들은 유럽꿀벌과 아프리카꿀벌을 교배시켜 잡종을 만드는 접근법을 생각해냈어요. 유럽꿀벌은 (공격성이 덜하다는 이유로) 양봉업자가 가장 많이 사용하는 품종인 반면 아프리카꿀벌은 일반적으로 꿀을 더 많이 만들어내는 품종이기 때문이었죠. 과연, 잡종 벌은 꿀을 많이 생산하는 아프리카꿀벌 품종의 능력을 물려받았지만, 안타깝게도 성마르고 심술궂은 기질까지 함께 유전되었어요. 아프리카화꿀벌이라는 이름으로 알려진 이 꿀벌 잡종은 고약한 행실로 유명했습니다. '살인벌'이라는 별명으로 불리는 걸 들어본 적이 있을 거예요.

어느 화창한 날, SF 영화에나 어울릴 법한 사건이 실제로 벌어졌습니다. 이 잡종 꿀벌 군락은 격리소를 뚫고 탈출해 '먼 길을 떠나는 와중에 증식하며' 북부로 이주하기 시작했습니다. 이 흉포한 군락은 1985년 미국에서 처음으로 발견되었고, 여전히 그곳에 머물고 있다는 징후도 충분합니다. '탈옥수' 소식이 처음으로 보도되자 언론은 대규모 '꿀벌 재난'을 예고했지만 (아니나 다를까) 실제로 발생하지는 않았습니다. 하지만 아프리카화꿀벌은 공격성이 아주 높았고, 실제로 사람을 죽이기도 했어요. 독이 유달리 강했기 때문이 아니라 공격이 매우 광포했기 때문이었죠. 위협이라 간주한 대상을 일제히 추격해서 '보통' 벌보다 더 오랫동안 공격을 이어갔던 거예요.[3]

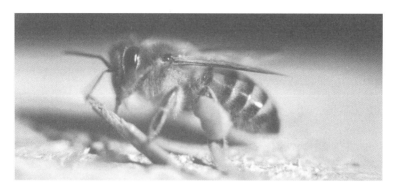

오클라호마 주립대학교의 비교심리학자였던 찰스 에이브럼슨 Charles Abramson 박사는 에탄올이 벌에 미치는 영향을 연구했습니다. 알코올중독 연구를 위한 동물 모델로 사용할 작정이었죠. 같은 대학교의 공동 연구자 에런 J. 플레이스Aaron J. Place 박사와 브라질 바나네이라스에 위치한 파라이바 연방대학교의 이탈루 S. 아키누 Italo S. Aquino, 안드레아 페르난데스Andrea Fernandez 박사와 함께, 에이브럼슨은 에탄올이 아프리카화꿀벌에게 미치는 영향을 살펴보기 시작했습니다.[4]

연구자들이 염두에 두었던 근거는 인간의 경우 알코올 섭취와 공격성 행동의 관계가 (과학적인 측면에서도, 일상적 관찰의 측면에서도) 확고했다는 것이었습니다. 꿀벌을 동물 모델로 사용함으로써 공격성을 비롯한 알코올중독의 다양한 측면을 해결하는 데 실마리를 얻을 수 있으리라 기대되었죠. 따라서 연구자들은 꿀벌의 공격성과 관련이 있을 만한 행동, 즉 침을 꺼내는 행동을 측정하기로 했습니다. 그들의 선택은 살인벌이었습니다. 이전 연구 결과에 따르면 에탄올을 투여받은 유럽꿀벌의 '침 꺼내기' 비율이 하나도 증가하지 않았다는 것이 부분적인 이유였죠.[5] 에이브럼슨 박사 연구팀은 아프리카화꿀벌의 성격이 더 나쁘기 때문에 더욱 빈번하게 공격성을 보일 거라 추론했습니다.

첫 번째로 고안한 실험은 꿀벌 개체를 활용했습니다. 한곳에 고정해두고 작은 바늘로 (에탄올을 타거나 타지 않은) 시험용 용액을 투여했어요. 그러고선 일정 시간 동안 꿀벌이 '무기를 보이는' 횟수를 셌습니다. 안타깝게도 에탄올을 얼마나 투여하든 아프리카화꿀벌은 더 길들여진 사촌과 별다른 행동을 보이지 않았습니다. 예를 들어 1,500마리의 개체를 관찰한 결과, 1,468마리(대략 98%)가 침을 꺼내지 않았어요.

머리를 맞대고 고민한 끝에 연구팀은 그들이 도입한 꿀벌 활용 기법에 문제가 있다고 가정했습니다. 꿀벌이 몸을 움직여서 침을 꺼내는 능력에 물리적인 지장을 주었다고요. 주사를 통해 꿀벌을 '취하게' 하는 방식이 행동에 영향을 미쳤을 가능성도 있었습니다. 따라서 연구팀은 두 가지 핵심 방식을 수정함으로써 실험을 다시 설계했습니다. 자유롭게 날아다니는 꿀벌을 사용했고, 에탄올을 20% 첨가하거나 아예 첨가하지 않은 설탕물을 군락 근처에 둠으로써 원할 때마다 마시도록 해두었죠. 그러고는 한 시간 정도 용액에 접근할 수 있게 해준 뒤에 벌집 앞에 가죽 조각을 매달아서 꿀벌의 약을 올렸어요.

꿀벌은 침을 쏠 수밖에 없었습니다. 가죽을 긁어대며 열정적으로 공격했죠. 과학자들은 가죽 조각에 남은 침을 세는 방식으로 침 쏘

기 빈도를 측정했습니다.[*]

이렇게 고안된 실험을 수행하려면 대략 7시간 동안 관찰해야 했습니다. 꿀벌만 바라보고 있기에 7시간은 아주 지루한 시간이었죠. 게다가 처음 4시간 동안에는 아무 일도 일어나지 않았습니다. 연구팀은 꽤나 실망했을 거예요. 4시간이 지나자 모든 것이 달라졌습니다. 에이브럼슨 박사에 따르면 "에탄올 용액을 섭취한 꿀벌이 매우 공격적으로 행동"했던 거예요. 사실은…… 아니, 그의 말을 직접 들어보시죠.

꿀벌이 침을 너무나 격렬하게 쏘기 시작한 탓에 가죽 조각을 매다는 실험 수행자가 겁에 질리고 말았다. 게다가 실험실에 난 구멍으로 탈출해서 건물 내부에 있던 사람들을 쏘기 시작했다.

맞아요. 성경에 나오는 재난처럼 들리죠.

연구팀은 실험에서 배운 교훈을 종합해서 총 5시간이 소용되는 실험을 추가로 수행했습니다(아마 실험실 보안도 강화했을 거예요). 실험 결과는 실제로 20% 에탄올 용액으로 인해 살인벌의 공격성 행동이 증가했음을 보여주었습니다. 가죽 조각 표적에 박힌 침의 평균 개수를 세서 측정한 결과였죠(평균적으로 에탄올이 없으면 9개, 있

---

[*] 꿀벌이 침을 쏘면 침이 표적에 박혀버립니다. 침을 빼려고 하면 대체로 내장의 일부가 남게 돼요. 특히 독샘이 남아서 (불운한) 표적에게 독을 계속 주입하죠(이 이야기에서 꿀벌의 운이 아주 좋다고 말하는 건 아닙니다).

으면 17개의 침이 박혔답니다. 통계적으로 유의미한 차이죠). 이 실험의 연구자들은 그야말로 헌신적인 집단이었습니다. 과학적 발견을 위해 일부러 시간과 노력을 들여 살인벌 떼를 자극했으니까요.

과학의 이름으로 침에 쏘이다

침을 쏘는 벌레를 다루려면 얼마간의 용기가 반드시 필요할 겁니다. 애리조나 대학교의 사우스웨스트 생물학 연구소에 소속된 곤충학자 저스틴 O. 슈미트Justin O. Schmidt 박사는 명실상부 용감한 남자였습니다. 그에게 명성을 안겨준 척도 체계가 그 증거입니다. '곤충 침 통증 지수Stinging Insect Pain Scale'라는 유명한 체계를 말한 건데, 그 의미는 들리는 그대로입니다.[6] 이 통증 지수는 인간에게 얼마큼의 고통을 가하는지에 따라 곤충 침을 평가하는데요. 여기서 '인간'은 바로 한 명의 인간을 말합니다. 슈미트 박사가 통증 지수를 고안한 작업은 단순히 이론이 아니었어요. (때로는 적극적으로 부추기며) 온갖 곤충의 침을 직접 맞아본 개인적인 경험에 기초해서 통증 지수를 만들었죠.

지수는 1등급부터 4등급까지 이어집니다. 등급 1은 "느낌이 거의 없음", 등급 2는 담뱃불에 데인 것처럼 "뜨거움", 등급 3은 "살을 파고든 발톱을 장장 8시간 동안 계속해서 드릴로 뚫다가 발톱 안에 드릴이 박혀버린" 느낌이라고 합니다. 그리고 등급 4는…… 이 용감한 의사에 따르면 "순수하고 강렬하며 놀라운 통증"이며, 마치 "발뒤꿈치에 8cm짜리 못을 박은 채 불타는 석탄 위를 걷는 것 같다"고 하는군요.[7]

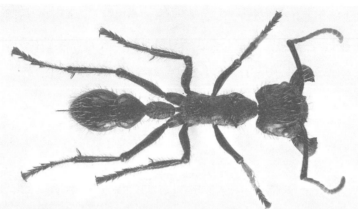

현재 통증 챔피언인 곤충은 총알개미*Paraponera clavata*라는 적절한 별명이 붙은 녀석입니다. 남아메리카의 거의 모든 곳에서 서식하며, 과학자에게는 1775년에 발견되었어요. 평화를 사랑하는(자극하기 전에는 공격을 하지 않는답니다) 총알개미는 통증 지수에서 최고 등급인 4등급에 당당히 올랐습니다. 총알개미의 침에 쏘이면 통증이 워낙 강해서, 용감함을 미덕으로 삼는 남아메리카 마위Mawé 부족은 그 곤충을 통과 의례로 활용하기도 합니다. 마우에 소년은 열두 살이 되면 총알개미가 침을 쏘는 통증을 견뎌내야 해요. 총알개미가 잔뜩 붙은 장갑을 일정 시간 끼고 있어야 하죠. 10분에서 30분까지 버틴다고 합니다. 이 '절차'를 20~25번 반복하고 난 뒤에야 소년은 남자로 인정받습니다.[8]

2018년을 기준으로 슈미트 박사는 무려 150종의 곤충에게 쏘였습니다(이토록 사명감이 투철한 사람이 있다뇨!). 그의 노력을 (그리고 그라는 사람을) 두고 "정신 나갔다"고 표현한 기사를 읽은 적이 있습니다. 개인적으로 저는 이 의견에 동의하지 않아요. 슈미트는 학식이 깊은 과학자인데, 뭇사람보다 용감한 사람이 되었을 뿐이죠. 하지만 저는 이런 유형의 연구에 참여할 생

술 취한 파리와 맛이 간 돌고래

각이 없답니다. 여러분에게 권하지도 않을 거예요. 알레르기가 있을지 누가 알겠어요?[9] 그래도 슈미트 박사가 집필한 재미있는 책 한 권은 읽어보시면 좋겠어요. 『스팅, 자연의 따끔한 맛*The Sting of the Wild*』이라는 책인데, 그가 좋아하는 따끔한 녀석들에 대한 놀라운 이야기가 많이 담겨 있답니다. 또 다른 용감한 곤충학자 마이클 스미스Michael Smith 박사의 이야기도 들려주는데요.[10] 역시 스스로를 실험체로 삼아서 슈미트 박사의 통증 지수를 개선한 인물입니다. 스미스 박사의 지수는 두 가지 중요한 차이점이 있어요. 오직 꿀벌이 유발하는 통증만 평가했고, 예상치 못한 온갖 신체 부위까지 꿀벌이 침을 쏘게끔 했습니다(그림 5.1). 결과가 발표된 논문을 여러분에게 살짝 맛보여주기 위해, 눈에 띄게 배치된 면책 사유서에서 스미스 박사가 어떻게 말하는지 들어봅시다.

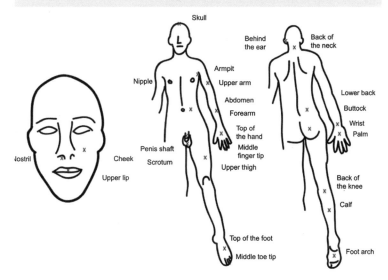

그림 5.1 위치에 따른 통증 지각을 알아내기 위한 벌침 도표.
저자의 허락을 받아 Smith(2014)의 그림을 다시 게재했으며 CC BY 4.0 라이선스가 적용됩니다
(맞아요. 논문 저자가 자기 자신에게 시행한 실험입니다. 일부러요).

코넬 대학교의 임상시험 및 대상자 보호 프로그램에는 자가실험 연구자와 관련된 정책이 없다. 따라서 이 연구는 그들 부서의 검토 대상이 아니었다. 연구 방법은 1983년에 개정된 1975년 헬싱키 선언에 위배되지 않는다. 논문 저자는 침에 쏘인 유일한 사람이며, 연구에 뒤따르는 모든 위험을 인지했고, 연구에 동의했으며, 이 결과가 발표될 것임을 인지하고 있다.[11]

연구를 위해 열과 성을 다한 이 인물에 대해서는 여러분이 직접 좀 더 찾아보길 바랄게요. 그의 이야기를 듣다 보면 완전히 매혹될 수도 있고 몹시 충격을 받을 수도 있어요(아니면 둘 다일지도요). 어느 쪽이든 읽어볼 가치는 충분합니다.

문지기 벌?

만성적으로 알코올을 섭취하는 (혹은 향정신성 물질을 섭취하는) 자연 현상은 흔히 동물이 제 기능을 하는 능력을 손상시킨다는 면에서 역설적인 행동입니다. 이 역설은 벌 군락의 관점에서 보면 훨씬 더 명백히 드러납니다. 벌 군락은 초유기체라고 했던 것 기억하시나요? 초유기체는 개체를 초월하여 유기적으로 결성된 사회로, 확립된 규범에서 거의 벗어나지 않는 엄격히 조직된 행동과 분업에 따라 굴러갑니다.

벌과 같은 사회성 곤충에서 일꾼 계급은 중요한 임무를 떠맡습니다. 벌 군락을 유지하기 위해 적극적으로 먹이를 찾는 임무죠. 정찰을 나선 벌들은 상당한 거리를 날아 적당한 먹이를 찾습니다. 그러고는 다시 돌아와 정교한 춤과 같은 다양한 행동을 통해 먹이의 위치와 종류, 질에 대한 정보를 전달해요.[12] 때로는 이미 발효 중이라 일정 농도의 에탄올이 함유된 꿀을 먹잇감으로 삼기도 합니다. 한창 날아가던 꿀벌이 발효 꿀을 맞닥뜨리는 사례가 아예 없진 않아요. 그런데 벌이 살짝이라도 '술에 취해서' 둥지로 돌아온다면…… 일단은 군락의 '관리 방침'이 이런 행동을 대상으로 무관용 원칙을 적용한다고 볼 만한 이유가 있다고만 해두겠습니다.

벌집으로 비틀거리며 날아와 아무리 봐도 취한 것 같은 행동을 보이는 벌에 대한 일화적인 보고가 많이 전해집니다. 여기서 신기한 점은 연구자들이 실험을 해본 결과 벌이 상당한 양의 에탄올에 내성이 있다는 것이었어요. 무게와 에탄올의 비율을 고려하면 다른 동물은 대부분 제대로 기능하지 못할 만큼의 양이었죠(이 점에 대해서는 곧 더 자세히 살펴볼 겁니다). 이처럼 벌은 분명히 알코올에 내성이 있지만 때로는 발효 꿀을 먹은 뒤에 도취된 상태로 벌집에 돌아옵니다.

그렇다면 꿀에 뭔가 '다른 게' 있어서 벌에 영향을 미치는 걸까요? 확실히 연구할 가치가 있는 문제입니다. 연구 이야기가 나왔으니 하나만 더 말해볼게요. 연구자들이 의도적으로 벌 시험체를 도취시킨 실험이 있었습니다. 그런데 '술에 취한' 벌이 영양교환 trophallaxis 행동 — 좀 역겨운 건 분명하지만 먹이를 게워내서 다른 곤충에게 주는 흔한 행위랍니다 — 을 하면 먹이를 받아먹은 벌 또한 '술에 취하는' 경향이 발견되었어요. 이런 일이 자연에서 벌어진다면 군락에는 좋지 않은 소식이라는 걸 짐작하실 수 있을 거예요. 마치 전염병이 확산되는 듯한 상황이 펼쳐질 테니까요. 만일 벌 개체군의 상당수가 도취 상태에 빠져 있다면 도저히 벌 사회를 효율적으로 운영할 수 없을 겁니다. 벌 사회는 공동체의 목표를 이루기 위해 놀랄 정도로 지능적인 행동을 할 수 있어요(3장 말미에서 살펴본 공중보건 사례를 떠올려보세요). 따라서 도취된 벌이 군락을 '감염'시키지 못하게 막는 행위가 벌 사회에서 발견된다고 해도 그리 놀랍지 않은 일입니다.

이러한 사실과 생각은 발효 꿀을 모으다 취해 군락에 돌아온 벌에 대한 믿기 힘든 이야기를 그럴 듯하게 설명한 것입니다. 둥지의 동료들(특히 벌집의 입구를 지키는 벌들)이 그들을 막아서는데, 난폭하게 굴 때도 있답니다. 때로는 이 문지기들이 취한 벌을 조각조각 해체해 '처형'하는 것으로 보입니다(아마도 '벌'을 가하기 좋아해서 그런 걸까요?).*

이 발상의 기원은 100년도 전에 (지금은 그냥 〈가디언〉인) 〈맨체스터 가디언*Manchester Guardian*〉에 실린 한 기사까지 거슬러 갑니다.[13] 기사의 저자는 벌들이 너무 취해서 협동심을 잃으면 새의 먹잇감이

---

* 형벌이 집행되는 장면을 보여준다고 주장하는 영상이 여럿 있습니다. 하지만 문제의 벌이 어디에서 '유래'했는지를 정확히 알지 않고선(즉 벌이 취했는지 아닌지를 모른다면) 이런 영상은 기껏해야 정황적 증거에 불과합니다. 형'벌'의 행동을 변호하려 해봤자(미안해요, 이제 그만할게요!) 어떤 법원에서도 유효한 증거로 채택되지 못할 거예요.

되기 쉬워질 수 있다고 추측했습니다. 하지만 비틀대는 벌을 덥석 무는 새가 현장에서 관찰되어 보고된 적은 없었어요. 오스트레일리아 브리즈번에 있는 퀸즐랜드 대학교에 소속된 저명한 곤충학자 에롤 하산Errol Hassan 박사가 (이번에도 〈가디언〉에 실린) 2001년 인터뷰에서 언급했던 변형된 일화의 출처가 아마도 1917년에 보도된 이 기사일 거예요.[14]

사랑에 빠진 학자

지금부터 전할 일화는 주제에서 벗어나긴 하지만 너무 귀여워서 생략할 수가 없네요. 2018년, 하산 박사는 50년 넘게 함께한 아내 우르줄라를 위해 꽤 로맨틱한 이벤트를 준비했습니다. 생일을 기념해서 새롭게 발견된 특별히 예쁜장한 말벌 종에 아내의 이름을 붙였던 거예요.[15] 이 새로운 종, '우가 우르술라하사네Uga ursulahassane'를 두고 하산은 이렇게 말했습니다. "참 예쁜 녀석이에요. 마땅히 기억될 자격이 있는 사람에게 찬사를 보내는 적절한 방식이죠— 아주 오래도록 남을 겁니다." 제 생각엔 아주 사랑스럽고 사려 깊은 선물인 것 같아요. 저도 아내에게 비슷한 선물을 해주고 싶지만 어쩌다가 플라나리아를 연구하게 되었네요. 플라나리아는 우리가 곧 살펴볼 편형동물의 한 종류랍니다. 이건 제게 있어서 스스로를 지키는 문제예요. 제 소중한 반쪽은 자신의 이름이 편형동물과 '아주 오래도록' 관련된다면 그리 고마워하지 않을 것 같거든요.

하산 박사는 〈가디언〉 인터뷰에서 취한 벌들에 대해 이렇게 이야기했습니다. "문지기 벌은 그들이 벌집 입구를 통과하지 못하게 막습니다. …… 벌집 착륙지에서 밀어내거나 공격을 가하죠." 이 진술을 곧이곧대로 받아들이면 잠시도 멈출 틈이 없습니다. 이런 행동은 위에서 언급했던 이유로 벌들에게 이로운 것이 분명할 테니까요. 하지만 저는 이 행동을 다루는 그 어떤 공식적인 과학적 보고도 찾지 못했습니다. 과학에서는 그 누구라도 '영수증'이 필요하며(이 사례에서는 학계의 검증을 받은 논문 출판입니다) 받지 못할 경우 보고가 없던 일로 된다는 사실은 여전히 변함이 없습니다. 저는 하산 박사에게 연락을 취해 안내와 설명을 요구했어요. 답변을 기다리는 동안 * 용감한 찰스 에이브럼슨 박사에게도 연락을 했습니다. 술에 취해 미친 듯이 침을 쏘는 살인벌 이야기에서 우리가 만났던 과학자 말이에요. 에이브럼슨 박사는 자신 또한 그 행동을 공식적으로 보고한 사례를 알지 못하지만 물론 들어서 알고는 있다고 말했어요. 심지어 그 행동이 실제로 일어나는가 하는 수수께끼를 풀기 위해 튀르키예와 불가리아의 공동 연구자와 함께 실험을 시도하기도 했다고 합니다. 안타깝게도 결론에 이르지는 못했지만요. 그럼에도 상당히 흥미로운 결과입니다.

간략하게 설명해볼게요. 에이브럼슨과 동료 연구자들은 튀르키예 부르사에 있는 울루다 대학교 양봉장의 두 군락에서 "둥지 여왕

---

* 유감스럽게도 아직까지 답변을 받지 못했네요!

술 취한 파리와 맛이 간 돌고래

벌"을 한 마리씩 찾아냈습니다. 그들은 여왕벌 한 마리("실험군 여왕벌")에게 에탄올이 10% 함유된 설탕물을 주고 두 번째 여왕벌("대조군 여왕벌")에게는 알코올이 없는 설탕물을 주었습니다. 두 여왕벌 모두 달콤한 선물을 게걸스럽게 마셨죠. 그 뒤에 연구자들은 두 여왕벌을 각각의 군락으로 다시 돌려놓았습니다. 두 군락 모두 '의심하지 않고' 그들의 여왕을 들여보냈어요. 그 후로도 군락의 일상적인 운영에는 별다른 차이점이 관찰되지 않았습니다. 한 가지만 빼고요. 실험군 여왕벌이 알을 낳는 속도가 느려졌거든요.

당시에 과학자들은 이 결과에 대해 별로 신경 쓰지 않았습니다. 하지만 실험을 한 지 2주가 지났을 때 실험군 여왕벌이 사라졌고 — 그리고 다시는 보이지 않았습니다 — 다른 여왕벌로 교체되었다는 사실이 발견된 거예요! 과학자들은 프롤레타리아 계급 벌들이 여왕의 비정상 행동을 감지하고는 재빨리 '퇴위'시켰다는 가설을 세웠습니다. 기묘하게도 새로운 여왕벌은 실제 나이보다 더 늙어 보였고 더 적은 알을 낳았으며 결국 군락 자체가 '병든' 것처럼 보였어요. (일반적으로 '병든' 군락은 벌 개체군이 감소하고 꿀과 꽃가루 비축분이 고갈되며 기생충 감염의 징후를 보입니다.) 이 실험은 적어도 공동체로서의 벌집이 취한 벌을 안전상의 이유로 거부한다는 생각에 얼마간의 증거를 제공해줍니다. 맞아요, 벌 두 마리로는 과학 이론을 만들기에 역부족입니다. 하지만 무슨 일이든 출발점이 필요한 법이죠, 안 그런가요?

여왕벌을 취하게 하는 방법

(적어도 곤충학자들 사이에서) 꿀벌은 알코올에 강한 저항성이 있기로 악명이 높습니다(죽지 않고 섭취할 수 있는 양을 기준으로 한답니다). 하지만 인간이 마실 만한 양에 필적하는 에탄올을 섭취하면 행동에 변화가 일어난다는 점을 보여주는 연구도 있어요.[16] 에이브럼슨과 공동 연구자들이 여왕벌 실험을 수행한 또 다른 이유가 있는데요. 벌이 얼마나 많은 알코올을 견딜 수 있는지 알려주기 때문에 흥미롭습니다.

에이브럼슨 박사와 동료들은 실험군 여왕벌이 10% 에탄올 설탕물을 초당 2μL(100만 분의 1리터를 뜻하며 마이크로리터라고 읽습니다)의 속력으로 총 20μL를 섭취하는 모습을 관찰했어요. 전형적인 벌의 몸무게는 대략 0.00011kg인데요. 이 여왕벌이 들이켠 알코올의 양을 인간의 관점에서 해석해보면 다음의 비율을 얻게 됩니다. 20μL/0.00011kg≒180,000μL/kg. 몸무게가 90kg인 인간이 이와 맞먹는 양을 섭취한다는 건 16L가 넘는 (90kg×180000μL/kg = 16,200,000μL 또는 16.2L) 알코올성 음료를 ...... 10초 만에 들이마신다는 뜻이에요.

인간의 위는 고작해야 약 4L만큼 팽창할 수 있습니다. 평범한 인간이 앉은 자리에서 뭔가를 16L나 들이켠다는 건 물리적으로 불가능해요. 알코올 도수가 높은 맥주나 순한 와인 16L를 10초 만에 마시는 건 말할 것도 없죠. 생리적, 생화학적 차이를 감안하더라도 (여왕벌이든 아니든) 벌이 섭취한다고 생각하면 아주 놀라운 양입니다. 교훈: 말벌의 둥지를 휘젓는 게 어리석은 일인 것처럼 벌과 술내기를 하는 것도 분명히 현명하지 못한 행동이랍니다.

각성제를 복용하고 날아오르다

알코올은 벌의 약전에서 유일한 향정신성 물질이 아니에요. 카페인과 코카인 같은 자극제와 관련해서 과학은 이 사회성 곤충으로부터 많은 것을 배웠습니다.

코카인은 니코틴처럼 일종의 살충제로서 식물에서 만들어집니다. 왜 그런 물질이 인간의 보상 회로를 활성화하는지(이전 장에서 살펴본 '약물 보상의 역설'의 관점에서 보면 친숙한 수수께끼일 거예요) 설명하기 위해 과학자들은 흔히 우리와 같은 포유류와 무척추동물의 차이점에 의지하곤 했습니다.

하지만 사실 벌이 코카인에 노출되면 인간과 매우 비슷하게 반응한다는 것을 보여주는 연구가 있어요. 야생의 벌이든 실험 환경의 벌이든 모두 코카인에 끌리며 마치 인간처럼 내성과 금단 현상을 보입니다. 다시 말해 적당량을 섭취한다면 벌도 실제로 코카인이 유발하는 '보상' 효과를 경험할 수 있다는 거예요. 아마도 인간의 경우와 똑같은 화학 경로가 보상 효과와 운동 조절 둘 다와 관련되어 있기 때문일 겁니다(운동 조절 시스템의 붕괴는 코카인이 곤충에 치명적인 영향을 미치는 방식입니다).

약물 반응의 관점에서 우리와 벌이 많이 닮았을지도 모른다는 사실은 약물을 섭취한 벌이 아주 흥미로워지는 요인임이 분명합니다. 무엇보다 행동에 미치는 영향과 관련해서요. 특히 꿀벌이 적당한 먹이 공급원의 존재와 위치를 알리며 추는 춤뿐만 아니라 그 정보를 기억하는 능력에 코카인이 미치는 영향을 발견한 연구들도 있답니다.[17]

또 다른 자극제 카페인은 많은 사람들이 하루를 버틸 힘에 시동을 걸거나 정신을 초롱초롱하게 만들거나 기나긴 업무와 공부에 대비하여 섭취하는 인기 있는 음료입니다. 카페인이 실제로 업무를 완수할 때 단순한 각성도나 반응 시간과 같은 '하등' 인지 기능을 강화하는 데 효과적이라는 연구는 상당히 많습니다. 일반인에게는 종합적인 '뇌 기능 향상제'로 잘 알려져 있지만 안타깝게도 '고등' 수준의 인지에 어떤 이득을 가져다주는지에 대해서는 ─ 적어도 인간을 대상으로는 ─ 정보가 부족한 형편이에요. 예를 들어 기억력 향상이나 학습 과정의 개선 같은 것들 말이죠. 하지만 무척추동물 모델들이 인간과의 매혹적인 유사성을 드러내며 약리학자들을 거미줄로 유혹했어요. 따라서 카페인 효과 문제를 해결하려 하는 과학자들은 비전통적인 연구 실험체로 관심을 돌렸습니다. 그중 하나가 바로 유럽 꿀벌*Apis mellifera*입니다.

한 실험에서 유럽꿀벌에게 카페인을 투여하니 몇 가지 기이한 효과가 발생했어요. 카페인이 투여된 어린 벌들은 카페인을 한 번도 투여받지 않은 비슷한 연령의 벌보다 특정 냄새를 주어진 과제와 더 빠르게 연결시켰습니다. 나이 든 벌을 대상으로 실험해보니 카페인에 노출되면 복잡한 과제를 학습하는 능력이 강화되고 의욕motivation도 향상되었어요(여러분이 무슨 생각을 하는지 알고 있습니다. '도대체 무슨 수로 벌의 의욕을 측정한다는 거야?' 과학이 반드시 해결해야 할 어려운 질문입니다!)[18]

다시 말해 카페인이 벌의 학습에 유익한 영향을 미친다는 증거가 있는 것으로 보입니다. 기억을 형성하고 유지하는 꿀벌의 능력에 카페인이 영향을 준다는 증거는 아직까진 없습니다.[19] 하지만 벌의 카페인 투여 실험에서 상당히 흥미로운 또 다른 발견이 이루어졌는데요. 노화 과정을 늦추는 것과 관련이 있답니다. 2014년에 출간된 한 논문이 카페인에 노출된 벌에게서 노화와 관련된 일련의 생화학 표지marker가 줄어들거나 더뎌졌다고 보고했던 거예요.[20]

그렇다고 지금 당장 달려가서 커피 한 잔을 더 들이붓지는 마세요. 결정적인 연구는 아직 보지 못했으니까요. 하지만 카페인과 노화 간에 연관성이 있다는 생각은 수많은 과학 문헌에서 등장했습니다.[21] 노화 방지 효과에 대한 판단은 아직 (많이) 시기상조지만 좋은 소식이 있긴 해요. 여러분이 벌은 아니지만 카페인 음료가 전반적으로 도움이 된다는 겁니다. 단 적당량을 섭취한다면요. 모든 경우가 그렇듯이 용량에 따라 독과 만병통치약이 결정되니까요!

술 취한 초파리의 성생활

잠깐, 제가 우리들의 친구 노랑초파리를 잊었다고 생각하진 않으셨죠? 어떻게 그러겠어요. 몸집의 부족함을 과학적 흥미 차원에서 만회하고도 남는 걸요.

1장에서 노랑초파리의 알코올 저항성을 시험하기 위해 고안된 취도 측정기를 소개했던 것 기억하시나요? 이 발명품은 결국 유용한 것으로 밝혀졌지만 에탄올에 노출된 초파리가 어떻게 나는지 (아니면 날지 못하는지) 알려줄 뿐이었어요. 최소한 직접적인 방식으로요. 하지만 호기심 많은 한 과학자가 알코올 섭취와 관련된 더 미묘한 효과를 관찰하고 싶어 한다면 어떨까요? 연애운이 없어진다거나 하는 것 말이죠. 대담한 연구자들 몇 명은 이런 목표를 달성하기 위해 더욱 정교한 전략을 마련해야 했습니다. 사랑은 그것이 숭고한 것만큼이나 복잡한 대상이거든요. 심지어 과학에서도요.

번식은 자연의 주된 '생물학적 명령' 중 하나입니다. 자연에 관한 한 짝짓기는 실제로 일종의 삶의 목적이에요.[22] 따라서 많은 경우 교미 행동이 생물체의 매우 강한 충동에 속한다는 말을 들어도 그리 놀랍지 않아요. 이 행동은 흔히 쾌감의 보상으로 강화되는 반면, (거부나 다른 요인 때문에) 성행동에 실패하는 것은 주로 부정적인 다양한 반응을 일으키기로 잘 알려져 있습니다. 그렇긴 해도 많은 동물종의 경우 성적 행위는 하나 혹은 두 파트너 모두에게 유쾌한 일이 아님을 — 심지어 안전하지도 않음을 — 지적하는 것이 중요해요.

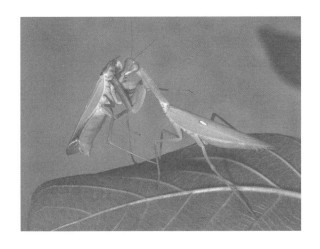

이러한 위험한 관계 중 가장 잘 알려진 사례는 수많은 종의 거미는 물론이고 사마귀 같은 곤충에게서 흔히 발견됩니다. 이 종들의 경우 후손에게 유전자를 남기기 위해 수컷이 목숨을 걸고 도박을 해야 합니다. 교미를 한 뒤에 즉결로 목이 베이는 최후의 대가를 치르고 말죠(사랑을 위해 이렇게까지 하다뇌!). 또 다른 극적인 사례도 있는데, 말하자면 수컷이 승리를 거머쥐는 경우입니다. 바로 흔하디 흔한 빈대예요. 이번에는 '외상 수정traumatic insemination'이라는 전문 용어가 모든 것을 말해줍니다. 수컷 빈대가 성기로 암컷을 공격하고 찌르거든요(맞아요, 정말로 찔러버립니다). 그리고선 어떤 성기도 거치지 않고 암컷의 몸속에 자신의 유전적 기여분을 직접 집어넣습니다. 이렇게 난폭한 행동을 저지르고 나서야 정자는 암컷의 난소로 향하게 됩니다(빈대는 정말 불쾌한 녀석이군요).[23]

우리 초파리 친구의 번식 행동은 보다 '전통적'이에요. 수컷 초파리는 자신의 목적을 달성하기 위해 암컷에게 구애하는 짝짓기 전략을 이용합니다. 게다가 그들이 반응하는 행동을 보면 곧 쾌감을(혹은 적어도 매우 유사한 감각을) 느낀다는 징후도 나타나죠. 노랑초파리 구혼자는 자기가 목표로 하는 상대에게 애정을 각인시키기 위해 다양한 전략을 시도합니다.

날개 한쪽을 특정한 진동수로 떨어서 일종의 작은 세레나데를 들려주기도 하고 암컷의 복부를 살며시 만지기도 하며 (누군가는 의인화를 하고 싶어 할 행동일 텐데) 심지어 암컷의 생식기에 '입'을 비비기도 하죠.[24] 척추동물과 무척추동물을 막론하고 비슷한 구애 전략이 자연계에 널리 퍼져 있답니다. 모두 다음의 사실 때문이에요. 유성생식을 하는 상당수 종의 번식은 암컷이 언제 누구와 짝짓기를 할지에 따라 크게 좌우되거든요(마땅한 일이라고 덧붙일 수 있겠습니다).[25]

이것은 공평한 처사로 보입니다. 사실상 모든 동물 종의 경우 자식의 전반적인 생활과 생존을 보장하는 데 많은 노력을 쏟아붓는 건 암컷이거든요. 그 과정에서 소중한 에너지 비축분이 사용되죠. 따라서 수컷 노랑초파리는 자신이 가치 있는 존재인지 증명해야 합니다. 그러지 않으면 아무 일도 일어나지 않을 거예요. 평균적으로 수컷의 구애 행동은 대략 10분간 지속됩니다. 이 씩씩한 녀석의 일이 모두 잘 풀린다면 20여 분간의 교미가 뒤따르고, 운이 좋다면 수정까지 이어집니다. 교미가 끝난 부부는 이제 제 갈 길을 갑니다. 암컷은 알을 낳고, 수컷은…… 또 다른 암컷을 찾아 떠나죠. 그렇게 유명한 '생명의 순환'이 계속됩니다.[26]

술 취한 파리와 맛이 간 돌고래

안타깝게도 원하는 것을 항상 얻진 못하는 법입니다. 노랑초파리도 마찬가지예요. 누군가는 사랑의 게임에서 죽을 쑤기 마련이죠. 2012년, 당시 울리케 헤베를라인 박사의 연구 집단에 속했던 갈리트 쇼하트 오피르Galit Shohat-Ophir 박사는 한 보고서에서 호색에 빠진 수컷 초파리가 행운의 여신과 함께하지 못했을 때 보인 행동을 설명했습니다. 쇼하트 오피르 박사와 공동 연구자들은 수컷 초파리를 두 그룹으로 나누고 과학의 이름하에 그들의 애정을 농락했어요.

한 그룹에게는 마음대로 짝짓기를 할 기회와 접근권이 주어진 반면 다른 그룹은 짝짓기가 금지되었습니다. 때로는 암컷의 적극적인 거부에 부딪히게 했고* 다른 때에는 물리적 장벽을 사이에 둔 접근만 허용했으며("보기만 하고 만지지 마") 어떤 때에는······ '목이 잘린' 암컷에게만 접근할 수 있도록 했습니다(그러니 분명 적극적으로 동의를 표하진 않았을 거예요).** 그 후에 '짝이 있는' 수컷 그룹과 '짝이 없는' 수컷 그룹 각각을 놓고 선택하게 했어요. 평범한 으깬 과일, 아니면 똑같은 종류지만 에탄올을 15% 함유한 으깬 과일 중에서요. 이것은 맛 좋은 이탈리아산 키안티 와인에 비견될 만한 알코올 농도였죠.[27]

---

* 이 그룹의 초파리는 '짝이 있는' 암컷에게만 접근이 허용된 반면 다른 그룹은 '짝이 없는' 암컷에게 접근할 수 있었어요. '짝이 있는' 암컷 초파리는 수컷의 제안에 퇴짜를 놓을 가능성이 높거든요(두통이 있다거나 그날 밤은 머리를 감느라 바쁘다고 말했을 겁니다).

** 수컷 초파리가 성적 행위를 하기 위해서는 '반드시' 암컷의 적극적인 동의를 받아야 합니다. 그러지 못하면 아무것도 하지 못하게 되죠. 제 생각에 이건 노랑초파리 '문화'가 우리에게 명확하게 가르쳐주는 교훈 같아요. 심지어 (어떤) 곤충에게도 동의가 중요하다는 사실 말입니다.

'이성 교제'를 실패한 수컷 초파리는 슬픔을 달래려 했습니다. 맞아요, '짝이 없는' 수컷은 알코올을 탄 먹이를 선호한 반면 '짝이 있는' 수컷은 특별히 선호하는 먹이가 없었어요. 논문 저자들은 주도면밀했습니다. 다른 대조군들을 도입해 그들이 실제 효과를 관찰했는지에 대한 합리적 확신을 가지려 했죠. 더 놀라운 점은 거절당한 수컷이 사랑을 할 수 있는 또 다른 기회를 잡고 두 번째 시도에서 성공하자 술을 탄 먹이를 선호하는 경향이 사라졌다는 겁니다.*

아, 보잘것없는 노랑초파리조차 결국 우리와 별로 다르지 않군요.

이 행동적 결과도 유별나고 의미심장하긴 하지만 연구자들은 한 발 더 나아갔습니다. 실험체에서 특정한 생화학 과정을 조사해서 그 행동에 대한 더욱 깊은 통찰을 얻었던 거예요. 알코올과 관련된 (우리와 같은) 척추동물의 행동은 신경펩타이드 Y$_{neuropeptide Y}$, 줄여서 NPY라고 불리는 화합물과 밀접하게 관련되어 있습니다.[28] 노랑초파리도 신경펩타이드 F(NPF)라는 비슷한 펩타이드가 있죠. 과학자들은 에탄올이 영향을 미치는 초파리의 행동에서 NPF가 어떤 역할을 한다는 가설을 세웠습니다.

여기서 다음과 같은 점을 지적하는 게 중요합니다. 이 연구가 수행될 때까지는 NPY와 NPF 모두 알코올과 유관한 '성행동'과 관련이 있다고 여겨지지 않았다는 거예요. 하지만 아니나 다를까 쇼하트 오

---

* 알코올이 수컷과 암컷에게 미치는 영향은 서로 다르다는 점을 지적하는 게 중요합니다. 수컷은 과민하게 반응하는 경우가 많지만 암컷은 알코올의 진정 효과에 더 민감합니다. 이 차이는 성적 특징으로 보입니다. 수컷과 암컷 노랑초파리는 (주로 알코올 저항성과 관련짓는 요인인) 몸집이나 무게가 거의 다르지 않거든요.

피르 박사와 공동 연구자들은 수컷 초파리가 암컷에게 거절당하거나 성 기능이 박탈되었을 때 NPF 수준이 떨어진다는 사실을 발견했어요. 그리고 알코올을 함유한 먹이를 선호하는 경향이 뒤따랐습니다. 이 발견에 기반해서 연구자들은 (짝짓기 실패와 무관하게) NPF 신호의 활성화 여부에 따라 알코올 선호도가 달라진다는 가설을 세웠어요. (암컷 초파리가 하나도 없는 상황에서) 이 아이디어를 시험해보니 NPF 활성도가 감소한 수컷 초파리는 '알코올에 의존한다'는 사실을 실제로 발견했습니다. 암컷에게 거절당하거나 접근하지 못했을 때 그랬던 것처럼 말이죠. 반대로 NPF 수용체가 활성화된 수컷 초파리는 에탄올에 무관심했습니다.[29]

이런 연구의 여파로 예상할 수 있는 것처럼 (본격적인 세부 내용은 생략된 채) 전반적인 골자는 언론의 관심을 사로잡았고 머지않아 과장된 헤드라인이 나부꼈어요.[30] 결국 성은, 특히 알코올과 관련될 때 잘 팔리는 주제니까요. 쇼하트 오피르 박사와 공동 연구자들은 철저하게 초파리 생물학의 관점에서 자신들의 발견을 신중하게 제시하고 논의했어요. 하지만 이 발견을 다룬 몇몇 주류 언론의 논리는 초파리에서 사람으로 비약하고 말았습니다. 사실상 알코올이 굉장히 다른 두 생물체에게 똑같은 효과를 미친다고 억측하면서요. 공정하게 말해서 완전히 말도 안 되는 가설은 아니지만 증거로 뒷받침되지 않는다면 추측 그 이상도 이하도 아니죠.

물론 비인간 생물체를 관찰한 결과를 해석할 때 의인화를 하지 않기란 여간 어려운 일이 아닙니다. 예를 들어 쇼하트 오피르 박사의 논문에는 "에탄올 도취"와 "거절을 받는 사회적 경험" 같은 구절이 등장하는데요. 맥락이 무시된 채 '자극적인' 헤드라인의 재료가 되기 십상이죠.[31] 언론 보도로 한바탕 소동이 일자 쇼하트 오피르 박사 논문의 결과에 대안적 설명을 제공하는 과학 논문이 출간되기 시작했습니다. 진화론과 생태학의 통찰에 기반한 해석을 내놓았던 거예요. 예를 들어 '짝이 없는' 수컷이 에탄올에 끌리는 이유는 위안을 찾는 것과 관계 없이 오히려 칼로리 함량이 높은 알코올을 섭취해 적응도를 향상시키려는 (그래서 이후 짝짓기 성공률을 높이려는) 것과 연관이 있을지도 몰랐습니다. 아니면 발효된 과일은 잠재적인 짝을 비롯해 단순히 초파리들의 '모임 장소'일 가능성도 있었죠.[32]

호기심 많은 과학자들의 탐구는 계속되었습니다. 마침내 2018년, (이제는 이스라엘의 바르일란 대학교에서 자신의 연구진을 이끄는) 쇼하트 오피르 박사와 공동 연구자들은 초파리의 알코올 섭취와 성적으로 유발된 신체적 쾌감의 직접적인 연관성을 발견하여 논문으로 발표했어요.[33] 시르 제르 크리스필Shir Zer-Krispil 박사가 주도한 이 연구에서 과학자들은 노랑초파리의 보상 체계[34]에서 작동하는 특정한 분자적 측면, 즉 '코라조닌corazonin, CRZ'이라는 화합물의 역할을 조사했습니다. 바퀴벌레의 심박수를 증가시키기 때문에 이런 이름이 붙었지만* 코라조닌과 그 유사 화합물은 굉장히 다양한 무

---

* 더 자세히 설명하자면 코라조닌이란 이름은 스페인어로 '심장'을 뜻하는 코라손corazón에서 왔습니다. 심장을 따라 이름이 붙은 화학물질이 생물체의 성 기능에도 영향을 미친다니, 이 우연의 일치는 당연히 짚고 넘어갈 수밖에 없네요.

　　　　　　　　　　　　술 취한 파리와 맛이 간 돌고래

척추동물 생물체의 몸속에서 많은 작용을 제어한다는 사실이 발견되었어요.

예전에도 말했지만 만일 이런 식으로 한 특징이 수많은 종에서 발견된다면 그건 중요할 수밖에 없습니다. 중요하지 않다면 진화가 추려냈을 거니까요. 실제로 코라조닌은 생식샘자극호르몬 방출호르몬gonadotropin-releasing hormone, GnRH이라는 더 큰 계열의 화학물질에 속하는데요. 몇몇 대표적인 물질들이 무척추동물과 척추동물을 막론하고 사실상 모든 종류의 동물에게서 발견되곤 합니다.[35]

쇼하트 오피르와 제르 크리스펄 박사가 수행한 새로운 연구는 무엇보다 뇌에서 코라조닌을 생성하는 뉴런이 활성화되면 그 직후에 수컷 초파리가 사정을 한다는 사실을 보여주었습니다. 신기하게도 그 뉴런을 활성화하면 사정 유발 이외에도 '짝이 없는' 수컷의 에탄올 선호 현상이 사라진다는 걸 확인하기도 했어요. 앞서 살펴본 2012년 실험과 비슷한 행동 평가 방법을 사용한 결과였습니다.

이 관찰을 해석하는 한 가지 직접적인 방법은 사정에 뒤따르는 신체적 쾌감이 적어도 수컷 초파리의 에탄올 선호 현상을 유발하는 요인이라는 것입니다.** 같은 연구진이 앞서 수행한 연구로 수컷 초파리의 NPF 수준이 에탄올 선호 여부에 영향을 미친다는 사실을 보여주었다는 것 기억하시나요? 현재까지 코라조닌과 NPF의 관계는 확실히 밝혀지지 않았지만 개인적으로는 밀접히 연관된 연구 데이

** 초파리가 (혹은 다른 생물체가) 인간처럼 쾌감을 경험하는지 알아내는 일은 불가능에 가깝습니다. 3장을 참고해보세요.

터가 얻어지리라 생각해요. 바람을 맞고 술에 찌든 초파리의 이야기가 조만간 행복한 결론으로 이어질 거라 의심치 않습니다.

모호해진 경계

「알코올 반복 노출이 유발하는 초파리 구애 행동의 탈억제」라는 다소 따분한 제목의 한 논문은 수컷 노랑초파리가 알코올을 섭취하고 보이는 또 다른 성적 행동을 묘사했습니다.[36] 당시에 펜실베이니아 주립대학교에 소속되어 있던 한경안 박사의 연구진이 수행한 이 연구는 알코올에 반복 노출된 수컷 노랑초파리가 성행위에 광적인 집착을 가짐을 보여주었어요.

하지만 여기엔 반전이 있었습니다. 수컷 초파리의 과잉된 성욕은 암컷을 대상으로만 표출된 게 아니었어요. 수많은 수컷이 적어도 암컷과 같은 비율로 수컷을 향해 적극적인 구애 행동을 보였습니다. 이런 특수 행동은 '수컷 간 구애 행동intermale courtship'이라고 하는데요. 이 실험에서만 보이는 현상은 아닙니다. 주변에 암컷이 거의 없다면 수컷 노랑초파리는 다른 수컷에게 맹렬히 집적댑니다. '과잉 흥분'한 수컷 몇 마리가 자신의 입을 상대방의 엉덩이에 대고 길게 늘어서서 '기차놀이' 대열을 형성하는 방식으로요.

이런 과잉된 성행동(기차놀이 대열 형성)이 증가하는 현상은 에탄올 섭취와 직접적인 연관성이 있는 것으로 확인되었습니다. 간단히 말해 에탄올 노출 빈도가 높아질수록 행동 유발 빈도도 높아졌기 때문입니다. 에탄올에 반복 노출시킬 경우 수컷 간 구애 행동이 발

술 취한 파리와 맛이 간 돌고래

생할 가능성이 높아졌습니다. 여섯 번째 노출에선 대략 40%의 수컷이 행동을 보였죠.

이 특정 행동을 추적하던 끝에 연구자들은 세 가지 분자 개체를 식별했어요. 전사 인자transcription factor, 수송체transporter, 그리고 특히 도파민 신경전달물질이 발견되었습니다. 앞서 살펴봤던 것처럼 도파민은 중독성 행동과 관련해서 두드러진 역할을 하는 물질이죠. 실제로 이 과잉된 성행동에 대해서도 중심적인 역할을 담당하는 것으로 보입니다. 다른 두 참가자(전사 인자, 수송체)의 유전자에서 발생하는 몇몇 돌연변이와 더불어서요. 에탄올이 유발하고 도파민에 의존적인 수컷 간 구애 행동은 전사 인자와 수송체에 의해 조절된답니다.[37] 기묘하게도 초파리의 나이 또한 얼마간의 영향을 미치는 것으로 보입니다. 나이가 많을수록 더 적극적으로 수컷 간 구애 행동을 했거든요.*

한경안 박사의 연구진은 또 다른 흥미로운 관찰도 보고했습니다. 알코올에 노출된 수컷 노랑초파리는 수컷과 암컷 둘 다에게 열렬한 구애 행동을 보였지만, 암컷이 "그래, 어서 해봐!"라는 신호를 보내도 술에 취한 열정적인 구혼자는 행동으로 옮기는 데 실패하기 일

---

* 같은 논문에서 한경안 박사와 공동 연구자들은 취도 측정기처럼 에탄올이 초파리에게 유발하는 행동적 효과를 측정하기 위해 고안된 독창적인 기구를 설명하기도 했습니다. 이름하여 '파리술집Flypub'. 기본적으로 녹화 장치와 연결된 투명한 박스인데, 아랫부분이 열려 있어서 그 안으로 에탄올 증기를 집어넣을 수 있어요. 이와 비슷한 장치가 적어도 하나 더 있습니다. 바로 '파리바 FlyBar'예요. 알코올이 일주기 리듬에 어떤 영향을 미치는지 알아보기 위해 플로리다 주립대학교의 리사 C. 라이언스Lisa C. Lyons 박사와 공동 연구자들이 발명한 것입니다(일주기 리듬과 초파리에 대해서는 곧 더 자세히 살펴볼 거예요).

쑈였어요. 학술지 『네이처』에서 이 연구를 소개한 기사[38]는 적절하게도 셰익스피어의 『맥베스』에서 한 등장인물이 알코올 음료를 언급하며 이야기한 대사를 인용했습니다. "술은 욕정을 불러일으키나, 그 행위를 빼앗아 간다." 또다시, 초파리와 인간은 별로 다르지 않다는 결론이 났군요.

뜻밖의 아이 돌보기

성행동 현상 뒤에 숨겨진 주된 (실질적인) 의도는 자식을 갖는 것입니다. 아니나 다를까 알코올은 초파리의 생물학적 삶에서 '임신'이라는 한 시기에도 일정 역할을 담당하고 있습니다.

노랑초파리는 '과일 파리'라고 불리기도 하는데요. 이로부터 과일이 노랑초파리에게 주된 열량 공급원이라는 사실을 추측하실 수 있을 겁니다. 에탄올이 독성을 띨 수 있다는 사실은 이제 알고 계시죠? 과일을 먹는 수많은 종류의 생물체는 그 독성 때문에 어느 정도 알코올에 저항성을 가집니다. 알코올의 독성을 무시하고 오히려 에너지 공급원으로 삼을 수 있죠. 노랑초파리는 그렇게 하는 데 선수입니다.[39]

흥미롭게도 연구자들은 같은 초파리 종의 에탄올 대사와 내성이 심지어 지역에 따라(즉 초파리가 마주쳤을 과일의 종류에 따라) 달라진다는 사실을 발견했어요.[40] 다시 말해 초파리의 알코올 저항성은 대체로 유전적 특징이지만 환경적 요인의 영향도 받는다는 겁니다.[41] 어쨌든 노랑초파리의 알코올 저항성은 성체에만 한정되지 않습니다. 수많은 파리 종과 마찬가지로 노랑초파리 암컷은 먹이 위에 알을 낳습니다. 노랑초파리의 경우는 (때로는 발효된) 과일이죠. 바로 이런 방식으로 진화는 노랑초파리 유충과 알에게 알코올 저항성을 선사했습니다. 다른 무척추동물에게는 해로울 수 있는 농도에도 견딜 수 있도록 말이죠. 막 태어난 유충에게는 특히 유익했습니다. 어쨌든 발효 과일은 그들이 처음으로 섭취하는 먹이일 테니까요. 그리고 엄마 파리 또한 자식이 지닌 알코올 저항성의 장점을 십분 살리고 있어요. 자식을 보호할 방어용 무기로 삼을 수 있으니 말입니다.

우리가 다양한 약의 재료와 소독제처럼 (기분 전환이 아닌) '정당한 목적'으로 에탄올을 사용하기도 하는 것처럼 놀랍게도 노랑초파리 또한 에탄올의 화학적 성질을 활용하는 행동을 보입니다. 그중 하나는 에탄올을 항기생충 방어 수단으로 삼는 행동이에요. 이미 살펴봤던 것처럼 기생충과 숙주 사이에서 지속적으로 벌어지는 진화적 전쟁은 수많은 종에게 있어서 선택압selective pressure의 강력한 원천입니다. 그 전쟁의 반응으로 화학적 방어 전략을 발달시키게 되었거든요. 여러 초파리 종은 — 초파리 유충에 알을 낳는 특정 말벌 종을 비롯한 — 기생충과 포식기생자parasitoid*에 맞서 알과 유충을 보호하기 위해 알코올을 활용하는 방어 수단을 발달시켰습니다. 에탄올 독성에 대한 노랑초파리의 저항성은 대체로 기생충보다 강한데

---

* 둘의 주된 차이점을 간단히 설명하면 이렇습니다. '기생충'은 숙주의 몸에서 거의 영구적으로 '거주'하는 반면 포식기생자는 유충 단계에서만 숙주가 필요하고 성충 단계에서는 독립적으로 생활한다는 것입니다. 이런 미묘한 차이는 지금의 대화에서 별로 중요하지 않지만 제가 세부 내용에 엄격한 사람이라서요.

요(좀 더 구체적으로 말하자면 기생 말벌의 경우 초파리 유충은 말벌 유충보다 에탄올 내성이 더 강합니다). 암컷 노랑초파리는 발효되어 상당한 농도의 에탄올을 자연적으로 함유할 과일에 (역시 에탄올 저항성을 지닌) 알을 낳는 방식으로 그 저항성을 활용한답니다. 일반적으로 알을 낳으려 하는 암컷 노랑초파리에게는 과일의 에탄올 함유량이 높을수록 더 매력적이에요.

놀라운 점은 암컷 노랑초파리가 항상 알코올로 가득한 과일에 알을 낳는 건 아니지만 주변에서 기생 말벌을 발견할 때마다 십중팔구 그렇게 한다는 겁니다.[42] 이 교묘하고 현명한 행동을 유발하는 유전자를 과학자들이 이미 식별하기도 했어요. 앞서 살펴봤던 NPF가 한몫을 한다는 사실을 발견했던 거예요. 예를 들어 NPF 수준이 감소하면 알 낳기 행동이 자주 일어나고 거꾸로도 마찬가집니다.

생각해보면 이러한 노랑초파리의 행동은 대체로 탁아소에 화학 무기로 덫을 놓는 것과 비슷하군요(물론 아기를 해치지 않는 무기여야겠죠). 저는 걱정이 많은 부모인 터라 꽤 괜찮은 생각으로 들리네요. 안타깝게도 제 아이들은 이미 다 성인이라서 그처럼 극단적인 보호 전략은 필요하지 않다는 점을 인정할 수밖에 없겠습니다. 어쩔 수 없죠, 그래도 언젠가 태어날 손주가 있답니다!

시간생물학

물리적 우주라면 사실상 모든 곳이 그렇듯이* 생물학적 생명 또한 시간의 흐름에 얽매여 있습니다. 따라서 진화로 인해 생물체가 시간을 측정하고 감각하는 능력을 갖게 된 것과 이 생리적 능력을 다양한 방식으로 사용하여 생존 가능성을 끌어올릴 수 있었던 것은 놀라운 일이 아니에요. 시간과 관련된 생물학적 활동은 '시간생물학chronobiology'에서 총망라하여 다루어집니다. 실질적으로 모든 강綱, class 생물체의 생리를 사실상 전부 제어하는 생물학적 리듬을 연구하는 과학 분야죠.[43]

지구의 태양일은 24시간이기 때문에 일반적으로 생물학적 리듬은 대략 24시간에 맞춰져 있습니다(실제 기간은 생물체에 따라 22시간에서 25시간까지 달라집니다. 똑같은 생물체라고 해도 세포의 리듬은 그 종류마다 들쭉날쭉하지만요). 이 리듬은 정확히 24시간은 아니기 때문에(여전히 근사치긴 하지만 지구의 실제 하루는 23시간 56분입니다), '하루에 가까운 리듬' 혹은 '대략 하루쯤인 리듬'이란 뜻의 '일주기 리듬circadian rhythm'이라 불립니다. 이 일주기 리듬은 '생체 시계biological clock'라는 적절한 이름이 붙은 생화학 체계에 의해 제어됩니다. 단세포 생물부터 고래까지, 지금껏 알려진 모든 생물체가 갖추고 있는 체계죠.

---

* 암흑물질과 암흑에너지가 보통 물질보다 많은 장소와 블랙홀의 내부처럼 우리가 거의 알지 못하는 이질적인 공간은 예외일 가능성도 있습니다.

생체 시계는 생물체가 환경으로부터 신호를 받지 않고도 환경의 변화를 예상할 수 있게 해줍니다. 예를 들어 진화는 태양이 실제로 모습을 보이기 전에 잠에서 깨어나는 생물체의 생존을 선호하죠(일찍 일어나는 새가 벌레를 잡는다는 등의 속담도 있죠?) 시간생물학의 통찰은 수면 장애로 이어지는 질환의 진단과 치료부터 생식 주기까지 우리의 일상과 관련된 다양한 현상에 적용되고 있습니다.

온갖 종류의 무척추동물, 그중에서도 노랑초파리는 일주기 리듬의 한 기능으로서 수면과 기억의 생리학을 연구하기에 유용한 모델이랍니다. 일반적이지 않은 근무 일정, 시차로 인한 피로 같은 것들과 연관된 문제를 더욱 잘 이해하는 것이 목표예요.[44] 수많은 화학 물질이 생물체의 시간생물학적 과정에 관여하기 (그리고 영향을 미치기) 때문에 이 연구는 새로운 약물요법 개발로 이어질 수 있답니다.[45] 게다가 약물의 효능이 시간에 따라 달라진다는 것도 알려져 있어요. 이러한 사실로부터 '시간요법chronotherapy'과 '시간약리학chronopharmacology'이라는 개념이 탄생했죠. 약물 처치와 심지어 영양소 같은 다른 물질을 연구하고 약물을 투여할 때 시간과 관련된 요인을 고려하는 것을 목표로 삼는 개념입니다.[46]

초파리의 시간생물학에서 흥미로운 측면은 알코올 및 다른 남용 약물과 하루 중 시간의 상호작용과 관련되어 있습니다. 알코올이 노랑초파리에게 미치는 영향은 일주기 리듬에 따라 민감하게 달라져요. 예를 들어 하루가 끝날 무렵에 더 강한 에탄올 내성을 보이죠(향정신성 효과를 경험하려면 더 많은 에탄올이 필요하다는 뜻입니다). 반

술 취한 파리와 맛이 간 돌고래

대로 아침에 초파리를 '취하게' 하려면 더 적은 양만 있어도 됩니다.* 이와 관련하여 일주기 리듬의 영향을 얼마나 받는지 알아보는 행동적 척도는 '직립 반사righting reflex'의 상실을 살펴보는 것입니다. 간단히 말해 진정제를 맞은 초파리가 거꾸로 뒤집혔다가 '다시 일어날' 때까지 시간이 얼마나 걸리는지 측정하는 것이죠(특히 운동 기능 회복의 척도가 됩니다).[47]

노랑초파리는 인간을 비롯해 다양한 생물체를 대상으로 남용 약물과 관련하여 생체 시계가 어떤 영향을 미치는지 연구하는 모델로 발전하고 있습니다.[48] 예를 들어 노화가 진행 중인 인간처럼 초파리도 노화가 진행 중일 때 약물에 다르게 반응합니다. 알코올 민감성이 높아지는 동시에 기능 회복 시간이 늘어나죠. 둘 다 생체 시계로 조절되는 현상입니다.[49] 저는 시간생물학과 우리의 좋은 친구 노랑초파리가 아직도 더 많은 경이를 간직하고 있다고 확신합니다. 오직 시간만이 말해줄 거예요.[50]

---

* "술을 마시기엔 너무 이르다"라는 말이 떠오르네요.

마약에 취한 거미

과학의 가장 매력적인 특징 중 하나는 '일상적인' 관찰이 언제 이 목을 사로잡을 중요한 발견을 가져다줄지 아무도 모른다는 것입니다. 그 발견은 십중팔구 예측 불가능한 사건이에요. 바로 이 점이 기초 연구, 즉 곧바로 보이는 응용 방안을 생각하지 않고 수행하는 연구가 그토록 중요한 이유입니다. 그리고 각기 다른 흥미와 전문성을 가진 과학자들이 교류하면 그들이 갖춘 지식이 예상치 못한 방식으로 결합하는 일이 빈번히 일어나는데요. 그럼으로써 절대로 빛을 보지 못했을 통찰이 생겨납니다. 특정 마약이 거미의 거미집 짓기 행동에 특별한 영향을 미친다는 발견 이야기는 과학에서 우연과 협동이 둘 다 얼마나 중요한지 알려주는 완벽한 사례입니다.

이것은 한때 각자의 연구 분야에 실망하여 좌절에 빠졌던 두 과학자의 이야기예요. 그들은 자연을 향한 호기심에 이끌려 힘을 합치기로 결심했고 자연은 그 결정에 부응했죠…. 아, 제가 너무 앞서가고 있군요. 여러분이 벌써 한 가지 질문을 품고 있으리라 생각하는데요. 그 질문을 던져보면서 이야기를 시작해보죠. 애초에 거미에게 마약을 투여할 생각을 했던 정신 나간 사람이 과연 누구일까요? 간단히 말씀드리자면 물론 과학자들입니다. 맞아요, 또 그 사람들이에요.

모든 것은 1948년 독일 튀빙겐 대학교의 한스 페테르스Hans Peters 박사의 동물학 연구진으로부터 시작되었습니다. 페테르스 연구진은 자연 다큐멘터리 제작의 일환으로 거미가 거미집을 짓는 모습을 촬영하려 했어요. 유감스럽게도 실험 동물이 으레 그러듯이 나름의 생각이 있었던 거미들은 과학자들이 이루려 했던 일에 완전히 비협조적이었습니다. 과학자들이 다루던 독특한 거미 종, 지기엘라 엑스-노타타*Zygiella x-notata*[51]는 다른 거미처럼 실크[52]를 만들 수 있는 무당거미orb-weaver spider였습니다. 정교하고 섬세하면서도 먹이 사냥이라는 주된 목적을 충분히 이룰 만큼 견고한 실크를 만들었죠.

지기엘라가 야행성 거미라는 사실이 페테르스 박사의 연구진에게 큰 문젯거리였습니다. 복잡한 거미집을 짓는 행동을 도저히 관찰할 수가 없어서 전부 좌절감이 커져만 갔거든요. 피곤에 찌든 과학자들은 밤늦게까지 자지 않고 가능한 오랫동안 거미들을 지켜보았지만 끝내 잠들고 말았습니다. 다음 날 아침에 일어나선 아름답게 잘 짜인 거미집을 발견하곤 했죠. 그들은 절망한 나머지 친하게 교류하던 약리학자* 페터 비트Peter Witt 박사에게 찾아갔어요. 이후에 한 유명한 논문에서 비트 박사는 당시의 일화를 떠올리며 이렇게 썼습니다. "동물학과 사람들은 완전히 녹초 상태였다⋯⋯."[53]

그 동물학자들이 몰랐던 것은 비트 박사도 자신의 연구에서 한창 고배를 마시고 있었다는 사실입니다. 약리학자가 되기 전에는 의사로 활동했던 비트는 향정신성 약물이 인간에게 미치는 영향에 지대한 관심을 가지고 있었습니다. 인간 피험자들은 페테르스 박사의 거미들에 비하면 협조적이었지만 그럼에도 문제는 있었죠. 비트 박사

---

* 약리학자는 언제나 옳은 법이죠.

가 투여한 약물이 일으키는 향정신성 효과는 대부분 알려져 있었지만 대마초와 모르핀 같은 마약이 각기 유발하는 효과를 구분하는 일은 쉽지 않았습니다. 졸음은 그 원인이 되는 약물의 종류와 상관없이 그냥 졸음인 것처럼 보이는데요. 이것은 졸음이 수많은 마약성 약물 및 다른 유사한 약물의 '일반적인' 효과일 가능성이 있었다는 것을 뜻합니다. 비트 박사는 이에 대해 거의 아무것도 언급하지 않았어요. 저 또한 과학자로서 그의 좌절을 십분 이해합니다. 과학 논문에 "시험을 거친 모든 약물은 인간에게 졸음을 유발한다는 것을 관찰했다. 끝"이라고 쓸 수는(적어도 발표할 수는 없는) 없으니까요.

아무튼 이야기를 계속 이어가겠습니다. 동물학자(페트르스)는 약리학자(비트)에게 이렇게 물었어요. 거미들을 '혼동'에 빠뜨려 '속임'으로써 백주 대낮에 거미집을 짓게 만들 마약성 약물을 알고 있느냐고 말이죠. 연구진이 거미의 활동을 수월하게 촬영할 수 있도록요.* 비트 박사는 흔쾌히 돕고자 했습니다. 하지만 자신은 거미에 관해 아는 것이 거의 없고 거미집 짓기 행동은커녕 약물이 거미에게 어떤 효과를 일으키는지에 대해서는 더 모른다고 솔직하게 인정했어요. 심지어 거미의 신경계가 향정신성 물질에 노출되면 일말의 반응이나마 보일지조차 알지 못했죠. 그러한 것들만 주의한다면 기꺼이 실험을 위한 약물 샘플을 건네주겠다고 약리학자는 동물학자들에게 말했습니다. 동물학자들은 만족해하며 마약을 가져갔어요(물

---

* 당시에 그들은 눈치채지 못했지만 기본적으로는 거미의 일주기 시계를 약리적으로 조절하길 원하고 있었던 겁니다.

론 자신들이 복용한 게 아니라 거미에게 주었죠. 어떻게 그럴 수 있었는지는 잠시 뒤에 살펴보겠습니다).

비트 박사에 따르면 다음 날 아침 동물학자들이 나쁜 소식을 들고 돌아왔습니다. 거미들이 여전히 밤중에 거미집을 지었다는 거예요. 그리고 더 안 좋은 소식이 기다리고 있었죠. 마약을 투여받은 거미들이 "정상이 아닌 것처럼 보이는" 거미집을 지었다는 거예요. 마약에 취한 거미들은 이상하거나 불완전한 모양의 거미집을 만들었습니다. 어떤 거미들은 거미집 짓기에 완전히 '무관심한' 것처럼 보였어요. 하지만 인생을 살다 보면 그렇듯이 어떤 사람에게 쓰레기인 것이 다른 사람에게는 보물인 법입니다. 동물학자를 성가시게 했던 것이 약리학자에게는 매우 좋은 일이었어요. 비트 박사가 깨달은 것 — 그리고 페테르스 박사에게 열정적으로 공유했던 것 — 은 마약을 투여받은 거미가 집을 어떻게 짓는지 관찰함으로써 마약이 그들의 행동에 어떤 일반적인 영향을 미치는지 추론할 수 있다는 사실이었습니다. 페트르스 박사는 실험 결과의 잠재성을 빠르게 알아차리고는 아주 신이 났죠.

거미집 짓기 행동 모델은 특히 흥미로운 주제였습니다. 페테르스 박사 연구진이 (그리고 거미 동물학자들이 대체로) 그 행동의 수많은 측면을 이미 이해하고 있었기 때문이에요.[54] 예를 들어 거미집 짓기 행동은 선천적 행동임이 알려져 있었어요. 어미는 자식에게 집 짓는 방법을 알려주지 않거든요. 즉 그 행동은 본능적이라는 겁니다(다시 말해 유전적으로 암호화되어 있습니다). 또 연구자들은 거미가 굶주릴수록 거미줄을 더 빠르고 단단하게 만든다는 사실도 알고 있었어요.* 거미집이 부서지면 언제나 다음 날에 또 다른 집을 만들어 놓는다는 것도요. 그리고 자신들의 연구 덕분에 연구진은 다양한 종의 거미가 집을 지을 때 사용하는 일반적인 패턴과 기법에 매우 익숙한 상태였습니다. 이러한 정보와 비트 박사의 약리학 지식으로 무장한 연구자들은 마약이 거미에 미치는 영향을 탐구하기 시작했어요. 여러 해에 걸쳐 유익한 협력이 이어졌고 이로부터 수많은 통찰과 상당수의 과학 논문이 탄생했습니다.

연구 결과를 결정짓는 중요한 요소는 당연히 맨 먼저 거미에게 다양한 약물을 투여하는 기술입니다. 말처럼 쉽지는 않아요. 고백하건대 처음에 저는 연구진이 거미에게 용액을 주사했을 거라 추측하면서 그 놀라운 손재주에 경탄을 금치 못했습니다. 지기엘라 엑스-노타타는 몸집이 크지 않거든요(암컷의 길이도 평균 11mm밖에 되지 않습니다). 굉장히 미세한 바늘이 필요했을 거예요. 또 주사 과정에서 거미를 다치지 않게 하려면 극도로 섬세하고 정교한 손재주가 필요했을 겁니다!**

하지만 알고 보니 과학자들은 사실 거미에게 마약을 주사하지 않았더라고요. 초기에 도입한 방법은 우아한 단순성을 자랑했습니다. 거미가 마시는 물에 마약을 탔던 거예요. 더 자세히 말하자면 설탕물에 마약을 녹여서 (대부분의 알칼로이드 약물이 가진 쓴맛을 숨기고

---

* 수컷 거미도 실크를 뽑아낼 수 있지만 실제로 거미집을 짓는 절대 다수는 암컷입니다.

** 아, 지식에 대한 부담이 없는 더없이 행복한 상태로군요!

는) 그 용액을 스스로 마시게 했습니다. 다른 때에는 주사기를 사용해서 거미에게 액체 용액을 '먹이기도' 했어요. 거미들은 용액을 맛있게 들이켰죠. 저는 이 전략이 먹혔다는 걸 알고 솔직히 깜짝 놀랐답니다. 우선 거미는 4만여 종 가운데 단 하나의 예외만 있을 뿐 전부 육식이에요.[55] 그러니 달달한 먹이에 끌릴 거라고는 거의 예상하지 못할 거예요(심지어 거미가 포유류처럼 단맛을 감각할지도 확신할 수 없군요). 그리고 만일 거인이 저에게 다가와서 (제 관점에서) 사실상 치명적인 작살을 들이민다면 아무리 좋게 보더라도 별로 뭔가를 마시고 싶은 기분은 아닐 것 같아요. 아마도 이게 연구자들이 예상한 만큼 성공적이지는 않았던 이유일지 모릅니다.

하지만 그들은 실험체에게 '자연스럽게' 투여하는 독창적인 방법을 많이 생각해내면서 방법을 개선했어요. 새롭게 도입된 영리한 실험 설계 한 가지는 목이 잘린 파리 몸체에 마약을 탄 설탕물을 주사해서 그 몸체를 거미에게 준 것이었습니다. 하지만 이 방법조차도 수행하는 과정에서 몇 가지 어려움이 있었어요. 연구자들이 거미 앞에 그 먹을거리를 놓고 유혹했지만 완전히 무시당했던 거예요. 거미가 공짜 식사를 거부한 이유를 고민하던 끝에 중요한 세부 사항을 간과했음을 깨달았습니다. 그들이 연구하던 종류의 거미는 시각을 주로 활용하는 생물체가 아니었다는 것을요. 시각 대신에 덫에 걸린 곤충이 거미줄에 남긴 진동에 반응했던 겁니다. 이 진동은 거미의 '공격 반응'을 유발하고 먹을거리로 안내해줍니다. 과학자들의 해결책은 아주 기발했어요. 마약이 주입된 파리 몸체를 거미줄에 걸어

놓고선 살아 있는 파리가 만드는 것과 비슷한 진동수의 소리굽쇠로 거미줄을 흔들었습니다.* 진동을 감지한 거미는 머리 없는 파리를 덮치더니 즐겁게 먹어치웠어요. 멋지게 성공한 전략이었습니다. 과학자들은 마약을 섭취한 거미의 집 패턴을 식별할 만큼 충분한 증거를 모을 수 있었어요.

하지만 얄궂게도 동물학자들은 '실행에 옮기고 있는' 거미를 결코 촬영하지는 못했어요. 모든 장비를 설치하고 촬영할 준비를 마쳤지만 그들이 실험실에 있는 동안에는 거미들이 그 어떤 집도 짓지 않았습니다. 거미들은 사람이 없을 때만 집을 짓기 시작했는데, 오늘날까지 아무도 그 이유를 알지 못해요. 당시에 과학자들이 실험체가 받는 '방해'를 최소화하는 방식으로 실험을 했는지는 명확하지 않습니다. 거미는 진동에 아주 예민한 민감성을 보이는데, 어쩌면 그 방해가 일으킨 진동이 사생활을 매우 중시하는 거미에 영향을 미쳤는지도 모르겠군요.

아무튼 방법론에 잡힌 주름이 쭉 펴지자 연구자들은 보기 흉한 거미집을 토대로 마약을 섭취한 거미가 보이는 특정한 행동 효과를 실

---

* 덧붙여 말하자면 이것은 관심 주제를 다룬 논문을 검토할 때 되도록 과거의 출판물까지 살펴보는 것이 얼마나 중요한지 보여주는 완벽한 사례입니다. 거미가 소리굽쇠 진동에 반응한다는 사실은 1880년대에 처음으로 서술되고 발표되었습니다. 찰스 버논 보이스Charles Vernon Boys의 1880년 논문과 윌리엄 모턴 배로스William Morton Barrows의 1915년 논문을 살펴보세요. 생물학자 홀거 발데마르 브뢴스테드Holger Valdemar Brøndsted는 1969년에 출간한 책 『플라나리아의 재생Planarian Regeneration』에서 이렇게 말했습니다. "실험을 마친 뒤에는 다른 이들이 똑같은 실험을 이미 수행했다는 걸 확인할 때까지 과학 문헌을 자세히 검토해 보길 바란다. 오직 그때가 되어서야 당신은 문헌 전체를 모두 뒤졌다고 확신할 수 있다."

제로 관찰하고 그것에 대해 추측해볼 수 있었습니다. 거미가 집을 짓는 동안 범한 '실수'는 한결같이 마약의 종류와 상관관계가 있는 것으로 보였어요. 또 거미가 마약을 너무 많이 섭취하면 매우 한정된 움직임(졸음?)을 보인다는 것도 관찰했습니다. 돌이켜보면 그리 놀랍지 않은 결과예요. 사실상 어떤 물질이든 (특히 마약을) 고용량으로 투여하면 독성처럼 달갑지 않은 효과가 발생할 수 있기 때문입니다. 우리가 2장에서 살펴봤던 것처럼요(기억하시나요? 용량이 독을 만든다!) 머지않아 연구자들은 '졸음과 상관없는' 행동을 관찰할 수 있는 적당한 용량을 알아냈습니다. 그러고는 약물 시험을 통해 거미집의 크기 차이부터 특정한 디자인과 구조, 완성 여부까지 조사했어요.[56]

비트 박사와 공동 연구자들은 거미집 설계의 수많은 측면들 또한 부지런히 측정했습니다. 거미줄 가닥의 개수와 두께, 거미줄 사이의 각도는 물론이고 정상일 때 지은 집과 '술김'에 지은 집의 전반적인 모양까지 말이죠. 이 특징들을 정량화해서 진단 목적으로 활용할 수 있길 바랐습니다. 더 명확히 말하자면 비트 박사의 소망은 (혈장, 소변 같은) 사람의 체액을 통해 남용 약물의 복용 여부를 알아낼 수 있는 생물검정법bioassay를 마련하는 것이었습니다. 채용 전 실시하는 표준 약물 검사를 생각하면 됩니다. 여러분이 제공한 샘플이 거미에게 주어진다는 점과 약물의 존재 여부와 그 종류가 거미집을 토대로 결정된다는 점은 다르겠지만요. 생각만큼 이상한 방법은 아닙니다. 당시에는 화학물질을 검출하는 수많은 시험을 진행할 때 동물을 샘플에 노출시키는 과정이 포함되었으니까요(아마도 가장 유명한 사

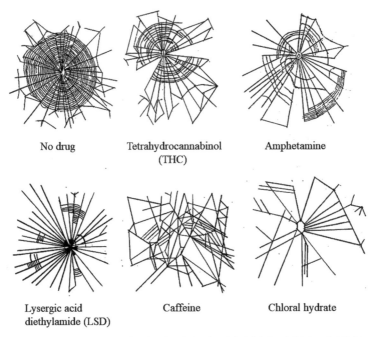

No drug   Tetrahydrocannabinol (THC)   Amphetamine

Lysergic acid diethylamide (LSD)   Caffeine   Chloral hydrate

그림 5.2 마약성 약물에 노출된 거미가 지은 집을 제 아름다운 아내 엘리자베스 리베라가 그린 것입니다. <나사 테크 브리프스*NASA Tech Briefs*> 1995년 4월호에 기초했습니다.

례는 토끼를 사용한 임신 검사일 겁니다). 비트 박사의 발상 자체는 타당했지만 결코 성공하지는 못했습니다. 무엇보다, 어떤 마약이 거미의 행동에 영향을 미치는지 관찰하는 것은 흥미로웠지만 그러한 실험에서 얻을 수 있는 정보는 제한적이었기 때문이에요. 당시에는 거미의 신경화학을 몰랐고 그것이 거미의 행동에 어떤 영향을 미치는지에 관해서도 알려진 바가 거의 없었거든요. 그럼에도 비트 박사의 연구는 다른 과학자들이 비슷한 시도를 하도록 북돋았습니다. 1990년대 NASA의 과학자들은 거미를 사용한 유사한 종류의 실험을 여럿 재연했어요. 다양한 화학물질의 독성을 평가할 목적으로 수

행한 것이었죠. 그들은 거미들을 카페인, 카나비노이드, 클로랄수화
물chloral hydrate 그리고 다른 화합물에 노출시킨 뒤에 거미집의 모양
을 분석했습니다(그림 5.2).[57]

　　페테르스와 비트 박사의 우연한 협동 연구는 '하등 동물'에게 의
도적으로 향정신성 약물을 투여하면 무슨 일이 발생하는지 (적어도
과학적으로) 살펴본 초기 사례입니다. 그들의 작업은 비포유류 남용
약물의 약리학을 체계적으로 탐구하는 길을 닦아놓았다는 점에서
중요합니다. 그래서 제가 이 이야기를 꽤 자세히 들려드렸던 거예
요. 마약에 취한 거미의 별난 행동에 대한 연구는 전반적으로 약물
노출과 행동의 관계를 멋지게 보여줍니다. '소름 유발자'라는 달갑
지 않은 평판에도 불구하고 거미는 우리에게 많은 것을 알려준답니
다. 무척추동물이 명백하게 '도취된' 사례에서 우리 자신의 모습을
볼 수 있다고 말해도 무리는 아닐 겁니다.

환각에 빠진 갯민숭달팽이

거미의 신경과학에 대한 지식이 부족했던 것과 더불어 위에서 만나본 당시의 과학자들이 그들의 관찰을 더 구체적으로 해석할 수 없었던 또 다른 요인이 있습니다. 마약을 투여받은 거미가 어떤 효과를 경험하는지 알 도리가 없었다는 거예요. 살펴볼 수 있는 것이라고는 거미집의 모양뿐이었습니다. 이것은 동물 행동을 연구하는 모든 과학자에게도 마찬가지의 문제입니다. 실험체에게 어떻게 '느끼는지' 물어볼 수가 없어요. 물론 환각과 같은 더욱 '주관적인' 약물 효과를 평가할 때 특히 문제랍니다.

환각은 실제 원인과 상관없이 (시각, 청각, 후각, 촉각, 미각 등의) 주관적 지각으로 폭넓게 정의됩니다. 분명히 척추동물에 치우친(주로 인간에 편중된) 정의예요. 앞선 장에서 살펴봤던 것처럼 다른 동물은 인간에게는 평가할 기준 자체가 없는 '감각'을 갖고 있어요. 예를 들어 박쥐가 반향정위의 환각을 경험할 때 무엇을 느낄지 어떻게 알 수 있을까요? 한 생물체가 환각을 경험하는지에 대한 여부는 오직 인간에 한해서만 비교적 확실하게 말할 수 있다는 것이 현실입니다. 대체로 그 경험에 관해 소통할 수 있으니까요.

때로는 우리 자신의 신경화학과 다양한 물질의 성질에 대한 지식을 고려하면 다른 척추동물도 꽤 잘 이해할 수 있습니다. 마약이나 독소에 노출된 개가 아무것도 없는 쪽을 향해 으르렁거린다면 여러분의 반려동물이 환각을 경험하고 있다고 봐도 괜찮겠죠. 그럼에도 개가 으르렁대는 이유가 정확히 뭔지 확신할 수는 없습니다. 예상하실 수 있겠지만 무척추동물처럼 '하등 생물체'의 경우에는 특정 행동을 환각으로 해석하기가 훨씬 어렵습니다. 바퀴벌레가 환각을 경험하고 있는지 어떻게 알 수 있겠어요? 분명 어려운 일이지만 한 무척추동물의 환각 현상을 증명했다고 주장하는 아주 흥미로운 연구도 있답니다. 바로 갯민숭달팽이를 다룬 연구입니다.

전 세계 바다에서 두루 분포하는 갯민숭달팽이의 한 종(더 정확히는 나새목의 한 종이에요. 나새목 종들은 아주 아름답습니다. 특히 영리한 녀석들을 3장에서 만나봤죠)으로 트리토니아 디오메데아*Tritonia diomedea*라는 녀석이 있어요. 역사적으로 보았을 때 갯민숭달팽이는 다양한 과학 분야, 특히 신경과학의 발전에 지대한 공을 세웠습니다. 적어도 한 번의 노벨상 수상을 이끌었죠. 물론 갯민숭달팽이에게 수여된 건 아니이에요. 갯민숭달팽이 기억의 신경생물학 메커니즘을 연구한 공로로 에릭 캔델Eric Kandel 박사가 수상했답니다.[58]

최근 들어 이 고귀한 전통의 일환으로 트리토니아 디오메데아를 다룬 한 논문은 무척추동물 환각 행동의 분명한 증거일 수 있는 자료를 처음으로 발표했습니다. 유명한 남용 약물인 암페타민에 노출되어 발생한 행동인 것으로 보였어요.[59] 갯민숭달팽이에게 "무엇이 보이나요?"라며 묻지 않았다는 건 분명합니다. 그렇다면 연구를 진행한 과학자들이 갯민숭달팽이가 환각에 빠졌다고 생각한 이유는 무엇이었을까요? 그리고 환각과 같은 주관적인 경험을 연구할 후보로 왜 갯민숭달팽이를 고려했을까요?

시카고에 위치한 로절린드 프랭클린 의과대학의 앤 H. 리 박사와 공동 연구자들은 흥미롭게도 트리토니아 디오메데아의 환각을 연구하려던 게 아니었습니다(갯민숭달팽이가 환각에 빠진 것처럼 보일 수도 있지만 어느 누가 정말로 그렇게 생각하겠어요?). 이 과학자들은 그저 암페타민이 갯민숭달팽이에게 미치는 효과를 연구하려 했을 뿐이에요. 호기심이 이끄는 대로 수행한 순수 연구였죠.

수많은 갯민숭달팽이, 그중에서도 트리토니아 디오메데아에게선 흔히 '도피 헤엄 반응escape swim response'이라는 행동이 발견됩니다. 딱히 설명이 필요 없는 용어죠? 아주 살짝만 건드려도 이 반응을 이끌어낼 수 있어요. 기본적으로 매우 가벼운 촉각 자극이더라도 "죽을힘을 다해 달려!"의 바다판 행동이 유발됩니다. 촉각 자극에서 비롯되는 행동이기 때문에 홀로 떨어진 갯민숭달팽이에게선 볼 수 없습니다.

하지만 대담한 연구자들이 암페타민에 노출시키자 갯민숭달팽이가 돌발 행동을 보였어요. 암페타민을 주사한 뒤에 실험체들을 충분히 혼자 내버려두고 그들의 행동을 신중히 관찰하고 감시했는데, 건드리지 않았는데도 수많은 갯민숭달팽이가 '달아나기' 시작했던 겁니다. 암페타민이 인간에게 환각을 일으킨다는 사실을 알고 있던 연구자들은 갯민숭달팽이 또한 마약에 의한 환각을 경험한다는 가설을 세웠습니다. 그리고 당연히 여기서 멈추지 않고 후속 실험을 수행했죠.

트리토니아 디오메데아의 뇌를 해부해서 (몸체에서 떼어내 뇌만을)* 암페타민에 노출시키자 운동의 활성을 제어하는 뉴런 경로가 활성화되었습니다. 더 좋았던 점은 그 활성화를 추적해서 촉각 자극을 감지하는 특별한 종류의 세포를 찾아냈다는 거예요. 이 모든 증거를 종합해서 내린 결론은 초라한 갯민숭달팽이의 신경계조차 적어도 환각과 비슷한 행동을 이끌어낼 수 있다는 것이었습니다.

저는 갯민숭달팽이가 유일하게 환각을 경험하는 무척추동물은 아닐 거라고 꽤 확신합니다. 우리가 제대로 된 질문을 던지고 그 답을 해석하게 된다면 알 수 있을 거예요. 하지만 환각을 확실하게 연구할 만한 동물 모델이 없다는 점을 고려하면 당분간은 트리토니아 디오메데아로 얻어낸 결과가 특히나 중요할 겁니다. 언젠가 이 게으른 친구에 대한 관심이 폭발할 거라 생각해요.

---

* 말 그대로 통 속의 뇌로군요.

마약에 취한 편형동물

이쯤 되면 그리 놀라운 일은 아니겠지만 드릴 말씀이 있어요. 편형동물의 매력은 엄청나답니다. 특히 플라나리아라는 종류의 편형동물 말이죠(그림 5.3).

플라나리아가 과학의 발전에 기여한 역사적 중요성은 이미 언급한 적이 있습니다. 유전학 연구의 모델로서 노랑초파리가 누렸던 유명세에 가려지긴 했지만 플라나리아가 (특히 진화적 관점에서) 흥미로운 과학적 이유는 충분합니다. 플라나리아는 전 세계에 두루 분포해 있는데요. 사실상 서식 가능한 모든 곳에 있습니다. 육상과 해수, 담수(민물)에 살아가는 종이 모두 존재하고 전부 포식자입니다. 눈과 같은 감각 기관이 달린 머리가 진화한 일부 초창기 존재들을 대표하기도 하죠. 더 중요한 점은 단순한 몸 구조에도 불구하고 머리에 비교적 정교한 뇌가 들어 있다는 것입니다.[60] 수많은 플라나리아 종이 터득한 또 다른 놀라운 능력은 신체 부위와 기관을 재생하는 재주입니다. 심지어 그 부위에는 정교한 뇌까지 포함되죠.[61] 저는 플라나리아가 꽤 귀엽다고 생각하지만 널리 받아들여지는 취향은 아니란 걸 알고 있고 어쨌든 지금부터 이야기할 주제와는 무관합니다. 그 주제는 바로 담수 플라나리아와 남용 약물의 관계예요.

1800년대 박물학자들이 다양한 종의 편형동물에게 코카인이나 니코틴을 주어 움직임을 늦춰서 연구하기 쉽게 만들었다는 기록이 있지만 플라나리아를 실험체로 삼아 남용 약물을 체계적으로 연구

술 취한 파리와 맛이 간 돌고래

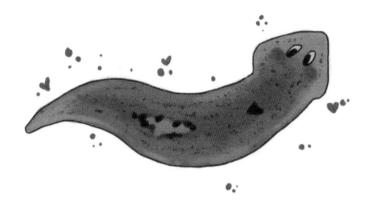

그림 5.3 귀여운 플라나리아를 멋지게 재현한 그림입니다. 첼시 리니브Chelsea Linaeve가 그려주었어요.

하기 시작한 지는 30여 년밖에 되지 않았습니다.[62] 하지만 그 후로는 약리학 연구의 모델로서 플라나리아가(특히 잘 알려진 담수 플라나리아가)* 점차 유명해졌어요. 지난 30년 동안 과학자들은 에탄올과 니코틴부터 코카인과 암페타민, 아편제와 카나비노이드까지 사실상 모든 종류의 남용 약물을 플라나리아에게 주었습니다. 그리고 이 온갖 약물이 플라나리아에게 일으킨 효과는 인간을 비롯한 척추동물에게 주었을 때와 놀랍도록 비슷했어요.[63] 그중 한 예는 바로 금단처럼 보이는 행동입니다(때로는 '약물 의존 행동'이라고 부릅니다).

플라나리아가 사는 물속에 코카인을 집어넣고 한동안 기다리다가 그 플라나리아를 이번에는 코카인이 없는 물속에 데려다놓는다고 해보죠. 그러면 인간을 비롯한 포유류와 다른 '고등 동물'에서 발

---

* 지금부터 제가 "플라나리아"라고 말하면 "담수 플라나리아"를 뜻한 것이라고 받아들여주세요.

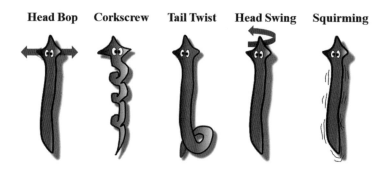

Head Bop **Corkscrew** **Tail Twist** **Head Swing** **Squirming**

그림 5.4 플라나리아를 코카인에 노출시켰을 때 마치 금단처럼 보이는 행동입니다.
로버트 B. 라파Robert B. Raffa 박사가 그린 것입니다.

견되는 금단 행동과 꼭 닮은 행동을 볼 수 있습니다. 어떤 녀석은 '부들부들' 떨고 또 어떤 녀석은 '나선'을 그리며 헤엄치고 다른 녀석들은 이리저리 몸을 흔들며 머리를 비틀 겁니다(그림 5.4).

중요한 점은 이 행동의 빈도가 약물 투여량에 정비례하고 시간이 지날수록 점차 차분해진다는 거예요.[64] 이 두 가지 양상이 플라나리아의 행동이 약리적 원인으로 일어난다는 사실을 뒷받침합니다.*

제가 이 행동에 관한 내용을 여러분에게 단순히 전달만 하고 있는 건 아니에요. 플라나리아의 이런 행동을 직접 보았거든요. 앞서 말했듯이 저는 플라나리아로 연구를 수행한 과학자랍니다. 제 연구실의 목표 중 하나는 약물이 유발하는 독성을 치료할 만한 유용한 화합물을 찾아내는 겁니다(실제로 몇 가지 흥미로운 화합물을 발견해서

---

* 2장에서 "약리학의 철학"을 참고하세요.

계속 연구 중이에요).[65] 최근에는 재생의 약리학에 관심이 생겼답니다. 우리를 비롯한 '고등 생물체'의 재생 과정을 향상시키는 화합물을 찾고 있어요.[66] 제 연구실은 플라나리아의 유용함과 다재다능함을 활용하며 한창 성장하고 있는 전 세계의 집단 중 하나일 뿐입니다. 이제 플라나리아의 시대가 찾아온 듯합니다. '초라한' 무척추동물의 지위에도 불구하고 플라나리아는 남용 약물에 노출되었을 때 특히 내성, 의존, '유사 불안 행동'을 비롯해 잘 알려진 일반적 약물 효과를 많이 보여준답니다.[67]

잠깐, '유사 불안 행동'이라고요?

불안에 싸인 편형동물

우리가 불안의 시대에 살고 있다는 점은 의문의 여지가 없습니다. 불안의 이유는 복잡 그 자체지만 적어도 대다수가 끊임없는 스트레스에 노출되는 환경에 살고 있다는 것이 한 요인입니다. 생물학적으로 전혀 의도되지 않은 상황이죠.[68] 그 결과로 초래한 불안 관련 장애(불안장애, 외상후 스트레스 장애 등)는 사실상 현 사회의 유행병입니다. 현재 불안장애 연구를 위해 사용되고 있는 동물 모델은 십중팔구 포유류지만(주로 쥐와 생쥐죠)[69] 대안 모델의 필요성은 명백합니다. 쥐와 생쥐로 진행하는 대규모 실험은 비쌀뿐더러 때로는 그다지 실용적이지도 않거든요. 무척추동물은 매력적인 대안을 선사합니다. 플라나리아는 쥐, 생쥐와 공유하는 독특한 특징으로 인해 이 분야에서 선두 주자가 되었습니다.

설치류의 명암 선호도 평가는 유사 불안장애를 연구할 때 가장 널리 사용되는 행동 검사입니다. 쥐와 생쥐는 '겁'이 많을 수밖에 없는데요. 몸집이 크지도 않고 날지도 못하며 독을 분비하지도 않기 때문입니다. 사실상 모든 작은 동물과 아이만한 크기의 포식자(예를 들어 집고양이)의 먹잇감이 되곤 합니다. 되도록 어두운 곳에 숨는 것이 그들의 주된 방어 전략이에요. 그렇다면 '불안한' 쥐는 밝은 곳보다 어두운 장소에서 더 많은 시간을 보낼 겁니다. 과학자들은 인간에게 효과를 일으키는 것과 똑같은 항우울제를 쥐에게 줌으로써 그 행동을 조작할 수 있음을 발견했습니다.

만일 항우울제로 '쥐의 불안감'을 치료할 수 있다는 말을 듣고 놀라신다면 플라나리아 또한 똑같이 반응한다는 것을 알아도 경악하실 거예요. 현재 명암 선호도 실험과 그와 유사한 검사가 플라나리아를 대상으로 한창 수행되고 있습니다. 불안장애 연구의 모델로 유용할지 평가해보기 위해서예요.[70]

뇌를 연습시킨다고 생각하고, 여러분이 플라나리아가 되었다고 상상해보세요. 몸집이 작고 별로 빠르지도 않으며 독이 없는 것도 분명합니다. 자랑할 만한 것은 나약하고 물렁물렁한 몸뿐이죠. 그렇다면 스스로를 보호하려면 어떻게 해야 할까요? 숨어야 합니다. 바로 이것이 플라나리아가 어두운 장소를 선호하는 이유예요. 주로 돌 아래 같은 곳을 좋아합니다. 이 사실을 알아차린 과학자들은 일반적인 유사 불안 행동 대신에 플라나리아의 숨는 습성을 사용하는 실험을 설계했습니다. 그들의 전략은 결실을 거두었어요. 그 패

술 취한 파리와 맛이 간 돌고래

러다임 속에서 수행된 한 최근 연구는 불안을 치료하는 데 널리 사용되는 항우울제(프로작Prozac이라는 상호로 더 잘 알려진 플루옥세틴 fluoxetine)가 플라나리아의 유사 불안 행동을 감소시킨다는 것을 보여주었습니다.[71] 약리적 현상 연구에서 플라나리아의 유용함을 입증한 이 최근 사례는 과학자들이 지난 몇십 년간에 걸쳐 무수히 쌓아올린 견실한 연구들에 또 하나의 이름을 올렸습니다. 그러면서 약물 자체와 그 효과에 관해 우리에게 많은 걸 가르쳐준다는 측면에서 이 작은 동물이 얼마나 중요한지 보여주었어요.

황홀경에 빠진 심술쟁이 문어

지구에 사는 생물체 중에서도 특히나 무척 흥미롭고 특이한 생물 중 하나인 문어는 그야말로 놀라움 자체입니다(그림 5.5).* 척추동물 같은 '총명한' 동물이 가진 것과는 굉장히 다른 신경계 구조를 지녔지만 더없이 놀라운 인지 능력을 보여주거든요. 호기심과 지능에 그치지 않고 미로에서 탈출하고 복잡한 문제를 풀며 관찰을 통해 학습하고 심지어 도구를 활용하는 능력까지 겸비했죠. 각기 다른 '개성'을 표현한다고 알려져 있기도 합니다. 또 수많은 종이 주변 환경에 섞여들면서 몸을 숨기는 신비로운 전략에 통달했어요. 그 능력은 단순히 색깔을 바꾸는 것 이상입니다. 질감을 바꿀 뿐만 아니라 잠재적인 포식자를 겁먹게 하기 위해 위험한 동물을 흉내 내는 것도 정교한 위장 행동에 포함되죠.[72]

두족강cephalopod, 그중에서도 문어라는 동물은 매우 똑똑한 무척추동물로 알려져 있습니다.[73] 문어의 명백한 지능은 다양한 이유로 우리를 강하게 사로잡습니다. 기본적으로 우리는 지능을 무척추

---

* 전 새로운 걸 배우는 게 좋아요. 저는 오랫동안 문어의 영어 단어인 '옥토퍼스octopus'의 복수형이 '옥토파이octopi'가 아니라 '옥토퍼시스octopuses'인 줄 알았어요. '옥토퍼스'의 어근은 그리스어에서 유래했다는 게 '통설'이었습니다. 따라서 원래 정확한 복수형은 '옥토포드octopode'가 되어야 하죠('옥토퍼시스'도 허용되는 형태고요). 하지만 문어가 처음으로 묘사되었을 당시에 자연과학의 언어는 라틴어였기 때문에 사람들은 복수형을 당연히 '옥토파이'라고 생각했다는 거예요. 그런데 나중에 알고 보니 이 서술은 틀린 것이었어요! 전 지금 대나 스타프Danna Staaf 박사의 책 『바다의 제왕Monarchs of the Sea』을 읽고 있습니다. 그런데 1장부터 이 문제를 명확하게 해결하더라고요. 그 요점은 다음과 같습니다: '옥토파이든 옥토퍼시스든 옥토포드든 좋아하는 대로 부르자.' 저는 옥토파이를 특히 좋아합니다. 가장 멋지게 들리거든요.

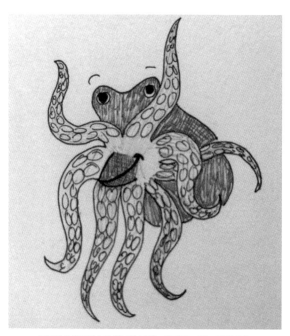

그림 5.5 이례적으로 행복해 보이는 문어를 그린 그림입니다.
이 그림에서 문어는 마약이 아니라 개성 때문에 행복해하는 거예요.
대나 스타프 박사가 전해준 따뜻한 선물 같은 그림입니다.

동물과 관련짓지 않습니다. '나약한spineless' 동물이 퍼즐을 풀 만큼
똑똑한 것을 목격하면 우리는 좋게 말해도 혼란에 빠집니다(여기서
spineless는 척추가 없다는 뜻과 나약하다는 뜻을 동시에 가진 단어입니
다 —옮긴이) 사실 문어는 인지적으로는 우리와 아주 비슷한 반면 그
에 걸맞지 않게 생리적으로는 거리가 멀어 보여요. 시드니 대학교의
과학사 및 과학철학 학부 교수인 피터 고드프리스미스Peter Godfrey-
Smith 박사는 "우리가 만날 지적 외계 생명체와 가장 비슷한 존재"는
문어일 것이라고 이야기했습니다.[74]

2018년, 일부 과학자는 이 발상을 조금 더 밀고 나갔습니다. 터무니없는 생각 중에서도 특히 하나를 말하자면, 문어는 단순히 이질적인 존재일 뿐만 아니라 (좀 이상한 생각이긴 하지만) 정말 말 그대로 '외계 생명체'라고 추측했던 거예요.[75] 짐작하고 계시겠지만 (저 자신을 비롯해) 대다수의 과학자들은 이 외계 생명체 해석을 완전히 기각했습니다(그리고 여전히 기각하고 있죠). 오래전 지구에서 두족강 동물이 진화했다는 믿을 만한 증거가 충분히 쌓여 있거든요. 그중에는 문어 종의 유전체 염기서열 분석을 포함한 증거도 있는데, 문어 그리고 그와 비슷한 종이 (이상하게 생기긴 했지만) 바로 이곳 지구에서 진화했음을 명백히 증명해줍니다.[76]

유전체 연구가 발전한 결과 하나는 과학자들이 그 데이터를 사용해서 생물체 집단의 공통점과 차이점을 탐구할 수 있게 되었다는 겁니다. 두점박이문어*Octopus bimaculoides*의 유전체를 분석하고 인간 유전체와 비교해보니 일부 두드러진 신경화학적 유사성이 명확하게 발견되었어요. 존스홉킨스 대학교에서 연구하는 귈 될렌Gül Dölen 박사의 관심을 사로잡은 유사성은 문어 종의 세로토닌 시스템이 인간의 것과 매우 비슷해 보인다는 것이었습니다.[77] 더 자세히 말하자면 세로토닌과 상호작용하는 단백질이 암호화된 특정한 유전자 배열이 두점박이문어와 인간에게서 매우 유사했습니다. 실제로 두 종의 일부 유전자 단편segment이 똑같았어요. 이건 정말 흥미로운 결과입니다. (인간을 비롯한) 포유류에서는 세로토닌 시스템과 사회적 성향이 서로 관련되어 있다는 부분적인 이유 때문이에요.

더 깊이 들어가기 전에 말해둘 게 있어요. 문어는 그들의 지능에도 불구하고 (혹은 아마도 그 지능 때문에) 악명 높은 구두쇠라는 겁니다. 몇 가지 사례를 제외하면 — 이제야 적절하게 연구되고 있답니다[78] — 문어는 대체로 사회적 동물이 아니에요. 사실 이건 절제해서 말한 겁니다. 사육 중인 문어는 별도의 구역에 거처를 마련해주는데, 그러지 않으면 서로를 죽이거나 먹어버릴 가능성이 높아요. 유성생식을 하느라 가까이 접근해서 어느 정도의 사회적 상호작용에 관여할 때에도 그다지 즐기는 것 같진 않습니다(아니면 전혀 안 좋아하거나요). 실제로 짝짓기는 암컷과 수컷 모두에게 위험한, 심지어 치명적인 제안일 때가 많습니다. 반면에 인간은 매우 사회적인 종이죠. 이런 연유로 문어와 인간의 특별한 유전체적 유사성은 당혹스러운 동시에 흥미로운 주제가 됩니다.

될렌 박사의 연구진은 원래 문어보다는 더 일반적인 사회 행동에 관심을 가졌어요. 그리고 '엑스터시ecstasy'라는 이름으로 더 잘 알려진 MDMA(3,4-메틸렌디옥시메스암페타민Methylenedioxymethamphetamine) 약물로 대부분의 연구를 수행했죠(이 약물이 궁금하다면 그림 5.6을 참고하세요). 최근 들어 이 약물은 불안, 우울증, 외상후 스트레스 장애와 같은 신경정신 질환의 잠재적인 치료제로 고려되고 있습니다.[79] 하지만 기분 전환용 약물로 더 유명하죠. (여러 가지 중에서도) 지각과 기분, 정서적 행동affective behavior에 대한 영향이 익히 알려져 있습니다. 더 중요한 것은 '친사회적prosocial' 효과를 일으킨다는 점이에요. 인간에게 투여하면 '타인과의 친밀감'이 증가하고 더

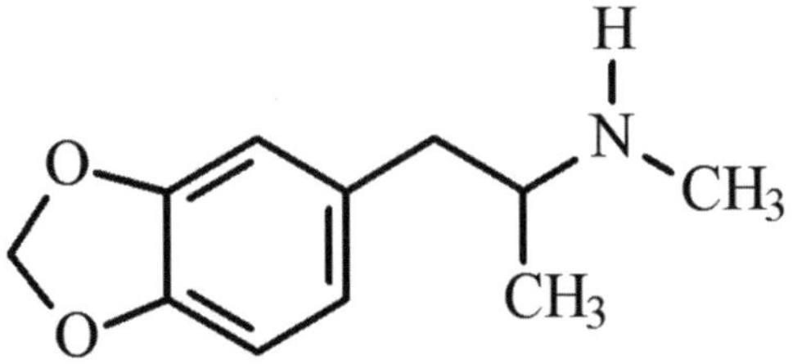

그림 5.6 MDMA(귀여운 녀석이죠? 제겐 올챙이처럼 보입니다). 제가 직접 그렸습니다.

일반적으로는 포유류의 사회화 정도가 상승하는 것으로 나타났습니다.[80] MDMA는 세로토닌 수송체 부위에 결합하여 작동합니다. 세로토닌 수송체 단백질은 유전체 분석이 두점박이문어와 인간을 대상으로 밝혀낸 유사성 중 하나랍니다.

이 길의 끝에서 무슨 일이 벌어질지 짐작하고 계실 것 같네요.

될렌 박사는 당시에 우즈홀 해양학연구소에서 일하던 해양생물학자 에릭 에드싱어Eric Edsinger 박사와 함께 팀을 꾸렸습니다. 다른 행동과의 비교를 위한 동물 실험체의 기준 행동을 평가하는 예비 연구를 진행하던 그들은 (적어도 특정한 상황에서) 사회적 관심의 징후를 발견하고는 깜짝 놀랐습니다. 실험은 기본적으로 다음처럼 진행되었어요. 우선 방이 총 3개인 수조의 가운데 방에 실험체 문어를 집어넣습니다. 한쪽 방엔 (바구니에 갇힌) 다른 문어가 있고, 반대편 방엔 〈스타워즈〉 피규어 같은(농담이 아닙니다) 흥미로운 장난감이 있어요. 그 다른 문어가 수컷일 때에는 실험체 문어가 예상대로 행동했습니다. 장난감 방에 틀어박혀 대부분의 시간을 보내고 다른 문어의 방에는 대체로 얼씬도 하지 않았던 거예요. 하지만 다른 문어를 암컷으로 바꿔본 과학자들은 경악을 금치 못했습니다. 실험체 문어가 대부분의 시간을 암컷의 방에서 보냈던 겁니다. 실험체 문어가 수컷이든 암컷이든 마찬가지였어요. 몸집이나 다른 두드러진 특징과도 무관한 것처럼 보였죠.

과학자들은 MDMA가 사회 행동에 미치는 영향을 시험하려면 '사회적 교류의 선택이 가능한 방'에 수컷을 집어넣는 것이 최선이라고 생각했습니다. 실험체 문어가 뚜렷한 반감을 보였던 다양한 사회화에 마약이 미치는 영향을 확인하면 매우 강력한 증거가 될 거라 생각했던 거죠. 문어의 불편함을 최소화하기 위해 MDMA는 직접 주사하는 대신 물속에 녹였습니다. 아마도 이게 최선이었을 거예요. 누군가가 바늘로 찔러댔을 때 사회성을 경험할 것 같진 않거든요. 그것도 그렇지만 미끈거리고 힘이 세며 꽤 지능적이고 팔이 여덟 개인 동물에게 주사를 놓기란 쉽지 않았을 겁니다.

정말 흥미롭게도 약물의 효과는 더없이 명백했습니다. 이전에는 동족에게 관심을 보인다고 하더라도 머뭇거리면서 촉수 하나만 뻗어 살피는 정도였는데, 엑스터시를 섭취한 후에는 문어가 '사회적 교류의 방'에서 머무는 시간이 (심지어 그 방에 암컷이 있을 때보다도) 훨씬 늘어났을 뿐만 아니라, 방에 들어간 뒤의 행동까지 바뀌었습니다. 그 방에 있던 다른 문어의 몸을 마구 휘감았던 겁니다(더 잘 살펴보았을 거예요). 실험체 문어는 인간이 주로 섭취하는 양에 맞먹는 약물에 노출되었을 때 굉장히 두드러진 사회화를 보였습니다. 이 사실은 인간과 두족강 동물의 사회화와 관련된 행동 회로에 유사성이 있다는 최초의 약리학적 증거였어요. 이로 인해 행동의 진화를 비롯한 흥미로운 연구 가능성으로 향하는 문이 활짝 열리게 되었답니다. 다시 말해 실험 결과는 인간이 (그리고 다른 생물체가) 애당초 어떻게 사회적 동물로 진화했는지 더욱 잘 이해하게 해줄 수 있습니다.

지금까지 우리는 향정신성 약물이 '작은 생물'의 행동에 미치는 영향을 기껏해야 수박 겉핥기로만 다룬 셈입니다. 하지만 이 책이 영원히 계속될 수는 없어요. 이 장은 '총명한' 무척추동물을 살펴보며 끝났습니다. 이 동물의 반응은 고등한 인지 능력 덕분에 인간의 반응을 충실히 모방한 것일지도 모릅니다. 하지만 저는 여러분이 플라나리아와 인간처럼 굉장히 다른 생물체들도 비슷한 행동을 보인다는 사실에 놀라움을 느끼길 바랍니다. 아마도 호기심이 생겨서 여태껏 살펴본 주제보다 더 깊게 파헤치고 싶을지도 모르겠군요. 적어도 다음에 벌이나 거미, 혹은 이 행성을 함께 공유하는 무척추동물과 마주친다면 조금은 다른 관점으로 그들을 보게 되길 기대합니다.

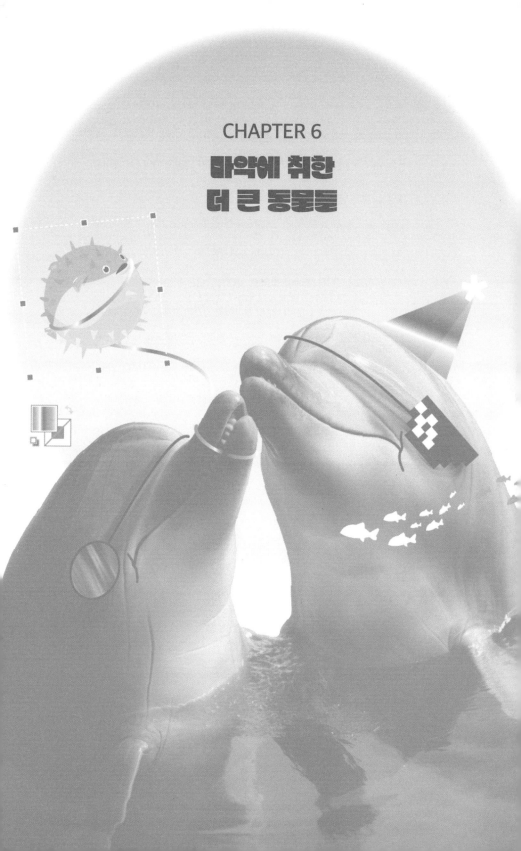

CHAPTER 6

마약에 취한
더 큰 동물들

여러분…… 제발 변기에 마약을 넣고 물을 내리지 마세요. 아시겠어요?

- 테네시주 러레토의 경찰서장, 러레토 경찰국 페이스북 페이지.

LSD 100μg을 주사한 지 40분 뒤에 효과가 발생하면서 돌고래가 내게 다가왔다. 전에는 한 발짝도 접근하지 않았다. 수조 속에서 물 밖으로 한쪽 눈만 빼꼼 내밀고선 10분간 미동도 않은 채 내 눈을 똑바로 쳐다보았다.

- 존 C. 릴리 박사, "돌고래와 인간의 관계, 그리고 LSD-25"

낙담한 덤보처럼 귀를 펄럭이면서……

- 로널드 K. 시겔 박사, 『도취: 향정신성 물질을 향한 보편적 욕구』

바로 앞 장에서 우리는 무척추동물의 세계에 대한 이야기를 들으면서 그들과 우리사이에 생물학적, 화학적 연결 고리가 있다는 추가적인 증거를 발견했습니다. 이제 이번 장부터 척추동물의 왕국으로 — 말하자면 벌에서 새로 — 향합니다. 보다 '친숙한' 동물, 심지어 우리가 친구로 삼기도 하는 녀석들에 대해 더욱 잘 이해하는 기회가 될 거예요. 아마도 여러분은 이 더 큰 동물들이 강한 유사성을 공유하고 있다고 짐작하실 겁니다. 맞아요, 이 장에서 살펴볼 동물은 약물 행동 반응을 일으키는 생리적 측면을 공유하고 있어서 우리 자신과도 더욱 쉽게 관련지을 수 있어요. 하지만 이제 막 다시 한번 말씀드리려던 참인데, 척추가 전부는 아닙니다.

이미 살펴본 것처럼 의약용이나 기분 전환용 물질을 사용하는 종은 무척추동물부터 영장류까지 사실상 모든 종류의 생물체에서 찾아볼 수 있습니다. 제가 "사실상"이라고 말한 것에 주목하세요. 이 책을 쓰기 위해 조사하면서 느꼈던 이상한 점은 자가치료를 하거나 고의적으로 향정신성 물질에 도취되는 파충류,[1] 양서류, 어류*의 사례는 거의 기록되지 않았다는 겁니다. 실제로 하나밖에 찾지 못했어요. 바질 *Ocimum sanctum*이라는 특정한 식물의 잎을 약용으로 섭취하는 게 분명한 동양정원도마뱀 *Calotes versicolor*입니다.[2] 물론 1장 첫머리에서 아편을 좋아하는 도마뱀을 언급한 장 콕토의 말을 인용했지만 그 친화성에 대한 과학 기록은 없어 보여요.

---

* 이 책의 제목에서 언급한 돌고래는 뭐냐고 물으신다면, 돌고래는 어류와 비슷하게 생겼을 뿐 사실은 포유류랍니다. 돌고래에 대한 이야기는 이 장의 마지막 부분에서 들려드릴게요!

어류, 양서류와 향정신성 물질의 관계는 거의 알려지지 않았습니다. 선천적으로 물속에서 사는 탓에 애당초 그들의 행동을 연구하는 것 자체가 어렵기 때문입니다. 하지만 이 동물들이 약용이나 기분 전환용 물질을 섭취한다는 걸 증명하지 못했다고 해서 그들이 그렇게 할 수 없다는 뜻은 아닙니다. 사실 저는 어류와 양서류도 그런 물질을 사용한다는 증거가 발견되리라 확신해요. 온갖 매혹적인 화학물질을 만드는 해양 생물체와 (아마도) 담수 생물체가 엄청나게 많은데, 현재로선 그 기능이 거의 연구되지 않았기 때문입니다. 그 화학물질은 대다수가 이전에는 알려지지 않았던 알칼로이드이고, 다른 물질들도 그다지 '탐구되지 않은' 구조적, 기능적 특징을 갖고 있답니다.[3] 말이 난 김에 덧붙이자면 해양 약리학의 생산물 중에서 제가 가장 좋아하는 것은 셈브라노이드cembranoid라고 통칭하는 종류의 화학물인데요. 이 화학물질은 새로운 치료용 화합물의 유망한 공급원으로 여겨지고 있습니다.

불가사의한 셈브라노이드

셈브라노이드는 탄소-14의 고리로(즉, 셈브렌cembrene으로) 이루어진 화합물입니다(그림 6.1). 침엽수나 담배 같은 식물에서 분리되었는데요. 개미와 흰개미 등의 곤충에게서도 발견됩니다. 페로몬과 비슷하게 작용하며 화학 방어 무기의 일환이죠. 현재 셈브라노이드가 가장 풍부하다고 밝혀진 공급원은 해양 무척추동물입니다. 바다에서 유래하는 셈브라노이드는 주로 연산호soft coral(해양목 산호)에 있습니다. 연산호의 2차 대사산물 중에서 25%를 차지하죠. 흥미롭게도 셈브라노이드와 비슷한 분자들은 식물이나 무척추동물에만 국한되지 않습니다. 수컷 양쯔강악어*Alligator sinensis*의 곁배출강샘paracloacal gland에서도 발견되거든요. 2020년을 기준으로 500여 가지의 천연 셈브라노이드가 밝혀져 있습니다.

셈브라노이드에 얽힌 흥미로운 이야기가 하나 있습니다. 1960년대에 산호에서 발견되었지만 생물체 몸속에서 무슨 기능을 하는지 아직도 정확히 모르고 있는 형편이에요. 생물학적 효과는 과학 문헌에 거의 기록되지 않았지만 의생명 연구에서 전망이 아주 밝답니다. 어떤 화합물은 항염증성 혹은 항균성이고, 어떤 것은 항암성이며, 다른 것들은 뇌졸중, 파킨슨병, 살충제

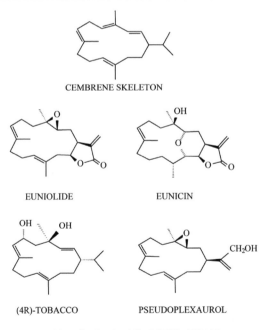

CEMBRENE SKELETON

EUNIOLIDE   EUNICIN

(4R)-TOBACCO   PSEUDOPLEXAUROL

그림 6.1 셈브라노이드의 예. 제가 직접 그렸습니다.

> 신경독성이 있는 실험 동물에서 신경보호neuroprotective 효과를 보입니다. 셈브라노이드는 저에게 매우 소중한 화합물이랍니다.[4]

한 가지는 확실합니다. 그 어떤 생물체도 과학자에게 발견의 기쁨을 선사할 목적으로 화학물질을 발달시키진 않는다는 거예요. 지금까지 거듭 얘기했던 것처럼 만일 어떤 분자가 보존되었다면, 즉 (주로 수백만 년 단위로 계산되는) 생물체의 진화 역사에 걸쳐 계속해서 만들어졌다면 그 분자는 (아마도 포식자나 먹잇감을 향한) 생리 작용에 반드시 관여했어야 합니다. 그리고 육상 환경의 생물체처럼 해수 환경의 생물체 또한 그 화학물질을 활용하는 (혹은 그로부터 자신을 방어하는) 전략을 도입하기 마련입니다.

파충류에 대해서는 조금 더 알고 있는 것들이 있어요. 앞서 언급한 동양정원도마뱀의 사례 말고도 다른 파충류가 약물을 섭취했을 때 우리만큼 영향을 받는다는 점을 시사하는 실험 연구가 있습니다. 붉은꼬리보아*Boa constrictor*는 (발륨Valium을 함유한 약물군인) 벤조디아제핀benzodiazepine에 노출되면 포유류와 정확히 똑같이 반응한답니다.[5] 그리고 아편유사제는 턱수염도마뱀*Pogona vitticeps*과 옥수수뱀 *Elaphe guttata*의 통증을 줄여주는 것으로 보이고요.[6] 그다지 놀랍지

---

* 셈브라노이드는 푸에르토리코에서 박사학위를 밟을 당시에 제 논문 주제였습니다. 다양한 방식으로 과학계 진출에 '박차'를 가하게 해주었어요. 오늘날까지 제 연구 프로그램의 한 부분이기도 합니다. 셈브라노이드가 무엇이고 어떤 작용을 하는지를 꼼꼼하게 살펴보는 건 책의 범위를 넘어섭니다. 하지만 그게 뭔지, 제가 어쩌다가 (훌륭한 멘토의 지도를 받아) 그 화합물을 연구하게 되었는지 궁금해하실 수도 있으니 미주에 몇 가지 참고문헌을 남겨놓겠습니다.

않게 들릴지도 모르겠군요. 실제로 놀라운 일은 아닙니다. 정말이에요. 척추동물들의 신경계가 구조적으로 매우 비슷하다는 점을 고려하면 파충류와 포유류의 신경화학적, 신경약리학적 측면이 유사한 것은 당연합니다. 언젠가 포유류와 어류, 양서류가 신경약리학적 특징을 공유하는 사례 또한 분명히 발견될 거예요.

이 장에서 다루는 동물은 척추동물이기 때문에 모두 기본적인 신경학적 유사점을 가지고 있습니다. 예를 들어 우리가 진통제로 사용하는 약물이 마찬가지로 그들의 통증을 줄여줄 거라 말해도 그리 무리가 아니죠. 하지만 다른 한편으로는, 부엌 바닥을 기어다니는 개미보다 반려견에게서 우리 자신의 모습을 보기가 더 쉽긴 하지만 분명히 반려견마저 우리와 무척 다르답니다. 그리고 — 지금까지 충분히 이야기한 것처럼 — 그들이 세상을 경험하는 방식에 대해 우리가 알 수 있는 것은 제한되어 있죠. 그 경험이 향정신성 물질로 왜곡되어 있다면 특히 그렇습니다.

잠깐! 악어가 메스에 취한다고?

환경독성학Environmental toxicology은 온갖 잘못된 이유로 번성하고 있는 과학입니다. 제가 독성학을 얕본다는 게 아니에요. 우리가 살고 있는 지구에 인간이 저지른 짓 때문에 존재하는 분야란 뜻입니다. 우리 종은 수천 가지 화학물질을 환경에 쏟아부었는데요. 이런 화합물이 생물계에 미치는 영향을 감시하고 연구하는 것이 환경독성학의 일입니다. 화학물질은 생명의

순환을 거쳐 어떻게든 다시 우리에게로 돌아오거든요.[7]

점차 성장하고 있는 환경독성학의 한 부분은 처방 약물이나 남용 약물의 효과와 관련이 있습니다. 이 물질들은 주로 우리가 버리는 노폐물을 통해 환경으로 배출되는데요. 우리 몸의 천연 '배관'을 따라 이동한 노폐물은 하수도로 내려갑니다. 사람 한 명이 배출한 화학물질은 소량이지만 한 집단이 수천 명으로 이루어질 경우 소량이더라도 차곡차곡 쌓이게 됩니다. 서둘러 불법 약물을 없애려고 훨씬 많은 양을 하수 배관에 쏟아부을 때도 있었어요. 그리 새로운 짓은 아닙니다. 우리가 화장실과 남용 약물에 접근할 수 있을 때부터 쭉 해왔던 행동이죠.[*] 하지만 이 약물이 생태계에 유입되면 어떤 일이 벌어지는지는 최근에서야 고려되기 시작했습니다. 사실 이런 물질이나 그로부터 만들어진 대사산물은 주변 환경에 서식하는 다수의 종에게 영향을 미친답니다. 분명 시급한 문제이긴 하지만 때로는 물속에 들어간 것에 너무도 신경을 쓴 나머지 과잉 반응이 일어나기도 해요.

2019년 7월, 한 범죄 용의자를 체포하러 집에 들이닥친 테네시주 러레토의 법 집행관은 용의자가 상당량의 메스암페타민을 변기에 넣고 (비록 실패했지만) 물을 내려버리려던 것을 발견했습니다(그림 6.2). 체포가 끝나고 밀매품을 몰수한 뒤에 경찰서장은 공식 성명을 발표했어요. 환경에 영향을 미칠 수 있기 때문에 그런 식으로 마약을 처리하지 말라고 당부했던 겁니다. 성명은 경고로 끝맺습니다. 마약의 양이 도를 넘으면 "메스게이터meth-gator가 생겨날 수도 있다"고요.[8]

---

[*] 제가 이런 문구 쓸 줄은 정말 상상도 하지 못했습니다.

　　　　　　　　　　　　　술 취한 파리와 맛이 간 돌고래

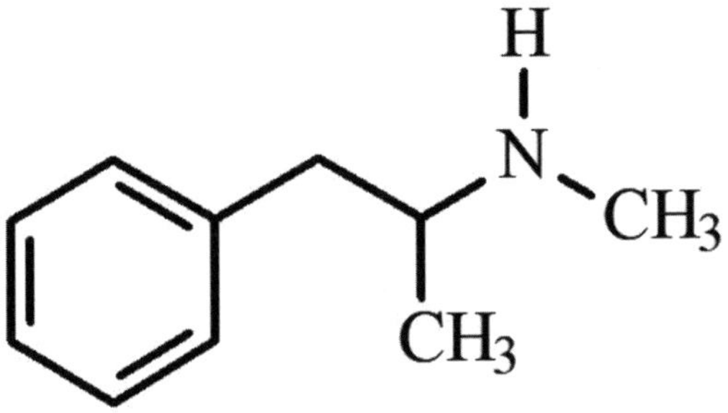

그림 6.2 메스암페타민 분자를 제가 직접 그린 것입니다.

부적절한 마약 폐기로 인해 메스에 취한 악어(앨리게이터)가 극도로 흥분했다는 증거는 전혀 없어요. 하지만 적어도 이론상으로는 가능합니다. 마약과 환경에 관한 공식 성명은 적절한 조치였어요. 앨리게이터는 화학물질이 없어도 이미 충분히 무섭거든요. 메스에 취해 성이 잔뜩 난 앨리게이터를 생각하니 오금이 저리는군요.

술 취한 새

밤중에 새가 날다가 거대한 물체와 충돌하는 것은 흔한 일입니다. 하지만 한낮에 날아가다 (건물처럼) 엄청나게 큰 구조물과 부딪히는 건 좀 이상해요. 그런 일이 생기면 대체로 새의 감각계에 뭔가 문제가 생겼다는 징후랍니다. 이때 알코올이 범인으로 지목되는 경우가 드물지 않습니다.

애기여새*Bombycilla cedrorum*는 독특하게도 날개 끝이 빨갛게 물든 아름다운 사회성 조류예요.[9] 2012년 샌버너디노의 캘리포니아 동물보건 및 식품안전 실험 시스템California Animal Health and Food Safety Laboratory System, CAHFS에서 일하던 하이루 킨데Hailu Kinde 박사와 공동 연구자들은 특이한 상황에서 떼죽음을 당한 여러 애기여새 무리를 자세히 연구해 발표했습니다. 대낮에 날다가 아크릴 유리, 담, 창문에 충돌해 죽고 말았던 거예요.[10]

조사 과정에서 부검necropsy*을 실시해보니 대다수의 애기여새가 지나치게 익은 브라질후추나무*Schinus terebinthifolius* 열매를 대량 섭취했다는 결과가 나왔습니다. 사체를 분석해서 근육 조직, 입안, 상부 소화계의 광범위한 출혈도 볼 수 있었죠. 또 간 파열이 발생한 경우가 대부분이었습니다. 논문에 따르면 사망 원인은 "에탄올에 취한 상태로 날아가던 도중에 단단한 물체와 충돌하여 유발된 외상"으로

---

* 일반적으로 autopsy는 인간을 대상으로, necropsy는 동물을 대상으로 수행되는 부검을 뜻합니다.

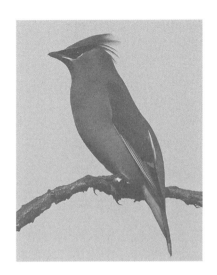

추정되었습니다. 법의관들은 일부 새들의 간 알코올 농도는 0.1% 였고 다른 조직에선 다소 낮았다고 지적했어요(미국 연방법에 따르면 운전이 금지되는 혈중 알코올 농도 기준은 0.08%입니다). 킨데 박사의 논문은 여섯 건의 또 다른 애기여새 '떼죽음'을 간추려 보고하기도 했습니다(떼죽음은 다양하게 규정할 수 있지만 대체로 다섯 마리부터 오십 마리까지의 죽음을 의미합니다). 2005년부터 2007년 사이 열네 달에 걸쳐 같은 지역에서 발생한 사건이었죠. 그중 네 건에서 새들이 브라질후추나무 열매를 먹었다는 분석 결과가 나왔고, 여섯 건모두 간 파열이 발견되었습니다. 킨데 박사의 연구진은 에탄올 도취가 "강하게 의심되는 정황적 증거"가 있다고 주장했습니다. 부인하기 어려운 주장이에요.

일반적인 새들, 특히 애기여새가 '술에 취해 난다'고 의심된 경우는 이게 처음이 아닙니다. 1980년대부터 2000년대 초까지 여러 연구가 이 발상을 다루었고, 다양한 조류 종이 알코올의 영향을 받아 비행 사고를 당한다는 증거를 제시했어요.[11] 하지만 저는 술 취한 새를 보고한 초창기 사례가 더 과거로 거슬러 간다고 생각합니다. 그런 사례로 인정받진 못했지만요.

1936년, 서던캘리포니아 대학교의 메리 루이즈 포슬러Mary Louise Fossler 박사는 카나리아야자나무*Phoenix canariensis* 부근에서 상당수의 새를 잃은 애기여새 무리와 관련된 잠재적인 떼죽음 사례를 연구했습니다. (500여 마리로 이루어진) 이 특정 무리는 폭우가 끝난 뒤에 카나리아야자나무의 열매를 먹었는데요. 포슬러 박사는 그 열매가 한동안 물에 노출되어 있었다고 설명했습니다. 포슬러 박사 자신의 표현을 빌리자면 "물먹은" 상태였죠.[12] 열매를 "게걸스럽게 먹어치운" 몇몇 새들은 도취 징후를 보이기 시작했습니다(다 그런 건 아니었습니다). 신체 협응력coordination이 상실된 건 물론이고 (이상하게도) 숨이 차는 듯한 행동까지 보였던 거예요. 그러고는 수많은 새들이 (어떤 '충돌 사고'도 없이) 그냥 속절없이 떨어져 죽고 말았습니다. 무리의 다른 구성원도 여지없이 그들을 뒤따라 갔습니다.

다음 날, 포슬러 박사는 몇몇 표본을 부검하고 관찰 기록을 남겼습니다. 킨데 박사의 연구진이 거의 70년 뒤에 보고한 것과 아주 비슷했죠. 우선 주요 기관계에서 축적된 혈액이 발견되었습니다. 게다가 특히 간이 이런 방식으로 영향을 받았는데, 간 파열 징후도 보였어요. 포슬러 박사는 이 모든 결과의 원인이 열매 씨 안에 있는 사이안화물함유 화합물로 인한 중독이라는 가설을 세웠습니다. 특정 식물 종의 씨에 (소량이긴 하지만) 사이안화물 유도체가 들어 있는 건 사실입니다. 따라서 몸집이 작은 새가 그 씨를 섭취하고 사이안화물에 중독될 가능성도 있어요.

안타깝게도, 제가 아무리 찾아봤지만 카나리아야자나무라는 특정한 식물 종이 사이안화물과 비슷한 화합물을 만들어낸다는 보고는 없었습니다(알코올 발효를 거친다는 것은 알려져 있지만요). 미스터리가 더욱더 깊어만 가는군요. 그리고 여전히(여기서 이런 문학적인 표현을 쓸 수 있다니 기쁘네요) 미궁 속으로 걸어 들어가고 있습니다.

때로는 앞서 얘기한 사이안화합물cyanogenic compound 같은 화학 물질이 새와 방목 동물에게 방해물로 작용하기도 하는데요. 어떤 알칼로이드는 애기여새와 기타 비슷한 새들을 대상으로 실제로 매우 효과적인 퇴치제로 기능한답니다.[13] 하지만 사이안화합물이 애기여새에게 그런 방해물로 작용한다는 구체적인 증거는 없어요(사이안화합물의 독성이 적다는 뜻일 겁니다).[14] 이 모든 사실을 종합해 과감하게 추측해보면, 1936년 애기여새 떼죽음 사건의 근본 원은 사이안화물 중독보다는 알코올 도취가 일 가능성이 높다고 생각합니다. 포슬러 박사의 새 표본이 보존된 채 현대 생화학 기술로 분석되길 기다리고 있는지 살펴보는 것도 흥미롭겠습니다.

애기여새의 이야기는 알코올 같은 독성 물질을 섭취할 때 절제가 중요하다는 것, 그리고 취한 상태일 때 운동계 작동에 적신호가 켜진다는 것을 강조하고 있습니다. 하지만 술을 마신다고 해서 늘 사형 선고를 받는 건 아니에요. 이제 분위기를 살짝 환기해볼까요? 또 다른 깃털 난 친구, 우리에게 꽤나 친숙한 녀석이 겪는 또 다른 알코올 효과를 살펴보면서요.

새의 주가

음악이 모든 인간 문화에 없어서는 안 될 부분이라는 것, 지금까지 이 행성을 빛내왔다는 것은 굳이 말할 필요도 없습니다. 우리는 음악으로 사랑과 증오, 슬픔과 행복, 애국심과 그리움의 감정을 표현할 수 있어요. 개인적인 경험이든 공적 행사에서의 표현이든 감정은 인간의 알코올 섭취를 추동하는 주범이란 것도 말할 필요가 없죠. 그렇다면 음악과 음주가 수많은 인간 집단에서 결합된다는 건 전혀 놀라운 일이 아닙니다. 인간 조건을 구성하는 다채로운 감정을 표출하게 하니까요. 실제로 노래와 음주를 합친 장르도 있답니다. 바로 '주가酒歌'입니다.

주가는 흔히 의식이나 기분 전환을 위해 모인 곳에서 부르는 노래입니다. 종종 친구들이 모여 (아니면 새해 전야에 최근에 알게 된 사람과 바에 앉아) 앞서 언급한 감정을 느끼며 친목을 다지는 수단이 되죠. 대체로 돈을 지부한 청중에게 들려주는 노래가 아니기 때문에 실력보다는 열정이 더 중요시됩니다. 일반적으로 주가에서 노래 솜씨는 가장 덜 중요한 요소예요(어떤 때에는 가사를 엄격하게 부르는 것에 집착하지 않아도 된답니다). 정말 다행스런 일입니다. 과도한 알코올 섭취는 운동 기능을 약화시키는데(새해 전야 바에 앉아 있는 사람들이 이를 증명하죠), 명백하게도 노래가 여기에 속하거든요. 다시

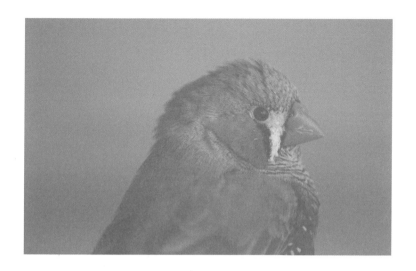

말해, 주가는 사람이 술자리에서 술에 취해 술에 취한 목소리로 부르는 술 취한 노래입니다(빠르게 세 번 말해보세요! 아마 꽤 힘들 겁니다. 특히 술에 취했다면요).

특히 명금류songbirds라는 새 종은 노래를 하는 데 능숙합니다. 그렇다면 여러분은 명금류도 술에 취했을 때 술 취한 것처럼 노래를 부르는지 궁금해하실 법하네요! 오리건 보건 과학 대학교의 크리스토퍼 R. 올슨Christopher R. Olson 박사와 공동 연구자들은 「주가: 금화조가 학습한 노래에 알코올이 미치는 효과」라는 적절한 제목의 논문을 발표했습니다. 금화조*Taeniopygia guttata*가 부르는 노래의 음색과 구조에 에탄올이 가하는 영향을 자세히 서술했죠.[15] 금화조는 단순한 명금류가 아닙니다. 노래와 같은 복잡한 과제의 운동 협응과 그와 관련된 신경생물학을 연구하기에는 완벽에 가까운 동물 모델이죠.

'발성 학습'을 위한 동물 모델을 찾는 것은 어려운 일입니다(발성 학습은 인간의 언어 발달에 필수적이에요). 인지적 측면에서 우리와 비슷한 면이 있는 수많은 포유류는 꽤 과묵한 편이에요. 금화조는 발성 학습이 가능한 극소수의 종일 뿐만 아니라 노래를 배우고 만들어내는 방식이 인간의 말과 놀랍도록 비슷합니다.[16]

알코올이 인간 말소리에 미치는 영향을 잘 알고 있었던 올슨 박사와 동료들은 금화조를 취하게 만들기로 결심했습니다. 그들은 금화조가 술을 마시도록 부추기는 일이 비교적 수월했다는 걸 알고 깜짝 놀랐어요(사실 알코올이 가미된 주스에 접근할 수 있었던 금화조는 주스 섭취량도 늘어났습니다). 그리고 한번 취하고 나자…… 술에 취한 듯이 노래를 부르기 시작했어요. 살짝 엉성해지고 구성도 어질러지고 (술 취한 사람을 본 제 경험과는 많이 다르지만) 약간 더 조용해졌죠. 그리고 알코올을 더 많이 섭취할수록 노래가 감상적으로 들렸어요.

노래의 복잡성과 쉽게 식별되는 뚜렷한 '음절'은 금화조 노래에서 가장 많이 연구된 특징입니다. 흥미롭게도 알코올을 섭취한 금화조의 음절은 저마다 다른 영향을 받았습니다. 술 취한 사람이 노래를 부를 때(아니면 말을 할 때) 특정 단어는 발음하기에 무리가 없지만 어떤 단어는 발음하기가 더 힘든 것과 아주 비슷하죠. 예를 들어 이따금 술 취한 사람의 노래가 절정에 달하면 '말'이 '주절거림'으로 격하되곤 합니다. 금화조도 똑같아요. 또 하나 신기한 점은 금화조의 알코올 농도가 인간의 법적 제한치에 맞먹으면 노래는 영향을 받지만 비행, 홰에 앉기, 이와 유사한 운동 능력은 별 영향을 받지 않는다는 겁니다. 이 결과는 서로 다른 영역의 신경이 관여한다는 점을 시사합니다.

제가 알기로는 알코올이 명금류에 미치는 영향을 연구한 사례는 아직 이것뿐입니다. 하지만 새와 알코올을 다루는 연구가 앞으로 더 등장할 거라 생각해요. 저는 지나치게 상상하는 성향을 타고났는데요. 그래서 어떤 과학자가 술에 취해 날뛰는 타조를 다루는 일이 얼마나 어려울지 생각해보게 됩니다.* 한 가지는 확실해요. 올슨 박사의 논문은 새들도 술에 취한 채로 살아남아 이야기를 들려줄 수 있다는 일종의 '원리'를 증명해주었다는 겁니다(물론 다 까먹지 않는다면요).

---

* 술 취한 타조라고 주장하는 영상이 인터넷에 올라와 있지만 전 적당히 걸러서 보고 있습니다. 의심이라는 소금을 쳐서 먹고 있는 셈이죠. 마르가리타 칵테일 잔 테두리에 묻히는 바로 그 소금 말이에요…….

곤드레만드레 취한 박쥐

이번에는 완전히 다른 종류의 비행 동물이 술에 취한 사례를 살펴보려 합니다. 1장에서 술 취한 원숭이 가설을 다룰 때 만난 로버트 더들리 박사를 기억하시나요? 2004년, 이스라엘의 벤구리온 대학교에서 일하던 더들리 박사와 공동 연구자들은 (프란시스코 산체스Francisco Sánchez 박사의 지도를 받아) 이집트과일박쥐Rousettus aegyptiacus로 그 가설을 시험해보려 했습니다.[17]

더 자세히 말하자면 그들은 이 박쥐 종의 과일 먹기 행동이 에탄올에 영향을 받는지, 즉 익어가는 과일이 함유한 알코올이 후각을 자극해 박쥐를 불러모을지 시험했습니다.* 네 가지 식물(돌무화과나무Ficus sycomorus, 오크라데누스 바카투스Ochradenus baccatus, 대추야자나무, 대추나무)에서 과일 표본을 채취한 연구자들은 잘 익은 과일의 부피당 에탄올 비율을 측정해서 0.1%부터 0.7% 범위의 결과를 얻었어요. 그러고선 이집트과일박쥐가 다른 열매보다 이 네 가지를 잘 먹었기 때문에 이러한 범위의 에탄올 농도를 선호한다고 가정했습니다. 이 가정을 바탕으로 연구자들은 물이나 과일즙에 탄 에탄올이 사육 중인 박쥐의 관심을 끄는지 살펴보았어요. 안타깝게도 반대 결과가 나왔습니다. 에탄올 농도가 1%인 물이나 과일즙에는 눈길도 주지 않았고, 농도가 2%면 적극적으로 거부했던 겁니다.

---

* 박쥐가 과일 씨를 퍼뜨리는 데 기여한다는 개념이 실험의 착상을 이끈 부분적인 요인이었습니다. 그러한 개념은 과일을 맺는 식물과 박쥐의 진화적 관계를 암시합니다.

이 결과를 본 산체스 박사는 이집트과일박쥐가 신체 기능의 손상을 피하기 위해 에탄올이 풍부한 먹이를 먹지 않는 것인지 궁금해졌습니다. 그래서 박쥐의 비행 능력이 알코올의 영향을 받는지 확인하고자 연구를 수행했어요.[18] 연구자들은 에탄올이 두 가지 요소에 영향을 미칠 것이라 예상했습니다. 일정 거리를 날아가는 데 걸리는 시간과 (길을 찾는 수단인) 반향정위 행동이었죠. 박쥐를 취하게 하려고 시중에서 파는 조제분유에 알코올을 부피당 1% 첨가해 맛 좋은 혼합물을 만들어 먹였습니다. 비교를 위해 알코올을 가미하지 않은 혼합물도 주었죠. 그러고는 박쥐의 속력을 측정하고, 보통 먹이를 주었을 때와 알코올이 든 먹이를 주었을 때 반향정위 소리를 녹음했습니다. 결과는 그다지 놀랍지 않았습니다. 거나하게 취한 박쥐는 정신이 차분한 박쥐보다 느리게 날았고 반향정위 패턴도 달라졌죠. 그렇다면 취한 상태는 사실상 박쥐에게 파멸을 의미합니다. 위치를 가늠하고 먹이를 잡는 능력을 제대로 펼칠 수 없을 테니까요.

흥미롭게도 이 결과는 오직 과일박쥐과*Pteropodidae*의 한 종인 이집트과일박쥐에만 적용되는 것처럼 보였습니다. 캐나다의 웨스턴온타리오 대학교에서 일하는 다라 오바크Dara Orbach 박사와 공동 연구자들은 일련의 실험을 통해 주걱박쥐과*Phyllostomidae*에 속한 여섯 종이 취했을 때 비행과 반향정위 능력을 시험했습니다.[19] 결과를 요약하자면 그 어떤 박쥐도 비행과 반향정위 능력이 약화되지 않았습니다. 심지어 에탄올 농도가 1.5%인 먹이를 섭취했을 때도 그랬죠. 자, 어느 방향으로 (장애물을 피해서) 얼마나 빨리 날아가야 할지 결정할 때 반향정위 박쥐가 얼마나 복잡한 계산을 해야 할지 생각해보세요. 비행에 반드시 필요한 고도로 협응된 근육 활동은 또 어떻고요. 아메리카 대륙에 서식하는 주걱박쥐의 엄청난 능력은 비교적 높은 에탄올 저항성 덕분인 게 분명합니다. 그들의 저항성은 대사의 촉진이나 효율적인 해독 경로와 관련되어 있을 거예요. 이 결과는 에탄올을 견뎌내는 상대적인 능력이 '대륙'에 따라 달라진다는 사실을 보여줍니다. 박쥐의 진화 경로가 갈라진 것에 대한 유익한 통찰로 이어질 수도 있죠.

'경로'에 대한 이야기가 나왔으니 말인데, 이제 땅으로 돌아갈 시간입니다. 육지에서 살아가는 동물들을 만나볼 때예요. 그리고 좀 더 크게 생각해봅시다. 실제로 근거가 제일 탄탄한 사례부터 탐험을 시작할 거예요. 가장 거대한 육상 동물과 함께 말입니다.

술 취한 코끼리

알코올은 코끼리의 행동에 관하여 수백 년 동안 전승된 지식에서 한자리를 차지하고 있습니다. 지역에서 생산된 알코올 음료를 가져간 코끼리가 얼근하게 취해 난동을 부렸다는(혹은 더한 짓을 저질렀다는) 기록이 많아요. 심지어 취한 상태에서 사람을 죽인 적도 있죠. 알코올을 섭취할 기회가 있을 때 마신다는 것은 분명하지만 의도적으로 알코올을 찾는다고 보기엔 아직 명확하지 않습니다. 하지만 그렇게 생각하는 사람이 많아요.

또 대표적인 가설에 따르면 코끼리는 알코올에 꽤 익숙하고 인간의 도움이 없어도 발효 과일을 먹고 취할 수 있습니다. 아시아코끼리*Elephas maximus*가 두리안나무(주로 두리오 지베티누스*Durio zibethinus*라는 종)의 특히 잘 익은 열매*를 찾아다닌다는 비공식 기록이 있습니다. 아프리카코끼리*Loxodonta africana*가 취하기 위해 마룰라나무*Sclerocarya birrea*의 익은 열매를 섭취한다는 이야기도 있죠. 두 사례를 뒷받침하는 과학 보고서가 발표된 것은 아직 보지 못했습니다. 아프리카코끼리와 마룰라나무의 경우는 몇 가지 정황적 증거가 있지만요. 사실 이 이야기는 자연이 과학을 위해 놀라움을 간직할 때가 많다는 완벽한 사례를 보여줍니다.

아프리카코끼리의 행동에 대한 초창기 보고는 1800년대 프랑스

---

* 두리안나무의 열매는 냄새가 지독하기로 악명이 높습니다. 그냥도 고약한데 완전히 익어서 발효까지 된다면 얼마나 지독할지 상상이 가나요?

의 박물학자 아뒬프 델레고그Adulphe Delegorgue의 설명까지 거슬러 갑니다. 마룰라 열매를 먹어치운 수컷 코끼리가 난폭해졌다는 이야기를 남아프리카 줄루족 가이드에게 전해 듣고 기록으로 남겼던 거예요. 델레고그는 이렇게 썼습니다. "태양의 작용으로 익은 열매가 뇌에 몰고 오는 온화한 기운을 좋아한다는 점에서 코끼리는 사람과 비슷한 면이 있다."[20]

여러 번 말했듯이 인간의 의도를 비인간 동물에게 투사하는 것은 무척 매혹적입니다. 하지만 델레고그가 가이드의 말을 듣고 남긴 기록을 넘어서는 증거를 가졌던 것 같진 않습니다. 더군다나 코끼리가 발효 마룰라 열매를 먹고 취한다는 생각과 배치되는 과학적 증거도 있어요.*

2006년, 브리스톨 대학교의 스티브 모리스Steve Morris 박사는 공동 연구자들과 함께 그 주장을 검토하는 논문을 발표했습니다. 아프리카코끼리가 먹잇감으로 마룰라 열매를 찾는지, 잘 익은 열매를 선호하는지, 그 열매를 섭취해서 도취가 되는지 조사했죠.[21] 사실은 다음과 같습니다. (망고와 비슷한) 마룰라 열매는 분명히 코끼리가 선호하는 먹이입니다. 하지만 익지도 않은 열매를 나무에서 직접 따먹는 경우가 많아요. 심지어 마룰라나무를 흔들어서 열매를 떨어트린 뒤에 주워 먹는다는 신빙성 있는 보고도 있죠. 물론 썩고 있거나 발효 중인 열매를 먹을 때도 있습니다. 하지만 발효된 마룰라 열매

---

* 제가 알기로는 아시아코끼리와 두리안 열매에 대한 공식적인 과학 보고는 없습니다.

술 취한 파리와 맛이 간 돌고래

섭취와 술 취한 코끼리의 직접적인 관계를 확실히 뒷받침할 만한 자료는 거의 없는 형편입니다.

모리스 박사의 논문은 발효가 얼마나 진행돼야 성체 코끼리가 열매를 먹고 취할 수 있는지 분석하기도 했습니다. 덜 익은 열매가 코끼리의 위장관을 따라 (대체로 12시간에서 46시간이 걸리는) 긴 여정을 거치면서 완전히 익어 발효될 수 있는지도 검토했죠. 코끼리의 알코올 대사와 도취에 필요한 에탄올의 양이 인간과 비슷하다고 가정한 뒤에 몸집 차이를 고려하여 값을 조정했습니다.

수컷 코끼리 성체의 체중은 대략 5,900kg인 반면 인간 남자의 전형적인 체중은 90kg이에요. 논문의 계산에 따르면 수컷 코끼리 성체가 발효 마룰라 열매만 먹어서 취하려면 세 가지 조건을 모두 만족해야 했습니다. (1) 코끼리는 비현실적인 양의 마룰라 열매를 먹어야 한다. (2) 마룰라 열매는 훨씬 더 말도 안 되는 양의 알코올을 만들어야 한다. (3) 코끼리의 창자는 발효를 통해 오로지 에탄올만 생성해야 한다(메탄 같은 다른 흔한 평범한 물질은 만들어선 안 된다). 논문에 따르면 코끼리가 오직 마룰라 열매만 먹고 발효 능력이 통상적 기준을 넘어선다고 하더라도 그 열매를 섭취해 자연적으로 취하게 될 가능성은 거의 없습니다. 코끼리의 에탄올 대사가 인간을 비롯한 다른 포유류와 근본적으로 다르지 않다면요.

하지만 반전이 있었답니다! 정말 근본적으로 다를지도 모른다는 증거가 나타났거든요. 캘거리 대학교의 마레이커 야니아크Mareike Janiak 박사와 동료들은 포유류 85종의 유전자를 분석해 에탄올 대사와 관련된 특정 유전자와 유전 변이를 조사했습니다. 구체적으로 말해서 우리의 오랜 친구 ADH 효소를 암호화하는 것들 말이죠. 그들이 연구한 변이 하나는 이미 1장에서 살펴본 적이 있습니다. 인간과 유인원 조상뿐만 아니라 늘보원숭이와 아이아이처럼 진화적으로 전혀 다르게 분지된 가지의 구성원들도 가지고 있죠. 기억하실지 모르겠지만 에탄올 대사의 효율을 약 40%나 올려줍니다. 그런데 코끼리는 이 변이가 없는 건 물론이고 관련된 유전자 자체가 없었습니다!

야니아크 박사의 논문은 코끼리/마룰라 논쟁의 맥락에서 그들의 발견을 논의하며 이렇게 지적했어요. "코끼리가 또 다른 방식으로 에탄올을 분해할 수도 있다. 하지만 그 방식의 효율이 인간의 것에 필적할 가능성은 거의 없다. 단순히 몸집에 맞게 값을 조정하는 것만으로는 코끼리가 오래된 마룰라 열매를 먹고 도취될 수 있는지 정확하게 예상하지 못한다."[22] 공교롭게도 다른 여러 포유류 종 또한 해당 유전자가 없습니다. 2020년에 이 결과를 발표한 연구자들은 논문 말미에서 이렇게 지적했어요. "사람들은 동물 행동을 의인화하는 경향이 있다. 하지만 동물이 우리와 똑같은 대사 흐름 조절과 감각 순응sensory adaptation(감각 자극에 지속적으로 노출되어 민감도가 감소하는 현상 —옮긴이), 혹은 그와 관련된 한계를 공유한다고 가정하는 것 또한 오류이다."[23]

마룰라에 열광하는 코끼리에 대한 미스터리는 아직도 해결되지 않았습니다. 하지만 인간이 만든 알코올에 손을(아니, 코를) 대서 취

술 취한 파리와 맛이 간 돌고래

할 정도로 충분히 마실 수 있고 그 상태로 행동한다는 것은 이미 알고 있습니다. 결국 일부 용감한 과학자들이 코끼리가 '의도적으로' 취하도록 만들었는데, 아마 별로 놀랍지 않으실 거예요. 게다가 무서움을 모르는 학자 한 명을 이미 살펴본 적도 있으니까요. 1장에서 만나본 로널드 K. 시겔 박사 말입니다.

시겔 박사와 그의 동료 마크 브로디 박사가 1984년에 발표한 논문은 코끼리의 에탄올 자가투여 사례를 보고했습니다.[24] 더 정확히 말하자면 과학자가 주도한 자가투여였어요. 시겔과 브로디의 실험체는 아시아코끼리 세 마리와 아프리카코끼리 일곱 마리였고, 전부 미국에서 태어나 캘리포니아의 동물 보호 구역에서 자랐습니다. 두 과학자는 코끼리에게 가벼운 음료를 제공했어요. 어떤 향도 가미하지 않은 에탄올 7% 용액을 큰 금속 드럼통에 넣고 지프차 뒤에 실어 운반했습니다.

코끼리는 틈이 날 때마다 음료를 마셨고 몇몇은 눈에 띄게 몹시 열광했어요. 적어도 그중 한 마리가 혼자서 75L나 들이켰죠. 코끼리가 보이는 행동을 관찰한 시겔과 브로디는 동물 행동 전반을 다룬 문헌의 자료를 바탕으로 그 행동을 분석했습니다. 그들은 공격성, 목욕, 탐구, 먹기, 몸 흔들기, 발성, 귀 펄럭이기 등의 특징을 관찰하고 평가했어요. 그중에는 "코를 몸에 두르거나, 눈을 감고 기울어진 자세로 움직이지 않는 것"이라고 묘사한 "별난 행동"도 있었습니다 (알아요, 그다지 이상하게 들리진 않죠?).

에탄올을 마신 코끼리에게는 굉장히 다양한 효과가 나타났습니다. 온화해지기도 하고 공격성을 띠기도 했으며 똑바로 서지 못할 정도로 신체 협응력을 잃기도 했습니다. 이렇게 양상은 각기 달랐지만 취하지 않았을 때는 거의 보이지 않은 행동이라는 점은 모두가 마찬가지였어요. 저자의 표현을 빌리자면 알코올은 "각 동물이 가진 고유의 개성을 끌어내는" 것처럼 보였습니다. 흥미롭게도 스트레스를 많이 받을수록(즉 발성과 공격성 행동이 증가할수록) 에탄올을 더 많이 마셨어요. 물론 왜 그런지는 모르지만요. 제가 알기로는 그 이유를 물은 사람은 아무도 없었습니다. 이 논문 이후로는 코끼리의 에탄올 섭취에 대한 그 어떤 비슷한 연구도 이루어지지 않았어요.

코끼리와 벌컨인

〈스타트렉〉의 가상 우주는 우리가 사는 현실 세계에 50년 넘게 영향을 미쳤습니다. 물론 다른 가상 우주도 있었어요. 더 음울한 우주, 더 이상적인 우주, 더 현실 같은 우주, 더 재미있고 환상적인 우주. 이런 우주들도 좋지만 〈스타트렉〉의 우주는 특별히 제 마음 한구석에 자리 잡았습니다. 저만 그런 건 아니에요.

이 우주에서 가장 사랑받는 등장인물은 USS 엔터프라이즈호의 과학 장교 미스터 스팍입니다. 미스터 스팍은 인간 어머니와 벌컨인 아버지 사이에서 태어났다고 해요. 〈스타트렉〉에서 전해지는 바에 따르면 벌컨인은 기본적으로 논리 아니면 죽음이라는 태도로 살아가는 외계 종족입니다. 아주 폭력적인 종족이기도 한데, 여러모로 특히 위험한 기질이에요. 매우 황폐한 행성에서 진화하여 지능이 고도로 발달했고 기술에 능숙하며 신체적으로도 강력하기 때문입니다. 따라서 서로가 서로를 모조리 죽여 전멸하기 직전, 역사의 어느 시점부터 벌칸 사회는 그들 종을 보존하기 위해 엄격한 논리 규칙을 고수하며 감정을 억제했습니다. 하지만 논리가 지배하는 삶에도 한 가지 예외가 있었어요. 모든 벌칸인의 인생에서 되풀이하여 찾아오는, '생물학'이 지배하는 시기입니다. 더 자세히 말해볼게요. 〈스타트렉〉의 공식 설정에 따르면 벌칸인은 약 7년마다 '폰 파'를 겪습니다. 생리적으로 불안정한 시기로서 생식과 직접적으로 관련된 정신적 불균형이 생기죠.[25] 폰 파 동안에는 남녀를 막론하고 모든 벌컨인에게 억제하기 힘든 — 비합리적이라고 볼 수 있는 — 극심한 성욕이 닥칩니다(실상은 조금 더 복잡하지만 우리에겐 이 정도면 충분해요).[26]

아, 걱정하지 마세요. 원래 마약에 취한 코끼리에 대해 이야기하려던 걸 잊지는 않았으니까요. 수컷 코끼리는 어떤 생리적 현상을 경험하는데, 이것이 가상의 폰 파를 떠올리게 했을 뿐이니까요. 코끼리가 겪는 현상은 '머스트musth'라고 부릅니다. 수컷 코끼리에게서 1년마다 발생하는데요. 극도의 공격성, 성욕 향상, 전반적인 예민함 등의 수많은 행동적 변화가 특징입니다.* 머스트 시기의 코끼리는 다양한 호르몬과 독특한 분비물을 생성합니다. 실제로 테스토스테론 수치

---

* '머스트'는 산스크리트어로 '도취된'이라는 뜻입니다. 머스트 시기의 코끼리가 단순히 취해서 온갖 행동을 벌이는 것은 아니지만요. 이 사실은 우리 이야기에서 중요한 역할을 맡고 있습니다. 아시아 코끼리와 아프리카코끼리 둘 다 머스트를 겪는데요. 두 종은 500여만 년 전에 갈라졌습니다. 인간이 침팬지 계통에서 떨어져 나오는 분기 사건이 발생한 지 200여만 년 뒤였습니다.

도 정상일 때보다 60여 배나 더 높아지죠. 테스토스테론은 머스트 행동이 발생하기 전에 급증한다는 연구가 있는데요. 이 결과는 테스토스테론 급증과 머스트의 시작 사이에 인과관계가 있음을 강하게 시사합니다.[27] 그 외에도 머스트는 갑상선 호르몬의 변화뿐만 아니라 비정상적인 당대사와도 상관관계가 있는 것으로 보여요(머스트 시기의 코끼리는 예민하므로 전혀 놀랄 일이 아닙니다. 저도 그럴 거예요!)

머스트가 시작된 수컷 코끼리는 암컷에게 접근하고 호감을 얻기 위해 다른 수컷과 싸우는 일이 흔합니다. 머스트는 대사의 측면에서 대가가 큰 상태예요. 코끼리는 이렇게 에너지 부담이 심한 상태를 오래 지속할 수가 없습니다. 일부 과학자들은 암컷 코끼리가 머스트 시기의 수컷을 더 잘 받아들일 것이라 추측했습니다. 남들보다 우월하다는 점을 보여줄 뿐만 아니라 머스트를 오래 지속할 수 있는 수컷은 분명 건강할 테니까요. 다시 말해 머스트는 짝짓기를 바라는 암컷에게 수컷 코끼리가 신체 건강을 뽐낼 수 있는 전략입니다.* 하지만 만일 그 덩치 큰 녀석이 운 나쁘게도 사랑을 쟁탈하는 데 실패한다면 '좌절감'에 휩싸인 채 훨씬 더 불안해합니다.

머스트 시기의 수컷 코끼리가 지구에서 제일 위험한 육상 동물이라는 건 아무도 반박할 수 없을 거예요. 위에서 살펴봤던 것처럼 수컷 코끼리는 무게가 무려 5,900kg나 됩니다. 비교적 큰 편에 속하는 SUV의 중량은 2,300kg이에요. 머스트 시기의 코끼리는 그야말로 코

---

* 저 또한 수컷으로서 수많은 남성이 뽐내길 좋아한다는 점을 인정합니다. 특히 짝이 될 여성에게 인상을 심어주려 애쓰죠. 그저 코끼리와 약간 다른 전략을 쓸 뿐입니다.

술 취한 파리와 맛이 간 돌고래

끼리만큼 크게 성질을 부리고 자기 앞에 놓인 건 무엇이든지 때려 부숩니다. 행동을 통제하는 사고 과정이나 이성을 찾아볼 수가 없어요. 어떤 학자는 머스트를 정신병 상태와 비교하기도 합니다.

동물 모델이 정상적인 생리 과정을 연구하는 데 귀중한 자원인 것처럼, 특정한 병적 상태를 모방하는 동물 모델을 찾는 작업은 대부분의 의학 연구가 추구하는 '성배'입니다. 과학자들이 인간 건강에 적용할 수 있는 연구를 수행하도록 해주거든요. 이 목표가 정신의학에서보다 더 어려운 의학 전문 분야는 아마 없을 거예요. 그 이유를 이해하긴 쉽습니다. 정신질환은 본질상 신경학적 질병임이 분명하지만 주로 주관적인 현상이 얽혀 있고 사람을 대상으로도 원인을 밝혀내기가 몹시 어렵습니다. 실험 동물은 말할 것도 없죠.

예를 들어 '정신병psychosis'이라 통칭하는 증상을 생각해보세요. 정신병의 정의는 "정신에 영향을 가함으로써 현실과의 접촉을 상실시키는 상태"인데요.[28] 이를 통해 정신병적 장애 — 조현병처럼 정신병과 관련된 장애 — 가 얼마나 주관적일 수 있는지 알게 됩니다. 정신과의사는 주로 환자들이 자가로 진단하는 경험[**]과 행동 관찰에 의존해서 진단을 내려야 합니다. 명쾌한 생리적 표지가 없는 질병 상태이기 때문이죠. 다시 말해 의사가 당뇨병이나 콜레스테롤이 높은 상태를 진단하는 데 사용하는 혈액 검사는 정신병 진단에는 무용지물입니다. 주로 생화학적 상관관계가 아직 밝혀지지 않았다는

[**] (가상의) 한 유명한 천재 의사가 이렇게 말한 적이 있습니다. "모든 사람은 거짓말을 한다."(미국 의학 드라마 〈하우스〉의 주인공 그레고리 하우스가 주문처럼 외는 말입니다 ―옮긴이)

이유 때문에, 정신병을 치료할 때 쓸 만한 약을 개발하기가 어려운 형편이에요. 특히 인간의 정신병을 이해하는 데 유용하게 쓸 동물 모델이 없다는 점에서 — 동물의 '환각'을 살펴볼 때 이야기했던 것과 같은 이유로 — 그렇습니다. 이제 우리가 잘 알고 있는 인간의 정신 상태에 얽힌 행동과 머스트 사이의 공통점으로 넘어갈 때가 되었습니다.

1962년, 오클라호마 대학교 의과대학의 정신과의사 루이스 J. 웨스트Louis J. West 박사와 체스터 M. 피어스Chester M. Pierce 박사는 당시엔 명안으로 보였던 한 생각을 궁리하고 있었습니다.* 서로 전혀 다른 몇 가지 정보 조각을 그러모아 과학 가설을 세웠던 거예요. 우선 그들은 코끼리의 머스트가 광기와 — 좀 더 전문적인 용어로는 정신병과 — 매우 비슷한 행동으로 표출된다는 점을 알고 있었습니다. 그리고 정신과의사답게 인간에게서 유사한 상태를 유발하는 여러 가지 마약, 특히 LSD도 알고 있었죠. 결국 그들은 LSD가 수컷 코끼리에게서 머스트를 일으킬 수 있다는 가설을 세웠습니다.** 이 가

---

*   제게 이 문구는 대학원에서 행복했던 기억을 불러일으킵니다. 코넬 대학교에서 박사논문을 쓸 때 제 지도교수였지만 지금은 고인이 된 조지 P. 헤스George P. Hess 교수님은 정해진 시간마다 실험실을 돌아다니며 대학원생에게 실험에 대해 물으셨죠. "데이터는 어떤가?"라는 질문이 날아올 때마다 뭔가를 보여드려야 했어요. 가끔씩은 누군가에게 곧장 걸어가 "나한테 명안이 있네"라는 말을 건네셨는데요. 실험할 아이디어가 생각났다는 뜻이었는데, 진행 중인 실험을 잠시 멈추고 옆길로 새야 할 때도 있었답니다. 정말로 거의 언제나 '명안'이었죠.

**   이건 실험을 정당화하기 위한 '공식적인' 입장이었습니다. 하지만 단순히 호기심이라는 강력한 요소도 관여한 게 분명합니다. 작가 알렉스 보즈Alex Boese는 2007년에 출간한 아주 적절한 제목의 책 『위험한 호기심Elephants on Acid and Other Bizarre Experiments』 113쪽에서 이렇게 말했습니다. "결국에는 '코끼리가 LSD에 취하면 어떻게 될까?'라는 질문에 호기심이 일 수밖에 없다."

설을 시험하기 위해 오클라호마시티 링컨파크 동물원의 워런 D. 토머스Warren D. Thomas 원장과 팀까지 꾸렸죠. 토머스는 동물원의 거주자를 보내 연구를 '지원'했습니다. 바로 터스코Tusko였어요. 14살 된 수컷 아시아코끼리로 체중이 3,200kg이나 나갔습니다. 세 사람은 겁이 없기로는 일등이었어요. SUV보다 무거운 동물을 일부러 자극해 광기를 끌어내려 했으니까요.

그렇다고 웨스트와 피어스가 무턱대고 실험을 수행한 건 아니었습니다. 터스코에게 LSD를 얼마큼 투여해야 할지 신중하게 고민했거든요. 사람이 기분 전환용으로 투여하는 LSD의 양은 물론이고 고양이와 쥐와 같은 실험 동물에게 치명적이라 밝혀진 양을 토대로 적정량을 예측했죠. 그럼에도 동물원 사육사가 야생 코끼리에게 마약을 투여한 경험에 따라 안전보다는 모험을 택했어요. 결국 300mg(1mg은 1,000분의 1g을 뜻하며 밀리그램이라고 읽습니다)에 가까운 LSD를 투여하기로 결정했습니다. 약리학의 어법에 따라 더 정확히 표현하면 0.1mg/kg이에요. 체중을 기준으로 하면 0.1mg/kg은 사람이 기분 전환용으로 섭취하는 일반적인 양보다 몇 배나 많은 용량입니다(이 또한 마이크로그램이 기준이며 많아야 0.002mg/kg 정도면 충분히 효과가 있습니다). 하지만 다른 실험 동물에서 관찰되는 치사 임계치보다는 낮은 값이에요.

웨스트와 피어스는 다른 동물에게 '안전한' 용량을 토대로 코끼리에게 '안전한' 용량을 추정했고, 체중에 비례하여 투여량을 정했습니다. 하지만 체중은 약물 용량을 결정하는 유일한 요인이 아니에요. 척도scaling의 미세한 이해에 기초하여 수행된 최근 분석에 따르면 터스코를 대상으로 한 '안전한 용량'은 32mg(대략 0.01mg/kg) 정도였습니다. 두 정신과의사가 그 온순한 거구에게 준 약물보다 10배나 적은 양이었죠.[29]

웨스트와 피어스, 토머스는 실험을 보고한 논문에서 과정을 자세하게 서술해놓았습니다.[30] 하지만 간단히 요약하면 다음과 같아요. 1962년 8월 3일 아침 8시, 그들은 LSD가 297mg 포함된 침을 터스코에게 쏘았습니다. 터스코가 LSD에 노출되자 몇몇 사건이 단 2시간도 안 되어 빠르게 뒤따랐습니다. 터스코는 몇 분 동안 계속 들썩이다가 눈에 띄게 협응력을 잃었어요. 그리고 머지않아 똑바로 설 수조차 없었습니다.* 옆으로 심하게 쓰러진 터스코는 (무엇보다) 헐떡거리며 발작을 하기 시작했어요. 발작 증세를 본 웨스트와 피어스는 당황해서 허둥지둥했죠. 막대한 양의 향정신병 약을 주사한 뒤에, 진정 작용을 하는 바비튜르산염barbiturate을 똑같이 대용량으로 투여했습니다.

이러한 노력에도 불구하고(혹은 어쩌면 그 노력 때문에) 터스코는 9시 40분경에 죽고 말았어요.

터스코의 죽음은 당시에 미스터리였지만 지금도 여전히 그렇습니다. 터스코가 실제로 많은 용량을 투여받긴 했지만, 다른 동물도

---

* 말이 난 김에 말하자면 터스코에겐 암컷 아시아코끼리 짝 '주디Judy'가 있었습니다. 마약을 투여받은 터스코가 뚜렷한 증세를 보이자 그에게 다가와 기운을 북돋우며 도우려 했죠(두 정신과의사는 대체 무슨 생각이었을까요? 주디를 터스코와 같은 울타리에 넣어두었으니 말입니다. 터스코의 정신이 이상해질 만합니다!)

체중과의 비율을 고려하면 비슷한 용량을 투여받고도 거뜬히 살아 남았거든요. 웨스트와 피어스는 코끼리가 LSD에 특별히 민감할 가 능성을 배제하지 못했지만(사실 그게 바로 그들의 주된 결론이었습니 다), 다양한 종류의 포유류에(인간을 비롯해서) 마약을 투여하고 관 찰한 효과에 비추어보면 그럴 가능성은 낮습니다. 하지만 다른 한편 LSD는 소량만으로 행동에(적어도 포유류의 행동에) 두드러진 영향 을 미친다는 점에서 강력한 약물입니다. 약물은 뚜렷한 독성이 없더 라도 다른 메커니즘을 통해 생물체를 죽일 수 있고 실제로 죽이기 도 해요.

웨스트와 피어스, 토머스는 분명 그들의 실험에 큰 기대를 걸었 습니다. 코끼리를 정신병 연구를 위한 동물 모델로 삼고자 더 많은 연구를 수행할 계획이었죠. 터스코를 다룬 1962년 논문에서 그들은 「코끼리와 정신의학에 관하여」라는 제목의 논문 혹은 책을 언급하 며 '준비중인 책' 목록에 올렸습니다. 하지만 출간된 적은 없어요.**
아무튼 웨스트와 피어스, 토머스는 머스트와 눈곱만큼이라도 비슷 한 행동을 터스코에게서 관찰하지 못했습니다. 안타깝게도 터스코 의 희생이 허사가 된 셈이에요.

결국 LSD가 코끼리에게 어떤 영향을 미치는지 알려면('LSD는 코 끼리에게 치명적일까?' 'LSD는 머스트를 일으킬까?') 실험을 반복해보 는 수밖에 없었습니다. 로널드 K. 시겔이 1980년대에 그 역할을 떠

** 20년 뒤에 터스코 실험을 비판하는 논문이 발표되었습니다. 정확히 똑같은 제목을 달고서 말이 죠. Jentzsch (1983) "Of Elephants and Psychiatry," $Freedom$, No. 58, 6-7.

맡았습니다. 하지만 절차를 몇 가지 조정했어요. 우선 수컷 한 마리와 암컷 한 마리, 총 두 마리를 데리고 실험을 진행했습니다. 수컷의 체중은 2,000kg(대략 터스코의 3분의 2), 암컷은 1,500kg이었죠. LSD는 주사를 하는 대신에 두 코끼리가 마시는 물에 탔습니다. 더 중요한 점은 코끼리가 두 번에 걸쳐 다른 용량의 LSD를 섭취했다는 거예요. 한번은 0.003mg/kg쯤 되는 '저용량'을, 다른 때에는 (터스코가 투여받은 양과 똑같은) 0.1mg/kg의 '고용량'을 복용했습니다.

1984년, 시겔은 자신의 결과를 『사이코노믹 소사이어티 회보 *Bulletin of the Psychonomic Society*』에 발표했는데요.[*] 실험을 수행한 이유를 이렇게 밝혔습니다.

> 원래의 연구는 관심과 비판을 한몸에 받았기 때문에(가령 Jentzsch, 1983), 이 후속 연구는 절차상의 문제를 바로잡고 코끼리의 머스트 행동과 LSD의 관계를 재검토하기 위해 수행되었다.

시겔 박사의 주된 동기가 과학 연구였다는 점은 의심의 여지가 없습니다. 하지만 분명 코끼리에게 '적당량'의 LSD를 투여하면 무슨 일이 벌어질지도 보고 싶었을 거예요.

저용량을 투여한 지 20분 만에 두 코끼리 모두 시겔이 "극적인 행

---

* '사이코노믹스Psychonomics'는 심리학의 일반적인 분야입니다. "정신 현상을 제어하는 법칙과 원리를 밝혀낸다"는 목표를 명시하고 있죠. 이 분야의 학자들을 인정할 수밖에 없어요. 그들은 한 치의 망설임도 없답니다.

동 변화"라고 말했던 상태를 보였습니다. 암컷의 경우 LSD 효과는 "몸 흔들기 시간이 조금 늘어남, 귀 펄럭이기와 탐구가 소폭 증가함"이라는 말로 서술되었어요. "별난 행동"(눈을 감고 기울어진 자세)과 협응력을 잃은 걸음걸이도 증가했죠(과학자들이 가진 '극적'의 기준이 너무 낮을 때가 있어요. 정말 그렇습니다). 저용량을 복용한 수컷의 행동도 거의 똑같았지만 더 두드러졌어요. 몇 가지 "공격성 표현"을 추가로 드러내기도 했습니다. 이 '공격성 표현'은 대체로 과시인 것으로 보였는데요. 주로 발성과 같은 행동에 한정되었기 때문에 — 암컷 코끼리를 공격한 적은 단 한 번도 없었습니다 — 머스트와는 전혀 달랐습니다.

체중을 고려하여 터스코와 똑같은 고용량을 투여받은 수컷은 다시금 '공격성 표현'을 드러냈어요(관찰자를 향해 돌진하면서 나팔 소리를 내고 콧바람을 불었습니다). 그러고선 눈을 감고 비스듬히 서 있다가 협응력을 잃은 것처럼 보였습니다. 이따금 또 다른 공격성 표현을 드러내거나 가볍게 모래 목욕을 하기 전에 잠시 휴식을 취했어요. 고용량을 복용한 암컷의 반응은 더 다채로웠습니다. 처음에는 나팔 소리를 내는 공격성 표현을 보였다가 점점 협응력을 잃고 결국 쿵 하고 넘어졌죠. 그러고는 숨을 얕게 쉬고 약간 떨기도 하면서 60분간 땅 위에서 축 늘어져 있었는데요. 걱정스러울 정도로 터스코의 운명이 반복되는 것처럼 보였던 게 틀림없습니다. 하지만 조련사가 살짝 쿡 찌르자 "천천히 일어나더니 결국 다시 꼿꼿하게 일어났다"고 해요(한 시간이나 기다렸다는 건 암컷 코끼리의 상태가 그다지 나쁘지 않아 보였다는 거겠죠?). LSD의 효과는 두 코끼리 실험체 모두 24시간 만에 사라졌습니다. 시겔 박사는 코끼리에게 LSD를 투여하는 것이 "머스트와 관련된 타고난 공격성과 행동 장애를 살펴볼 수 있는 만족스러운 모델을 제공해주지 못했다"고 결론 내렸습니다. 그리고 터스코를 실제로 죽인 장본인이 누구인가 하는 문제도 결코 풀지 못할지도 모릅니다. 가장 그럴 듯한 설명은 여전히 LSD 과다 복용이긴 하지만요.

이 책이 다루는 주제의 역사에 서린 어두운 측면을 얼버무리고 넘어갈 생각은 없습니다. 그래서 터스코의 이야기가 여기에 (꽤 자세히) 담아낼 정도로 중요하다고 느꼈어요. 오늘날에는 이런 실험이 절대로 승인되지 않는다는 사실에서 우리는 위안을 찾을 수 있습니다. 다행히도 이제는 척추동물에게 실험 약물을 투여하려면 수많은 규제를 거쳐야 하거든요. 다음 이야기는 심각함과는 거리가 멉니다. 자신이 원해서 약물을 섭취하는 동물들을 살펴볼 거예요. 그들 중 일부는 제가 개인적으로 아는 녀석이랍니다.

고양이와 함께 머리를 식히기

동물에게 영향을 미치는 향정신성 물질 중에서 비교적 유명한 것은 바로 개박하*Nepeta catria*입니다. 캣닙이라고도 불리는 개박하는 전 세계에서 발견되는 식물인데, 수천 년간 유럽의 전통 의학에서 해열제로 쓰였어요.[31] 개박하의 주된 유효 성분은 네페탈락톤 nepetalactone입니다(그림 6.3). 현재 인간에게 적용할 수 있는 약, 그중에서도 모기 퇴치제,[32] 항균제,[33] 진통제[34]로 관심 있게 연구되고 있죠. 하지만 개박하, 특히 네페탈락톤의 가장 유명한 '표적'은 (대형 고양잇과와 소형 고양잇과를 막론하고) 고양이입니다. 앞서 언급했던 것처럼 네페탈락톤은 약효가 있지만, 제가 아는 한 고양이는 순수하게 쾌감을 위해 개박하를 적극 추구하고 섭취합니다.

제겐 고양이 두 마리가 있습니다(그림 6.4). 두 고양이의 사랑을 담뿍 받는 인간은 바로 (자기 자신을 매우 사랑하기도 하는) 제 딸, 지젤

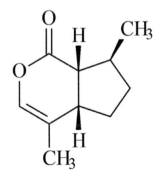

그림 6.3 네페탈락톤. 제가 직접 그렸습니다.

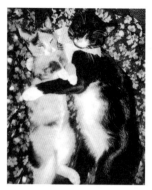

그림 6.4 고양이 엘루네이(오른쪽)와 엘라라(왼쪽).
개박하에 취한 사진은 아닙니다. 제겐 늘 아이 같은 딸, 지젤 V. 파간이 제공해주었습니다.

버네사Giselle Vanessa예요. 딸이 가장 먼저 데려온 고양이는 엘루네이 Eluney입니다.˙ 몸에 흑백 무늬가 있는 수컷 고양이로 사랑스럽고 애정이 넘칩니다. 하지만 무지개 다리를 건넌 '그럼피 캣'에 못지않은 자연스러운 표정 덕분에 늘 짜증이 나 보이죠(그럼피 캣은 SNS에 등장해 순식간에 '밈'이 된 고양이입니다. 잔뜩 심술 난 표정 때문에 심술궂은grumpy 고양이라는 별명이 붙었습니다 —옮긴이). 엘루네이를 데려온 지 몇 달 뒤에 버네사는 엘라라Elara를 입양했습니다.˙˙ 얼룩덜룩한 귀여운 털이 매력이에요. 유감스럽게도 엘라라는 엘루네이보다 훨씬, 정말로 훨씬 심술궂습니다. 엘라라의 수의사가 버네사에게 말하길, 이 얼룩덜룩한 암컷 고양이의 태도가 전반적으로 심술궂은 편이라고 합니다. 개를 좋아하는 저로서는 그 정돈지 잘 모르겠네요.

---

* 엘루네이는 푸에르토리코와 카리브 제도에 살던 타이노 원주민의 언어로 '천국의 선물'이라는 뜻입니다.
** 엘라라는 그리스 신화의 등장인물로 목성 위성의 이름이기도 합니다.

저희 고양이가 개박하에 취했을 때 보이는 행동은 2장에서 언급했던 원리의 완벽한 사례입니다. 향정신성 약물이 피험자의 행동에 미치는 영향은 성별과 유전적 구성 같은 요소와 깊은 관련이 있다는 거예요. 엘루네이는 개박하가 들어간 장난감을 갖고 놀 때 전형적인 '잔뜩 취한' 행동을 보여줍니다. 매우 편안한 상태로 천장을 골똘히 올려다보다가 이따금 부드럽게 '야옹' 하고 울지요. 마치 심오한 철학적 사색에 빠진 것처럼요. 반면 똑같은 장난감을 차지한 엘라라는 그야말로 난리가 납니다. 마치 보이지 않는 — 하지만 무서운 게 분명한 — 적에게서 달아다는 것처럼 버네사의 집을 휘젓고 다니죠. 개박하를 향한 고양이의 반응에 성별이 미치는 영향은 유전적 변수의 영향만큼이나 잘 알려져 있습니다.[35]

엘루네이와 엘라라의 행동은 개박하가 집고양이에게 일으키는 효과를 전부 보여주진 않습니다. '약에 취한' 고양이에게서 관찰되는 다른 행동으로는 침 흘리기, 뒷발로 긁기(개박하가 채워진 장난감에 발길질을 하는 행동), 물결치는 피부(고양이의 등 쪽 피부가 물결치듯 움직이는 현상)가 있어요.[36] 암컷과 수컷을 막론하고 즉흥적인 짝짓기가 관찰되는 일도 흔합니다.[37] '스핑크스 같은 행동'이라는 덜 활동적인 모습을 보이기도 하는데요. "스핑크스 같은 자세로 가만히 있는 시간"을 뜻합니다.

이런 다양한 반응은 약리학의 경이로움을 보여주는 사례입니다. 흥미롭게도 네페탈락톤과 아주 비슷하게 생긴 어떤 분자는 진딧물 속에서 페로몬으로 기능한답니다.[38]

짐작하고 계시겠지만 집고양이는 개박하에 민감하게 반응하는 유일한 고양잇과 동물이 아닙니다. 집고양이부터 호랑이까지, 네페탈락톤은 종과 무관하게 60%에서 70%의 고양잇과 동물에게서 향정신성 효과를 유발합니다. 개박하가 대형 고양잇과에 미치는 영향은 몇 가지 명백한 이유로 비교적 거의 연구되지 않았어요. 그렇다고 아예 없는 건 아니지만요.[39] 개체 간에도 차이가 있지만 종에 따라서도 반응이 굉장히 다양하답니다. 호랑이를 연구한 결과에 따르면 대략 실험체의 절반이 개박하에 무관심하거나 '탐탁잖은 반응'을 보였어요.[40] 그나저나 호랑이의 '탐탁잖음'은 어떻게 판단해야 할까요? 호랑이가 우리를 노려보기라도 할까요? "쯧 쯧 쯧" 하고 혀를 차며 머리를 좌우로 흔들려나요? 이 문제는 과학 논문을 보면 알 수 있는데, 여러분에게 맡기겠습니다(논문을 살펴볼 시간이 없는 독자들을 위해: 논문에는 "한 발짝 물러나더니 가버렸다"고 쓰여 있습니다—옮긴이).

"예외적"이라고 특징지은 방식으로 행동하는 호랑이에 대한 설명도 있습니다. "하지만 어린 호랑이 한 마리가 개박하에 코를 대고 쿵쿵거리더니 1미터 이상 높이 뛰어오르며 오줌을 누고는 등 쪽으로 떨어졌다. 그리고 허둥대며 일어나선 황급히 케이지 벽을 향해 돌진했다."[41] 개박하의 효과는 세상에서 제일 작은 야생 고양이인 검은발고양이 *Felis nigripes*를 대상으로도 시험되었어요. 개박하에 취한 검은발고양이도 호랑이와 비슷한 수준으로(그만큼 우습진 않지만) 다양한 반응을 보였습니다.[42]

인간에게 적용되는 환각제 중에서 아야와스카ayahuasca라는 유명

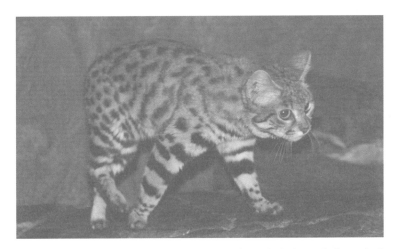

한 물질이 있습니다. 두 식물을 섞어 우려낸 차인데요. 하나는 강력한 환각제 디메틸트립타민dimethyltryptamine, DMT(그림 6.5)의 공급원인 바니스테리옵시스 카아피Banisteriopsis caapi이고, 다른 하나는 DMT의 대사 분해를 늦추는 물질을 함유한 프시코트리아 비리디스Psychotria viridis예요(두 식물을 섞으면 환각 경험이 더욱 강화됩니다).[43] 약물에 취한 대형 고양잇과의 신기한 사례로 바니스테리옵시스를 섭취한 재규어가 있습니다. 향정신성 차, 아야와스카를 만드는 데 유효하게 쓰이는 이 식물을 먹은 재규어는 모든 면에서 마치 환각을 느끼는 것처럼 행동했어요.

재규어가 바니스테리옵시스를 조금씩 뜯어먹는 모습을 기록한 영상이 있는데요. 정말로 취한 것처럼 보여요. 물론 지금까지 여러 번 말했던 것처럼 주관성이라는 환각 경험의 특성 때문에 환각 물질이 한 개체에 미치는 영향을 확인하기는 어렵습니다.그 대상이 동물일 때에는 어려움이 더욱 두드러지죠(5장에서 만나본 갯민숭달팽

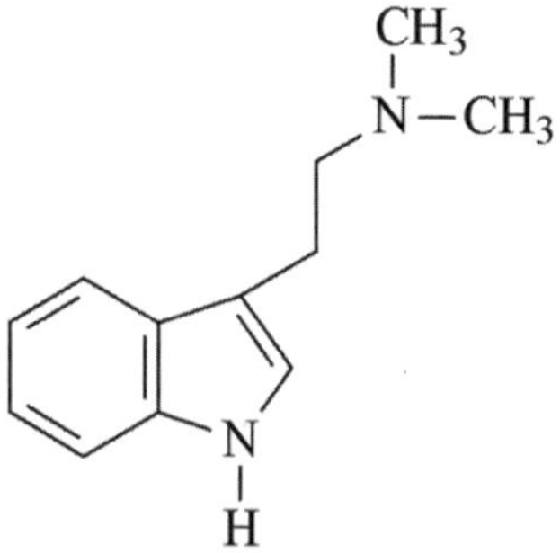

그림 6.5 디메틸트립타민(DMT). 제가 직접 그렸습니다.

이를 떠올려보세요). 바니스테리옵시스가 재규어에게 일으키는 신경화학적 효과가 과학적으로 연구된 적은 아직 없어 보입니다(재규어는 프시코트리아 비리디스 잎을 섭취해 바니스테리옵시스를 보완하지 않는답니다). 그리고 재규어에게서 관찰된 효과가 정말로 환각인지, 아니면 그저 취한 것처럼 행동할 뿐인지 등의 문제에 모든 학자가 의견을 같이하지도 않습니다.[44] 지금으로선 더 많은 탐구가 필요한 흥미로운 가능성에 지나지 않습니다. 그렇다고 해서 여러분의 고양이에게 아야와스카를 먹이면 안 됩니다!

미친 말

18세기 중반, 불가사의한 병에 감염된 말과 소 그리고 다양한 소형 동물에 대한 초창기 서면 보고가 나타나기 시작했습니다.[45] 비교적 단기간에 이 병은 황기*Astragalus*와 두메자운*Oxytropis* 속, 통칭 '로코초locoweed'에 속하는 스무남은 식물 종을 섭취했을 때 발병한다는 점이 명확해졌습니다.[46] 일반적으로 동물은 쓴맛이 나는 알칼로이드 때문에 로코초를 기피합니다. 하지만 가뭄으로 먹이가 부족해 굶주린 동물은 먹을 수밖에 없어요. 로코초에 한번 입을 대면 마치 뭔가에 중독된 것처럼 행동합니다. '로코'는 스페인어로 '미친' 혹은 '정신 나간'이라는 뜻인데요. 이 뜻에 비추어 보면 겉으로 드러난 로코초의 효과, 즉 통틀어 '로코병locoism'이라 부르는 효과를 짐작할 수 있습니다.*

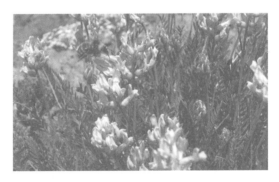

---

* 흥미로운 점은 로코초가 가축에게 미친 영향을 관찰한 결과가 범죄의 역사까지 흘러 들어갔다는 것입니다. "부인이 더 이상 군자를 사랑하지 않고 기꺼이 그에게서 벗어나고자 할 때 로코풀Herba Loco을 입수한다는 말이 전해진다. 로코초를 달인 진액으로 아무것도 모르는 군자를 꾀어 쭉 들이마시게 한다. 결국 그는 영원토록 미치거나 머지않아 목숨을 잃는다." J. Kennedy (1888) "The Loco Weed (Crazy Weed)," $Pharmaceutical Record$ 8:197 (Bender, 1983에서 재인용).

말은 로코병의 피해자로 유명합니다. 로코병은 병에 걸린 말뿐만 아니라 주변 말들에게도 마찬가지로 위험합니다. 체중이 900kg이나 되는 클라이스데일이 제정신이 아니라고 상상해보세요. 로코초가 말에게 미치는 영향을 가장 훌륭하게 서술한 사례는 초창기 목축업자 O. B. 옴스비O. B. Ormsby가 1874년에 남긴 기록일 겁니다.[47]

처음에 로코초를 좋아서 먹는 동물은 거의 없으리라 생각한다. 하지만 가뭄을 견디다 못해 굶주린 배를 움켜쥐고 처음으로 로코초로 다가간다. 먹고 난 뒤 잠시 동안은 로코초를 즐기는 것처럼 보인다. 말뿐만 아니라 소도 로코초에 중독되지만 영향을 받는 데 시간이 더 오래 걸린다. 양까지 중독된다고 알려져 있다.

로코초를 먹은 말의 행동을 관찰해보니 겉보기에 처음 나타나는 증상은 환각이었다. 길 위에 있는 막대기나 철로처럼 작은 장애물로 이끌거나 타고 가면 말이 갑자기 멈춘다. 이때 재촉하면 거의 1미터 높이로 껑충 뛴다.

그 다음으로는 발작적인 광기에 사로잡히는데, 거의 통제할 수가 없고 위험할 때도 있다. 뒷발로 서다가 뒤로 넘어질 때도 있고, 달리거나 앞쪽으로 여러 번 껑충껑충 뛰기도 하며, 그러다가 대체로 자빠지고 만다. 눈을 하도 위로 치켜떠서 흰자밖에 안 보이는데…… 그래서 아무것도 보지 못하는 터라 벽이나 사람에게 뛰어들기도 한다. 조금이라도 흥분되는 것이 있으면 발작을 일으킨다. 주로 물을 건너면서 그럴 때가 많은데, 이따금 깊이가 60cm도 안 되는 물에 흠뻑 젖을

술 취한 파리와 맛이 간 돌고래

정도로 기진맥진한 채 고꾸라진다. 처음부터 살이 빠지고, 해골처럼 삐쩍 마를 때도 있다.

다음이자 마지막 상태는 로코초로 갔다가 물로 향하고 다시 로코 초로 돌아가는 것이다. 허약한 걸음걸이로 머뭇머뭇 걷는다. 눈은 푹 들어가고 기운 없이 흐리멍덩한 표정이다. 윤기가 사라진 털은 거칠 다. 대체로는 굶주림과 신경계의 지속적인 흥분으로 죽는 것처럼 보 이지만 그런 격심한 고통을 견딜 때도 있다. 그렇다고 해도 이리저리 미친 듯이 달리는 데 힘을 소진하고, 결국 쓰러져서 몇 분 내로 숨을 거둔다.

로코병의 주범 화학물질은 1979년까지 발견되지 않았습니다. 그 물질은 스와인소닌swainsonine으로(그림 6.6), 오세아니아 서남부 지 역인 오스트랄라시아의 원산 식물 스와인소나 카네스켄스*Swainsona canescens*에서 유래합니다. 1982년이 되어서야 북아메리카 원산 식물 에서 발견되었어요.[48] 하지만 스와인소닌은 사실 식물만 있다고 만

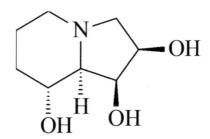

그림 6.6 스와인소닌. 제가 직접 그렸습니다.

들어지는 게 아니에요. 공생균symbiotic fungi[49]이 있어야 합니다. 쉽게 짐작할 수 있듯이 스와인소닌과 그와 관련된 화합물은 로코초 식물에서 방어 기능을 수행한답니다. 스와인소닌 분자는 정말 귀엽게 생겼어요(알아요, 제가 거의 모든 분자를 보면서 이렇게 말한다는 걸요). 작용 기작도 흥미롭고요. 특정 수용체를 표적으로 삼지 않거든요. 그 대신 당의 구조를 모방함으로써 특정 대사 효소를 방해하죠. 효소들의 활성이 감소하면 대사산물이 특히 신경세포 안에서 비정상적인 방식으로 쌓여 엉망진창이 됩니다. 로코병에 감염된 동물의 신경계에서는 육안으로 관찰될 만큼 큰 손상은 없지만 미세하게 조사해보면 신경 변성이 발견된답니다.

로코병이 경제에 입히는 피해는 일찍이 알려져 있었는데요. 심지어 오늘날에도 수억 달러 규모에 달하는 농업 생산 손실을 일으킵니다. 아직 해독제가 없기 때문에 문제가 가중되고 있는 형편이에요. 농부가 취할 수 있는 가장 확실한 수단은 동물이 로코초를 먹지 못하게 하는 거예요. 그러한 예방의 일환으로 주변 환경에서 로코초를 제거하는 데 노력이 집중되고 있습니다. 유감스럽지만 대부분의 해충 구제처럼 말이야 쉽답니다.

미심쩍은 도취:
중독된 큰뿔양, 무늬를 만드는 왈라비,
카페인에 빠진 염소, 약에 취한 순록

이번 절은 집필하는 내내 다소 불만족스러웠어요. 이야기들도 짧은 편입니다. 왜 그런지 설명할게요. 여기까지 읽으셨다면 제가 증거로 주장을 뒷받침하려고 애를 많이 썼다는 걸 눈치채셨을 거예요. 되도록 과학 논문 같은 1차 자료를 사용했죠. 학계에서 연구하며 훈련한 방식 그대로예요. 하지만 약물에 취한 동물의 사례로 이제 살펴볼 몇 가지는 흥미롭긴 하지만 어쨌든 과학적 증거가 많이 부족해요. 어딜 보나 전거가 미심쩍거나 일화 중심의 도취된 동물에 대한 서술로 가득하죠.

그 기록들이 과학 문헌에 포함되지 못한다고 해서 무조건 틀렸다는 게 아니에요. 우리가 항상 더 많은 것을 배우고 있는 코끼리와 마룰라의 사례처럼요. 하지만 이야기 자체를 과학과 똑같다고 볼 순 없어요. 이 책에서 전거가 불분명한 동물 도취 이야기를 전부 담아내는 건 불가능해요. 그건 증거가 충분한 기록도 마찬가지입니다. 앞으로 선보일 이야기는 그저 제가 특히 좋아하는 네 가지 사례일 뿐이에요. (전해지는 바에 따르면) 마약에 취한 숫양의 이야기부터 시작하겠습니다.

로널드 K. 시겔 박사는(이쯤 되면 오랜 친구라고 해도 되겠네요) 특정한 양 종이 보이는 기이한 행동을 다음처럼 묘사했습니다. "캐나다 로키산맥에서 서식하는 야생 큰뿔양은 먹이를 찾아 멀리까지 배회하지 않는다. 아마도 수년간 사용했을 근거지 부근에서 머물 뿐이다. 하지만 절벽에서 튀어나온 좁은 바위, 지표면 위로 노출된 깎아지른 듯한 지층, 돌무더기가 너절하게 쌓인 경사면을 지나기도 하는데, 이게 다 신비로운 지의류lichen를 먹기 위해서다."[50] 이어서 시겔 박사는 큰뿔양이 끊임없이 지의류를 찾아 헤매는 것은 물론이고 미친 듯이 먹어치운다는 이야기로 넘어갑니다. 지의류는 바위 표면에 붙어서 자라는데요. 큰뿔양은 바위에 붙은 지의류를 정신없이 긁어먹느라 이빨이 마모되어서 잇몸이 드러날 지경입니다. 다른 먹이에는 관심을 두지 않다가 결국 굶어 죽고 말죠. 시겔 박사는 큰뿔양의 강박 행동이 지의류의 마약 성분과 관련이 있는 것 같다고 추정했습니다. 그 지역에 사는 아메리카 원주민 부족이 지의류의 마약 효과에 대해 보고한 적도 있어요.

앞서 한탄했던 것처럼 이 가설을 뒷받침하는 공식 연구는 없습니다. 시겔 박사가 정보를 어디에서 얻었는지도 알 길이 없어요. 게다가 이 이야기를 언급하는 인터넷 자료는 사실상 전부 출처를 명시하지 않거나 시겔 박사의 서술을 인용합니다. 시겔 박사의 말이 맞을 수도 있어요. 이 책을 탐험하는 내내 도취된 동물에 얽힌 더욱 기묘한 사례를 보았으니까요. 하지만 큰뿔양에 대한 주장을 어떻게 뒷받침할진 모르겠군요. 그저 있는 그대로 여러분에게 전할 뿐입니다.

도취된 동물에 대한 또 다른 전설 같은 이야기로는 미스터리 서클과 관련된 것이 있습니다. 미스터리 서클은 전 세계 다양한 지역

술 취한 파리와 맛이 간 돌고래

의 들판에서 발견되는 불가사의한 원형 문양을 뜻합니다. 흔히 외계인이 만든 것이라고 속아 넘어가곤 하죠. 하지만 태즈메이니아의 미스터리 서클은 (작은 캥거루처럼 생긴) 왈라비가 저지른 짓으로 여겨졌습니다. 전 세계 합법 아편 — 다양한 종류의 진통제를 만드는 데 쓰이는 — 의 절반 정도가 오스트레일리아*의 양귀비 밭에서 오는데요. 2009년, 당시 법무장관이었다가 나중에는 여성 최초로 태즈메이니아의 주총리를 맡은 라라 기딩스Lara Giddings는 한 인터뷰에서 이렇게 말했습니다.

> 우리는 양귀비 밭에 출몰하는 왈라비 때문에 골머리를 썩고 있습니다. 잔뜩 취해서 원을 그리며 돌다가 …… 갑자기 쓰러져서 잠이 들거든요. …… 약에 취한 왈라비가 양귀비 밭에서 만들어낸 미스터리 서클을 보게 됩니다.[51]

이 구체적인 사례는 직접 관찰되었고 뉴스 형식으로 보도되기도 했습니다. BBC가 양귀비 생산업 대표자('태즈메이니아 알칼로이드'라는 정직한 이름의 회사를 운영했습니다)의 말을 인용하기도 했어요. 왈라비가 양귀비 밭을 침입하는 게 흔한 일은 아니었지만 그렇게 하는 동물들로 왈라비만 있는 것은 아니었다고요. "수확해놓은 양귀비를 먹고 원을 그리며 도는 양에 대한 이야기도 많습니다."[52] 왈라비가

---

* 혹시 모르실까 봐 얘기하자면, 태즈메이니아는 오스트레일리아의 주랍니다.

양귀비 식물을 찾아 헤맨다거나 그것을 먹고 도취라 할 법한 행동 — 원을 돈다거나 하는 — 을 보인다는 과학적 증거는 없어요. 하지만 적어도 개연성은 있어 보입니다. 분명한 것은 만일 미스터리 서클 같은 현상을 설명할 방법이 '외계인'과 '약에 취한 왈라비'밖에 없다면 전 무슨 일이 있어도 왈라비를 선택할 거라는 점입니다.

전투 다람쥐의 전설

2019년 6월, 앨라배마 라임스톤 카운티의 경찰관이 한 남자를 마약 혐의로 체포했습니다.[53] 정보 제공자가 경찰관에게 말하길, 그 남성 용의자가 다람쥐를 케이지에 가둔 채 암페타민을 먹이면서 공격성을 유지하며 "전투 다람쥐"로 길들이고 있다고 했습니다. 아마도 그 광포해진 녀석이 적수나 법집행관에게 달려들게 하는 게 목적인 것 같다고도 했죠. 현장에 도착한 경찰관은 케이지에 갇힌 다람쥐를 발견했지만 용의자는 암페타민을 먹였다는 혐의에 대해선 부인했습니다. 결국 경찰관은 그 작은 녀석(용의자가 아니라 다람쥐예요)을 야생으로 돌려보냈어요. 짐작하건대 위험하지 않다고 판단했던 것 같습니다. 하지만 한 가지 의문이 듭니다. 암페타민으로 전투 훈련을 받은 다람쥐가 그로부터 회복되었다고, 그래서 위험하지 않다고 어떻게 확신하죠? 중독된 다람쥐가 경비가 허술한 마약을 찾아 손에 넣으려 하면 어쩌죠? 2005년에 개봉한 영화 〈빨간 모자의 진실Hoodwinked!〉에서 카페인을 과다 복용하는 등장인물 '다람찍사'를 기억하시나요? 이와 비슷하게 암페타민에 흠뻑 젖은 다람쥐가 앨라배마의 숲을 탈주 중인 건 아닐까요? 다람찍사로부터 배운 게 아무것도 없는 걸까요? 바로 이것이 신비동물학적 cryptozoological 전설이 탄생하는 방식이랍니다.

신화처럼 들리는 또 다른 이야기 하나를 이 책에서 빼놓을 수는 없습니다. 세계에서 가장 널리 소비되는 타감작용물질, 카페인을 발견하게 도와준 동물들에 대한 이야기입니다. 사람들이 커피콩의 자극 성질을 발견한 것은 아비시니아(오늘날의 에티오피아) 출신의 관찰력이 뛰어난 염소치기, 칼디Kaldi 덕분이라고 여겨집니다. 칼디와 염소의 전설(그림 6.7)은 엉뚱하게도 윌리엄 H. 우커스가 1922년에 출간한 책『커피에 관한 모든 것All About Coffee』과 관련되어 있습니다. 일부를 인용합니다.

어느 날 젊은 염소치기 칼디는 그때까지 흠잡을 데 없는 행동을 보인 염소들이 과장된 몸짓으로 이리저리 활보하고 있는 것을 보았다. 평소에는 품위를 잃지 않고 근엄하게 중후함을 뽐내던 숫염소가 어린 염소처럼 껑충껑충 뛰어다녔다. 칼디는 염소가 기뻐하며 먹던 열매 때문에 이토록 바보처럼 들뜬 거라고 추측했다. 소문에 따르면, 불쌍한 칼디는 당시 마음이 울적했다. 조금이라도 기운을 차리자는 희망을 품고 그 열매를 따서 먹기로 했다. 실험은 이보다 성공적일 수 없었다. 근심 걱정을 잊은 칼디는 즐거움이 가득한 아라비아에서 가장 행복한 목동이 되었다.

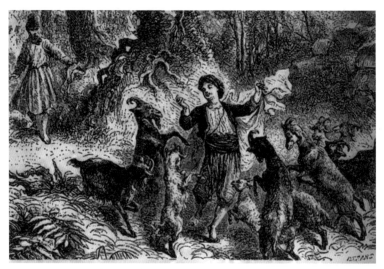

그림 6.7 커피 발견의 전설. 우커스(1922)에서 재인용합니다.

칼디가 먹은 열매는 물론 커피콩이었습니다. 이슬람 세계는 커피에 대한 전설과 이야기로 넘쳐나는데요. 아마도 카페인 문화에 대한 가장 주목할 만한 기여는 음료 자체의 이름, '카베qahbeh'일 겁니다. 스페인어(그리고 포르투갈어와 프랑스어) 'café'뿐만 아니라 이탈리아어 'caffè', 그리고 마침내 영어 coffee까지 정확히 똑같이 발음된답니다. 다른 언어도 마찬가지예요.

네 번째로 들려드릴 일화는 그 유명한, 하늘을 나는 마법의 순록과 관련이 있습니다. 크리스마스 이브에 유쾌한 할아버지 산타클로스를 데리고 전 세계를 누비며 착한 아이에겐 선물을, 말썽꾸러기에겐 석탄을 주는 데 동참하죠. 하지만 이 이야기는 실제로 균에서 시작됩니다.

술 취한 파리와 맛이 간 돌고래

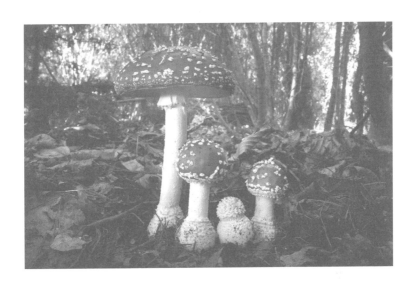

아마니타 무스카리아*Amanita muscaria*는 하얀 반점으로 얼룩덜룩한 빨간 갓과 그걸 지탱하는 하얀 줄기가 예쁘장한 버섯 종입니다 (크리스마스와 어울리지 않나요?). 파리주름버섯fly agaric과 광대버섯fly amanita이라는 일반명으로 더 자주 불리죠. 광대버섯은 원래 온화한 기후의 북부 지역이 원산지이지만 지금은 색이 다른 여러 아종과 더불어 전 세계에서 발견됩니다. 광대버섯의 가장 두드러진 특징은 전부 환각을 유발한다는 겁니다. 세계 곳곳의 주술(샤머니즘) 의식에 빠짐없이 사용되는 것도 우연은 아니죠.[54]

주술사든 아니든 인간이 광대버섯을 상용하는 유일한 종은 아닙니다. 순록과 광대버섯의 관계는 잘 알려져 있어요. 순록은 적극적으로 광대버섯을 찾아 먹는데, 그러고선 마치 취한 것처럼 행동합니다. 때로는 '진탕' 취해버리죠. 흥미롭게도 순록은 인간의 오줌에서 화학물질의 냄새를 감지할 수 있는 것으로 보여요. 광대버섯을 섭취한 인간의 오줌을 열광적으로 핥아먹고 거나하게 취하고 맙니다. 시겔 박사의 말을 들어보시죠. "근처에서 오줌 냄새를 맡은 순록은 허둥지둥 달려가서 노란 얼룩이 묻은 눈 덩어리를 차지하기 위해 다른 순록과 싸움을 벌인다."[55] (노란색 눈을 먹지 말라는 충고를 들은 적이 없는 것 같군요.) 공정하게 말하자면, 오줌을 눈 당사자가 누구든 상관없이 끌리고 사이키델릭 버섯을 섭취했는지 여부도 무관한 것으로 보입니다. 실제로 원주민은 거주지로 순록을 꾀어내기 위해 오줌 양동이를 전략적으로 배치하는 기술을 사용한답니다. 효과는 신통하다고 합니다.

광대버섯 혹은 광대버섯이 가미된 오줌을 먹은 순록의 반응은 토착 문화에서 잘 기록되어 있습니다. '전거가 미심쩍은' 건 아닌 셈이죠. 미심쩍은 부분은 바로 광대버섯과 주술 문화, 순록과 산타클로스의 관계입니다. 논란이 많은 가설 하나는 토착 주술사의 광대버섯 섭취가 산타클로스 전설의 적어도 부분적인 기원일 수 있다고 주장합니다.

믿거나 말거나, 여러 방면의 증거가 이 생각을 뒷받침하는 것으로 보여요.[56] 크리스마스의 도상학(미술 작품에 담긴 상징적 의미를 밝히는 학문 분야 —옮긴이)은 기독교와 이교도의 요소가 합쳐졌다고 여겨지는데요. 사이키델릭 산타 가설(가설의 실제 명칭은 아닙니다)의 지지자는 산타 전설과 시베리아의 주술 의식, 또 다른 북부 지방의 문화에서 수많은 상징이 되풀이하여 등장한다고 지적합니다. 순록은 시베리아 토착민에게 중요한 존재였습니다. 그리고 우리는 순

술 취한 파리와 맛이 간 돌고래

록과 광대버섯의 연관성도 이미 살펴보았어요. 산타 순록의 마법 같은 특성은 하늘을 나는 순록의 환각을 본 인간이나 순록과 함께 '마약에 취한' 주술사의 이야기에서 유래했다는 제안이 있습니다. 광대버섯은 마치 크리스마스 트리 아래 놓인 선물처럼 침엽수 아래에서 자랍니다. 심지어 오늘날 스칸디나비아의 수많은 나라에서는 빨갛고 하얀 버섯 형태의 크리스마스 장식이 쓰이곤 합니다. 이토록 사랑받는 캐릭터가 주술 전통에서 기원했다는 주장은 정설과는 거리가 멀어요.[57] 하지만 생각해볼 만한 흥미로운 연관성이라는 점은 분명합니다.

이제 마지막으로 돌고래와 마약에 대해 이야기할 시간입니다. 약간의 과학과 몇 가지 추측, 그리고 외계 생명을 찾는 탐구와 이 해양 포유류의 흥미진진한 관련성까지 다뤄볼 거예요.

바다의 영장류

돌고래를 인간으로 착각하는 사람은 아무도 없겠지만 두 종은 포유류로서 수많은 유전적, 생리적, 해부학적, 행동적 특징을 공유합니다. 그리고 놀랍게도 돌고래와 인간 계통의 마지막 공통 조상은 1억여 년 전에 살았지만, 서로 다른 형태의 두 '대형 포유류'는 사회적 삶과 지능을 누린다는 점에서 비슷하게 진화한 것으로 보여요.[58] 돌고래는 비교적 복잡한 뇌 덕분에 고도의 지능을 가졌다고 널리 받아들여지고 있습니다. 그리고 수많은 측면에서 돌고래의 신경생물학, 인지 능력, 일반적 행동은 영장류와 유사합니다.[59]

먼 옛날부터 사람들은 돌고래의 고결함과 지능, 친절함에 대한 이야기를 나눴습니다. 돌고래가 인간과 다른 돌고래, 심지어 종이 다른 돌고래에게까지 호의를 보였다는 이야기가 많아요. 하지만 돌고래와 영장류의 진화적 유사성은 비교적 조화롭게 공존하도록 발전한 지능과 사회성을 뛰어넘는답니다.

고결하고 친절한 동물이라는 평판은…… 다소 과장되었어요. 우리와 마찬가지로 항상 친절하거나 특별히 고결하지도 않습니다. 심지어 같은 돌고래끼리도 그래요. 지적인 동물이라면 으레 그렇듯이 돌고래 사회는 굉장히 다양한 행동을 보여줍니다. 애석하게도 그중 일부는 조금도 상냥하지 않은 인간의 행동을 떠올리게 하죠. 수컷 돌고래는 "공동 짝 지키기cooperative mate guarding"라는 행동을 보입니다(윤간을 완곡하게 표현한 용어에 지나지 않습니다).[60] 돌고래가

술 취한 파리와 맛이 간 돌고래

아닌 다른 종의 수생동물도 거리낌 없이 공격하죠. 수컷 큰돌고래 *Tursiops truncates*가 쇠돌고래를 습격하고 성적으로 폭행하고 심지어 죽이는 모습도 관찰되었습니다. 때로는 무자비한 폭력성을 보이기도 했죠.

이런 폭력적인 행동을 설명하려는 가설의 성공 여부는 돌고래와 인간이 공유하는 특히나 불쾌한 행동, '영아 살해'를 설명할 수 있느냐에 달려 있습니다. 초창기 인간 사회에서 영아 살해가 굉장히 흔한 일이었다고 말하려니 가슴이 아프군요. 곳곳을 돌아다니며 얻어야 할 자원이 많았던 반면, 인간의 아기는 너무도 무력하고 키우는 데 많은 노동이 들어가니까요.

큰돌고래에게 영아 살해는 어쩌면 생식과 관련이 있을지도 모르겠습니다. 새끼 돌고래는 비교적 긴 시간 동안 어미와 함께 지내며 돌봄을 받아야 하는데, 어미는 그 기간에 짝짓기를 할 수 없거든요. 그리고 돌고래의 영아 살해는 주로 수컷에 의해 이루어집니다. 잠시 쇠돌고래 이야기로 돌아가보죠. 큰돌고래의 주된 표적이 되는 쇠돌고래 종의 성체는 몸집이 큰돌고래 새끼와 비슷합니다. 큰돌고래가 쇠돌고래를 새끼로 착각하는 건지 아니면 연습 삼아 쇠돌고래를 공격하는 건지는 분명하지 않습니다. 두 가능성 모두 끔찍하기는 마찬가지죠.[61] 핵심은, 돌고래는 사람들의 생각과 달리 동경의 대상이라고 하기에는 인간과 너무도 비슷하다는 점입니다. 더없이 고약한 성향을 가지고 있죠. 그건 확실합니다.[62]

돌고래와 LSD (혹은 외계 생명체와 이야기하는 방법)

인간이 된 이후부터 지금까지 인간은 우주 어딘가에 자신과 같은 존재가 있는지 줄곧 질문을 던졌습니다. 하지만 우주 저편의 지적 생명체를 찾는 탐구는 1959년이 되어서야 훨씬 더 체계적이고 '적합한' 연구로 과학계에 받아들여졌어요. 당시 최고의 과학적 이해를 바탕으로 '외계 지적 생명체 탐사SETI' 수행의 규범을 서술하는 논문이 발표되었죠.[63]

2년 뒤인 1961년에는 미국 국립과학아카데미 주관으로 '외계 지적 생명체를 위한 그린뱅크 학술대회Green Bank Conference on Extraterrestrial Intelligent Life'가 열렸습니다. 한 주제를 두고 논의하고자 다양하 분야의 저명한 과학자들이 소집되었죠. 1961년 그린뱅크 학술대회는 오늘날 전설적인 지위에 올랐습니다. 무엇보다 그 유명한 드레이크 방정식이 탄생한 곳이거든요. 우리은하에 존재할 외계 문명의 수를 처음으로 정량화하려 한 시도였습니다.*[64]

언뜻 보기에 돌고래 연구자는 외계 지적 생명체 탐사를 위한 학술대회에 어울리지 않는 것처럼 보입니다. 그린뱅크 학술대회의 참석자는 대부분 여러분이 예상하는 종류의 과학자들이었어요. 학회 개최를 제안한 J. 피터 피어먼J. Peter Pearman, 오토 슈트루베Otto Struve, 수슈황Su-Shu Huang, 굳이 소개할 필요가 없는 칼 세이건Carl Sagan,

---

* 사실 드레이크 방정식은 우리가 이 과학적 문제에 대해 '무엇을 모르고 있는지'를 분명히 했다는 점에서 훨씬 훌륭한 공을 세웠습니다. 시간이 흐르면서 일부 진전이 있긴 했지만 우리가 원하는 만큼은 아니었어요.

드레이크 방정식을 만들어 이름을 올리고 학회를 공동으로 주관한 프랭크 드레이크Frank Drake 같은 천문학자들이 모였죠. 물리학자는 물론이고 공학자도 참석했습니다. 앞서 언급한 1959년 논문의 저자인 필립 모리슨Philip Morrison, 광합성 경로를 규명한 멜빈 캘빈Melvin Calvin이 있었습니다(캘빈은 그린뱅크 학회에 참석하고 있을 때 자신이 노벨 화학상을 수상했다는 소식을 들었습니다).

그런데 소문에 따르면 드레이크는 참석자 대부분의 동의를 얻자 이렇게 농담을 던졌다고 합니다. "이제 외계 생명체와 얘기해본 적 있는 사람만 있으면 되겠군요." '외계어'를 유창하게 구사하는 사람은 없는 터라 피어먼이 차선책을 제안했습니다. 돌고래와 대화를 나눈다는(그리고 본인이 그렇게 할 수 있다고 생각한) 존 커닝햄 릴리John Cunningham Lilly 박사였습니다.[65]

날카로운 통찰력으로 무장한 학회 주관자들은 외계의 존재와 소통하기 위해선 지구의 또 다른 지적 생명체와 소통하는 노력을 통해 능력을 발전시키는 것이라고 논리적으로 추론했습니다. 릴리 박사가 그린뱅크 학회에 초청받은 이유는 드레이크가 같은 해에 출간된 릴리의 베스트셀러 『인간과 돌고래Man and Dolphin』를 읽었기 때문이에요. 돌고래와 인간의 소통 가능성에 대해 자세히 논의한 책이었죠.[66] 릴리의 공헌은 엄청난 열의를 불러일으켰습니다. 비공식 과학 학회 '돌고래 기사단The Order of the Dolphin'까지 창설되었죠. 기사단 회원들은 고대 그리스 동전에 새겨진 돌고래 형상을 따라 만든 금속 배지를 달고 다녔습니다.[67]

그린뱅크 학회는 외계 지능 탐사를 위한 의제를 설정했습니다. 오늘날에도 엄격히 따르고 있는 의제예요.* 릴리 박사는 이를 계기로 돌고래와 이야기를 나누는 탐구를 이어갔습니다. 유망한 과학 경력을 가진 의사이자 신경생리학자였던 릴리는 1958년에 돌고래의 행동과 소통 방식에 대해 연구하기 시작했어요. 그러던 중 돌고래 실험체 한 마리가 그와 조수의 말소리를 따라하자 인간과 돌고래의 소통으로 연구의 방향을 틀었습니다. 10여 년간 부단한 노력을 기울인 뒤로는 원래 따라갔던 주류의 경력으로 결코 돌아가지 않았습니다.[68] 릴리는 수년에 걸쳐 얼마간의 성공을 거두었다고 주장했어요.

당시에도 그랬지만 지금도 널리 논란이 되고 있습니다. 여러분이 돌고래를 훈련시켜서 "안녕"과 비슷한 음성 패턴으로 인사하게 한다고 해봅시다. 그것이 언어와 소통을 의미한다고 볼 수 있을까요? 릴리는 돌고래에게 영어를 가르치는 것을 넘어서 고른음(악기가 내는 소리처럼 일정한 잔동수로 상당한 시간 동안 울리는 음. 악음이라고도 한다 —옮긴이)과 비언어적 신호를 사용하는 다른 방법을 탐구하기까지 했습니다. 릴리의 목적은 "친근한 교감을 넘어서는 전대미문의 혁신, 즉 종간 경계를 건너뛰고 완전한 추상 언어로 소통하는 것"이었습니다.[69] 다시 말해 같은 언어로 이야기하지 못하는 두 명의 사람보다 돌고래와 인간이 더 쉽게 소통하길 바랐습니다. 그린뱅크 학회에 참석한 이후로 릴리는 돌고래 연구 경험을 담은 책과 논

---

* 지금까지 우리가 아는 어떤 외계 문명과도 접촉하는 데 성공하지 못했습니다.

문을 연달아 출간하기 시작했어요. 그의 저술은 1975년에 출판된 책 『돌고래에 취한 릴리*Lilly on Dolphins*』에 수록되었는데, '바다의 인간 *Humans of the Sea*'이라는 도발적인 부제가 붙어 있습니다.

릴리의 실험은 오늘날의 동물 실험 윤리로 비춰보면 통과하지 못했을 거예요. 돌고래의 행동과 더불어 뇌 생물학의 기본 원칙을 연구하기도 했는데요. 비교를 위한 신경학적 기준을 마련하고자 살아 있는 돌고래의 뇌에 마취도 하지 않고 전극을 삽입했어요(마취된 돌고래는 스스로 숨을 쉬지 못합니다). 더없이 잔혹한 이 사례는 논외로 하더라도 릴리의 접근 방식은…… 비정통 그 자체였습니다. 특히 대형 수생동물의 행동 연구에 대한 난점을 극복하려고 도입한(때로는 다른 사람들에게도 권유한)** 방식을 생각하면 더욱 그렇습니다.

바로 이 지점에서 LSD가 등장합니다. LSD를 직접 시험해보고 영감을 받은 릴리는 그 화학물질을 사용해 돌고래를 편하게 만들고 자신의 소통 수업을 더욱 잘 받아들일 수 있게 하길 원했습니다. 특히 학대받은 경험 때문에 인간을 의심하는 돌고래가 그러길 바랐죠. 릴리의 실험체 한 마리는 꼬리에 수중총 세 발을 맞고 구조된 돌고래였습니다. 이 돌고래가 바로 이 장을 시작하며 인용한 문구에 나온 돌고래예요. 원래 겁이 많았던 녀석이 LSD를 복용하자 처음으로

** 릴리가 수행한 연구의 이러한 측면은 다른 곳에 잘 기록되어 있지만 요점은 다음과 같습니다. 1960년, 릴리는 마거릿 하우 로밧Margaret Howe Lovatt을 조수로 고용했는데요. 로밧은 피터라는 어린 수컷 돌고래와…… 대단히 별난 친밀한 관계를 다졌답니다. 다음의 두 문서를 참고하세요. https://allthatsinteresting.com/margaret-howe-lovatt; https://theguardian.com/environment/2014/jun/08/the-dolphin-who-loved-me.

릴리에게 다가가 마치 골똘히 생각하는 듯 릴리를 쳐다보았어요. 릴리는 LSD에 취한 돌고래가 더욱 수다스러워진다는 점도 관찰했습니다. 특히 다른 돌고래나 사람이 있을 때 그랬는데요. 릴리는 이것을 소통하고픈 욕구가 증가했다는 신호로 받아들였습니다.

릴리는 (인간의) 정신요법psychotherapy에 LSD를 활용할 가능성을 논의하는 학회에서 자신의 발견을 발표했지만,[70] 동료평가로 심사하는 과학 학술지에 결코 받아들여지지 않았어요. 릴리가 수집한 데이터의 유용성은 들쭉날쭉한 실험 방법, 변동이 심한 반응 관찰 결과, 반응을 설명하는 수많은 가능성 때문에 제한되었습니다. 결국우리는 LSD가 돌고래에게 어떤 영향을 미치는지 전혀 알지 못하게되었어요. 언젠가 돌고래와 말하는 방법을 터득하지 않는 이상 절대로 알지 못할지도 모릅니다.

맛이 간 돌고래

과학의 놀라운 특징 하나를 계속 언급할 가치가 있습니다. 겉보기에 전혀 상관없어 보이는 관찰이 흔히 중요한 과학적 관찰로 이어진다는 거예요. 1995년, 대서양 중부의 포르투갈령 제도인 아조레스제도 근처에서 야생 돌고래를 관찰하던 해양생물학자 리사 스타이너Lisa Steiner 박사는 뱀머리돌고래*Steno bredanensis*의 이상한 행동을 보고했습니다.[71] "돌고래 한 마리가 배를 부풀린 복어를 수면을 따라밀어내고 있었다." 이 특이한 관찰은 결코 논문의 골자가 아니었습니다. 뱀머리돌고래는 새롭게 발견된 종이었기 때문에 논문의 성격

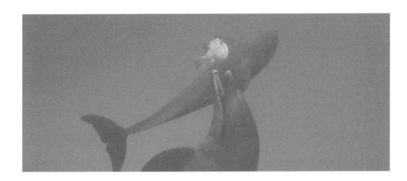

은 스타이너가 본 것들과 그 동물 자체에 대한 일반적인 보고서에 가까웠죠. 그럼에도 이 관찰은 돌고래와 복어 간 상호작용 기록의 선례를 남기며 놀라운 발견이 되었답니다. 이 책의 주제와 직결되는 상호작용이었죠.

복어를 가지고 노는 것처럼 보이는 돌고래는 스타이너 박사의 사례가 마지막이 아니었습니다. 그 뒤로도 그러한 행동을 보이는 야생 돌고래가 관찰되었어요. 오스트레일리아혹등돌고래 *Sousa sahulensis*와 큰돌고래라는 두 돌고래 종 개체들이 복어를 '나르거나' '갖고 논다'는 보고가 발표되었죠.[72] 돌고래가 장난치는 행동을 적극적으로 보이는 호기심 많은 동물이란 건 잘 알려져 있습니다.[73] 그리고 돌고래가 왜 복어로 놀고 싶어 하는지는 쉽게 짐작할 수 있어요. 처한 환경에 따라 부풀어 오르고 이리저리 밀면 떠오르기 때문입니다. 기본적으로 살아 있는 비치볼인 셈이죠(물론 독성이 있지만 이 점에 대해선 곧 자세히 살펴보겠습니다). 하지만 단순한 놀이만으로는 부족합니다. 2013년에 복어를 가진 돌고래 무리가 보여준 행동을 설명하려면 말이죠.

동물학자인 론 필리Ron Pilley 박사는 돌고래 다큐멘터리 시리즈[74]를 만드는 영화 제작진의 일원이었습니다. 영화를 촬영하던 필리 박사는 뜻밖의 장면을 목격했어요. 어린 돌고래 무리가 살아 있는 복어(아마도 겁먹은 상태였을 겁니다. 이해할 수 있는 일이죠)를 서로 주고받고 있었습니다. 복어를 조금씩 물어뜯으며 조심조심 건들다가 다른 돌고래에게 전해주었죠. 복어를 먹이로 여기진 않는 것 같았습니다. 만일 그랬다면 그냥 잡아먹었을 테니까요. 이를 두고 필리 박사는 이렇게 말했습니다. "우리는 돌고래가 복어를 신중하게 다루는 모습을 보았다. 복어를 너무 화나게 하거나 죽이려고 하지 않고 마치 젖을 먹이는 양 아주 부드럽고 섬세했다." 필리는 또한 돌고래가 수면 바로 아래에서 그곳에 비친 제 모습을 보고 "넋이 빠진" 것처럼 보였다고 지적했습니다.[75] 이 관찰과 다른 것들[76]을 종합해본 필리 박사의 '전구'가 번뜩였습니다. 복어가 유명한 이유는 테트로도톡신 tetrodotoxin, TTX을 만들기 때문이란 걸 알고 있었거든요(그림 6.8).

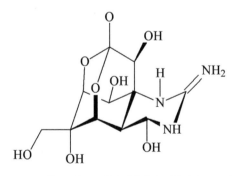

그림 6.8 테트로도톡신. 제가 직접 그렸습니다.

술 취한 파리와 맛이 간 돌고래

보편적인 독소[77]

제일 지독한 독소로 유명한 테트로도톡신은 자연에 널리 분포하는 몇 안 되는 생물독소 ─ 살아 있는 생물체가 만드는 독소 ─ 중 하나입니다. 미생물에서 시작해 산호처럼 외관상 무방비 상태인 생물체, 게와 문어와 편형동물 같은 무척추동물, 복어와 영원(도롱뇽목 영원과 양서류) 같은 척추동물까지 온갖 생물체에서 발견되죠. TTX가 이처럼 해수부터 담수, 육상 서식지까지 광범위하게 분포한다는 사실은 다양한 공생 박테리아나 공생 균이 TTX를 생성한다는 증거입니다.

앞서 언급한 생물체들이 전부 똑같은 테트로도톡신 합성 생화학 경로를 가질 가능성은 별로 없습니다(절대 불가능이란 건 아니지만요). 작지만 복잡한 구조로 이루어진 테트로도톡신 분자는 이를 합성하려던 연구자들의 노력을 전부 물 먹였습니다. 극히 최근에서야 합성이 가능해졌는데, 그마저도 효율성이 매우 떨어집니다. 자연은 일련의 특화 효소를 통해 TTX를 최대한 효과적으로 형성해냅니다.

현재까지 알려진 바에 따르면 생물체에 테트로도톡신이 존재하는 생태적, 진화적 요인은 분자가 지닌 방어 기능인데요. 그 이유는 쉽게 알 수 있습니다. 지금까지 발견된 모든 종에서 테트로도톡신의 기능은 적을 죽이는 거예요. 테트로도톡신은 마비성 독소이며, 알려진 해독제는 없습니다.

테트로도톡신을 만드는 생물체 중에서 가장 유명한 동물은 아마도 다양한 종의 복어일 겁니다. 복어는 일본에서 '후구'라는 전통 요리를 만들 때 사용되는데요. 후구를 조리하는 요리사는 테트로도톡신을 완전히 제거하지 않고

'안전한' 소량만 남겨둡니다. 일부 미식가는 소량의 TTX가 입술과 혀에 일으키는 따끔따끔한 감각을 좋아한답니다(우리 이야기와 관련이 있는 사실이에요). 테트로도톡신은 극도로 치명적이기 때문에 후구는 조리하기 굉장히 까다로운 요리예요. 장래를 계획하는 사람들에게는 위험한 선택일 수 있습니다.[78]

필리 박사는 자신의 관찰을 바탕으로 가설을 세웠습니다. 어린 돌고래가 복어의 테트로도톡신에 노출되면 일종의 향정신성 효과를 경험한다고요. 다시 말해 돌고래는 TTX에 '취하는' 것처럼 보였습니다. 해양생물학과 행동과학 등 여러 전문성을 지닌 다양한 과학자가 신중히 검토한 결과 이 흥미로운 가설은 살펴볼 가치가 있다고 여겨졌습니다. 하지만 의심의 눈길을 보내는 과학자들도 많습니다. 두 진영의 주장 모두 일리가 있어요.

우리는 도취처럼 보이는 효과의 가능성을 배제할 만큼 충분히 돌고래 생리의 특성을 알지 못합니다. 테트로도톡신의 '전통적인' 표적(신경세포의 나트륨 통로)은 돌고래를 대상으로 명확하게 연구된 적이 없어요. 돌고래가 TTX의 독성 효과에 저항성을 가지면서도 향정신성 효과에 민감할 가능성이 아예 없진 않습니다. 우리가 살펴본 것처럼 수많은 향정신성 약물이 독소이기도 하니까요. 어쨌든 돌고래는 TTX를 만드는 생물체와 함께 수백만 년에 걸쳐 진화했습니다. 게다가 돌고래는 인간보다 몸집이 훨씬 큰데, 이것은 독소 저항성이 더 강할 수도 있다는 뜻입니다. 하지만 동시에 TTX는 '사악한' 분자이기도 합니다. 사실 테트로도톡신 때문에 그 큰 몸집에도 불구하고 돌고래가 사망한다고 알려져 있거든요.[79]

어떤 복어가 얼마나 많은 양의 독소를 분비하는지 알아내긴 어렵습니다. 만일 의도적으로 분비한다면 기분 전환으로 삼기엔 터무니없이 위험한 셈입니다. 그리고 TTX가 향정신성 효과를 일으킨다는 증거도 없어요. TTX는 혈액뇌장벽을 넘지 않고, 단도직입적으로 말해 신경독이랍니다. 저용량으로는 따끔따끔한 느낌과 가벼운 현기증을 느낄 뿐이지만 그 이상 복용하면 마비가 오고 심하면 죽을 수도 있어요. 사실 필리 박사가 '넋이 빠진' 것으로 본 돌고래는 그리 즐겁지 않은 경험을 하고 있었을지도 모릅니다. 아마 처음에는 따끔거리는 감각을 신기해하며 즐겼겠지만 그 뒤로는 뜻밖에도 좀 과한 느낌을 받았을 거예요(그림 6.9).

얼마간 회의적인 편인 유명한 과학자로는 크리스티 윌콕스 Christie Wilcox 박사가 있습니다.[80] 독에 대한 책[81]을 써서 비평가들의 호평을 받았죠. 윌콕스 박사는 2013년에 올린 한 블로그 글[82]에서 돌고래와 복어 문제를 다루었습니다. TTX가 향정신성 효과를 일으킬 가능성을 반박하는 사례를 설명하면서 동시에 판단을 보류하는 참된 과학 정신을 보여주었죠. "내가 이 문제에 관해 틀렸길 바란다"고 쓰면서요.

솔직히 말해서 저도 그러길 바랍니다. 그래야 제가 더욱 흥미로운 이야기를 풀어낼 수 있을 테니까요. 그리고 여행을 시작한 뒤로 제가 밝히려 했던 수많은 요점들을 더 보여줄 수 있을 테니까요.

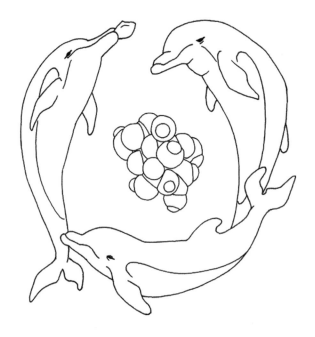

그림 6.9 복어를 주고받는 돌고래 세 마리를 예술적으로 표현한 그림입니다.
3차원으로 표현된 테트로도톡신이 그림 가운데에 있습니다. 앨리사 싱Alisa Singh이 그려주었습니다.

우리는 이 책을 통해 수많은 동물에게서 자기 자신의 모습을 보았습니다. 그중 돌고래가 가장 우리와 가까울지도 몰라요. 적어도 심리학의 용어로 설명할 수 있을 만큼 복잡한 정신 작용을 가지고 있습니다. 이것은 더 '본능적인' 동물보다 돌고래의 동기를 알아내기가 어렵다는 뜻입니다. 의도적이건 아니건 정말로 약물에 '취하는지', 아니면 그저 복어를 뜯어 먹어 생긴 따끔거리는 감각을 즐기는 것인지 누가 알겠어요? 우리 인간들이 그토록 위험한 일본의 별미 '후구'를 먹으면서 즐기는 것처럼요.[83]

책을 마치며

지구에서 함께 살아가는 인간과 다양한 생물체들이 향정신성 약물과 약용 물질을 찾아 섭취하면서 드러내는 매혹적인 행동, 그걸 여러분과 나누는 것이 제가 이 책을 쓴 목적입니다. 그러한 행동이 우리 모두가 공유하는 진화적 역사의 직접적인 결과임은 부인할 수 없는 사실입니다. 이것만으로도 충분히 유익하고 놀라워요.

이 책에서 우리는 향정신성 물질을 추구하고 섭취하는 것이 생물학적 구성에 없어서는 안 될 욕구임을 살펴보았습니다. 하지만 마약성 약물의 사용이 자연적이라는 사실은 그것이 유익하거나 이롭다는 뜻이 아니에요. 심지어 반드시 필요하다는 의미도 아닙니다.

리처드 도킨스 박사가 (여전히 잘 나가는) 첫 책 말미에서 표현했던 것처럼,[84] 유전학이 운명이 될 필요는 없습니다. 저는 맹세코 마약 사용을 옹호하거나 판단할 생각이 없습니다. 하물며 마약 남용에 대해선 더욱 그렇습니다. 그저 인간은 자연의 화학적 선물을 이해하고 사용하는 독특한 능력을 가지고 있다고 말할 뿐입니다. 또 먼 옛날부터 진화적 목적을 달성하고자 우리를 도운 욕구와 본능의 통제를 연구하고 심지어 그것에 저항하는 능력도 가지고 있죠. 이 책을 통해 우리 주변의 생물체와 더 친해지면서 얻게 된 관점이 있을 텐데요. 어쩌면 (우리가 아는 한) 스스로를 관찰할 수 있는 유일한 존재인 우리가, 우주의 거룩한 책임을 그 관점의 안내를 따라 더욱 잘 수행할 수 있을지도 모르겠습니다.

감사의 말

독자 여러분, 다시 한번 말씀드릴게요. 제 책을 읽어주셔서 감사합니다. 인간이 글을 쓰기 시작한 이후로 모든 저자가 마지막으로 하고 싶은 말일 거예요. 저한테 얼마나 큰 의미인지 아마 모르실 겁니다.

이제 이 책의 모험이 현실이 되도록 도와준 경이로운 사람들에게 감사를 표하고 싶습니다.

먼저 벤벨라북스의 발행인 글렌 예페스Glenn Yeffeth에게 깊은 감사의 말씀을 전합니다. 글렌, 제 대중 과학 저술을 발전시킬 기회를 줘서 고마워요.

벤벨라북스 팀 전체, 특히 저와 직접 일한 팀원에게도 감사하다고 말하고 싶습니다. 스콧 칼라마르Scott Calamar, 마이클 페디슨Michael Fedison, 제니퍼 캔조너리Jennifer Canzoneri, 사라 애빙어Sarah Avinger, 얼리샤 케이니어Alicia Kania, 에이드리엔 랭Adrienne Lang, 모니카 라우리Monica Lowry, 제이 킬번Jay Kilburn 그리고 레아 윌슨Leah Wilson. 고마워요. 이토록 뛰어나고 전문적인 팀과 일하게 되어 매 순간이 기쁨이었습니다. 추가로 더없이 귀중한 도움을 준 벤벨라북스 팀원 두 명에게 고맙다는 말을 전하고 싶습니다. 글쓰기에 대해 조언과 지도를 아끼지 않는 인내심을 보여주었습니다. 이 책의 편집자인 그 둘, 로럴 리Laurel Leigh와 알렉사 스티븐슨Alexa Stevenson은 저의 제다이 마스터였어요. 알렉사와 로럴은 『기묘한 생존자』를 함께 작업할 때처럼 완벽했습니다. 무슨 말을 해야 할까요? 말은 고마움을 전하기엔 한심할 정도로 여전히 부족하네요. 알렉사와 로럴, 이 책이 훨씬 나아진 건 여러분의 조언과 다정한 자극 덕분이에요. 여러분이 없었더라면 더 좋은 작가가 되지도, 제 '목소리'를 찾지도 못했을 거예요. 간단히 말할게요. 고맙습니다. 제가 여러분에게 자랑스러운 저자라면 좋겠네요.

아내 리자Liza에게도 도움과 조언 그리고 무엇보다 사랑을 주어서 고맙다는 말을 전합니다. 날카로운 안목과 비길 데 없는 식견 덕분에 책이 훨씬 나아졌어요. 리자는 제가 전력을 다해 과학으로 돌진할 때마다 속도를 늦추고 안정시키는 법을 알고 있었습니다. 그리고 지난 29년간 함께해줘서 감사하다는 말을 전하지 않는다면 몹쓸 짓일 거예요. 사랑해요. 당신은 더없이 완벽한 반쪽이에요!

나의 소중한 아이들, 버네사, 레이날도Reynaldo, 앤디Andy. 너희 덕분에 하루하루 더 좋은 남자와 좋은 아빠가 되기 위해 노력하고 있단다. 너희들의 사랑과 포옹과 미소, 격려와 이해로 내가 살아가는구나. 너희 덕분에 날마다 자랑스럽단다. 아빠로 살 수 있는 특권을 누릴 수 있다니 참으로 영광이란다. 온 마음을 다해 사랑한다.

몇 안 되지만 백만 대군에 필적하는 훌륭한 학생들에게도 고마움을 전할 기회를 놓쳐선 안 되겠죠. 지난 16년 동안 함께 일할 특권을 누렸으니까요. 그들은 저의 연구 프로그램이 조금씩 성장할 수 있게 도와주었습니다. 총명하고 근면하며 탐구심이 강한 이 학생들은 사실상 모두 스스로 생산적인 경력을 다져가고 있습니다. 제 실험실에서 연구 경력을 시작한 사람들이 세상 밖으로 나가 과학 연구를 수행하고, 환자를 치료하고, 학생을 가르치고, 사회에 적극적으로 공헌하는 다른 많은 활동에 참여하고 있다는 사실이 무척 — 정말로 무척 — 자랑스러워요. 2018년 봄에 열린 시니어 세미나 그룹에게도 고마움을 전합니다. 동물과 마약에 대해 이야기하느라 시간 가는 줄 몰랐어요.

훌륭한 도서관은 훌륭한 학자에게 행복을 주는 장소입니다. 예전에 말했던 적이 있는데 또다시 말하게 되네요. 제 학문의 고향, 웨스터체스터 대학교WCU의 도서관은 더없이 귀중한 도움을 주었습니다. 책과 논문 원본부터 전자 문헌, 그 외에 다른 자료들까지 수많은 형태의 정보를 찾게 해주었어요. 이 책은 코로나19 대유행의 와중에 마무리되었다는 걸 언급해두고 싶습니다. WCU 도서관이 원격 지원을 관리하고 완전무결하게 운용하는 방식은 어느 기관에도 뒤지지 않았습니다. 이건 WCU 도서관에 유능한 직원이 있다는 증거예요. 특히 저의 친구이자 동료인 월터 크레슬러Walter Cressler 박사는 과학에 한정하는 한 도서관의 기둥이랍니다. 월터, 고맙네!

바버라 J. 코델Barbara J. Cordell, 제프리 D. 조머Jeffrey D. Sommer, 찰스 I. 에이브럼슨Charles I. Abramson 박사와 게리 레이 로저스Gary Ray Rogers에게도 감사를 표하고 싶습니다. 그들이 없었더라면 얻지 못했을 참고 자료를 보내주었어요. 실제 저술은 물론이거니와 이 책에 맞는 일러스트를 찾는 작업도 즐거웠습니다. 제 작업을 도와준 친구와 동료들에게 감사하다는 말을 전합니다. 울리케 헤베를라인 박사

(그림 1.2), 마이클 스미스 박사(그림 5.1), 첼시 리니브(그림 5.3), 로버트 보브 라파 박사(그림 5.4), 대나 스타프 박사(그림 5.5), 앨리사 싱(그림 6.9), 고맙습니다. 특히 (대머리과학자 여사이자 저의 아름다운 아내인) 엘리자베스 M. 리베라 여사와 (저의 딸아이) 지젤 버네사 파간은 그림 5.2와 6.4를 그려주었어요.

저를 응원해준 다음 분들께도 특별한 감사의 말을 전합니다. 매슈 D. 라플란트Matthew D. Laplante, 피터 코드론Peter Cawdron, 소피아 비얄판도Sofia Villalpando, 마리 맥닐리Marie McNeely, 저스틴 그레그Justin Gregg, 미카 행크스. 여러분의 친절한 지원을 받을 수 있어 영광입니다. 고개가 절로 숙여지는군요.

마지막으로 이 책에 오류가 있다면 오직 저에게만 책임이 있답니다! (그리고 비슷한 맥락에서 만일 제가 감사의 말을 깜빡한 분이 있다면 사과하겠습니다.)

주석

저자 노트

1 사회에서 남용 약물이 미치는 영향을 다룬 훌륭한 개괄 도서와 남용 약물이 어떤 종류의 약물인지를 뇌과학의 관점에서 서술한 뛰어난 입문서는 Grisel (2020) *Never Enough: The Neuroscience and Experience of Addiction*을 참고하세요.

2 Siegel (2005).

3 Samorini (2002).

들어가며

1 nytimes.com/1981/04/17/movies/caveman-with-ringo-starr.html.

2 사실 이 연구는 호박을 활용하는 고생물학 연구의 세계적인 권위자, 즉 현재 오리건 주립 대학교 소속인 조지 포이너George Poinar 박사의 집단이 출간한 것입니다. 포이너 박사가 명성을 얻은 이유가 또 하나 있는데요. 호박에 박힌 흡혈 곤충에서 공룡 DNA를 추출할 수 있다고 제안한 사람이랍니다. 이 발상은 물론 고故 마이클 크라이튼Michael Crichton의 유명한 책이자 영화 시리즈인 『쥬라기 공원Jurassic Park』의 줄거리로 이어졌습니다.

3 Poinar and collaborators (2015). 이 연구를 훌륭하게 요약한 자료를 보고 싶다면 portlandmercury.com/BlogtownPDX/archives/2015/06/10/dinosaurs-disease-and-drugsand-thescientist-behind-jurassic-park를 참고하세요.

4 Prasad and collaborators (2005).

5 향정신성 동물을 종합적으로 검토한 읽기 쉬운 자료를 보고 싶다면 Orsolini and collaborators' 2018 review "Psychedelic Fauna for Psychonaut Hunters" in *Frontiers in Psychiatry*을 참고하세요.

CHAPTER 1

1 이 책에서 동물의 일반명을 학명과 함께 쓰는 경우가 많을 거예요. 학명을 사용하는 것이 왜 유용한지를 간략히 살펴보고 싶다면 다음을 참고하세요. Pagán (2018), 10-11. 코알라를 개괄한 글을 살펴보고 싶다면 다음 자료를 참고하세요. https://media.australianmuseum.net.au/media/dd/Uploads/Documents/27761/Koala+fact+sheet+May+2014.ea2c198.pdf; www.mentalfloss.com/article/59114/10-

things-you-didnt-know-about-koalas.

2 '진화'로 유명한 찰스 다윈은 18세기에 가장 유명한 박물학자였답니다. 아니, 전 세기를 통틀어서 그랬어요. 충실한 독자인 여러분이 생물학적 진화 개념과 제일 유명한 주창자 다윈에 대해 잘 알고 있다고 가정해서 이 책에서는 그 모든 것을 상세히 설명하진 않을 거예요. 하지만 복습이 필요하거나 더 알고 싶다면 다음 문헌을 읽어보시길 권합니다. Pallen (2009), *The Rough Guide to Evolution*; Dawkins (1995), *The River Out of Eden: A Darwinian View of Life*; 그리고 저의 책 Pagán (2018), *Strange Survivors: How Organisms Attack and Defend in the Game of Life*. 저의 몇 가지 생각을 적어놓은 곳도 있습니다. baldscientist.com/2014/08/22/charles-darwin-blogger/.

3 전 이런 편지를 (니콜스가 쓴 편지를 비롯해서) 다윈의 서신 모음집 곳곳에서 찾았습니다 (www.darwinproject.ac.uk/). 다윈의 저술을 모아놓은 또 다른 훌륭한 출전은 다음을 참고하세요. darwin-online.org.uk/. 제가 인용한 구절은 다음 홈페이지에서 가져왔습니다. darwinproject.ac.uk/.

4 From So Simple a Beginning: Darwin's Four Great Books (Voyage of the Beagle, The Origin of Species, The Descent of Man, The Expression of Emotions in Man and Animals), Edward O. Wilson, editor, p. 785.

5 동물학자이자 탐험가였던 알프레트 에드문트 브렘은 함부르크 동물원의 초대 원장이었습니다.

6 From So Simple a Beginning, p. 785.

7 Siegel (2005), Chapter 5.

8 Zuckerman and collaborators (1975).

9 대략 그렇다는 겁니다. Keller (1979) and Vallee (1998).

10 Braidwood and collaborators (1953).

11 이 생각을 정말로 멋지게 요약한 글은 Dominy (2015)을 참고하세요.

12 Rasmussen (2014) and Vallee (1998).

13 인간과 알코올의 이야기는 이 책에서 살펴보는 것보다 더 복잡하고 미묘합니다. 따라서 여러분이 이 흥미로운 이야기에 대해 더 많은 것을 알 수 있도록 훌륭한 자료를 몇 가지 언급해두겠습니다. Dominy (2015), Goode (2014), McGovern (2009), Rasmussen (2014), and Vallee (1998).

14 Dashko and collaborators (2014).

15 산소의 해악에 관해 짧게 살펴보고 싶다면 저의 책 *Strange Survivors* (Pagán, 2018)의 84-87쪽을 참고하세요.

16 Auesukaree (2017), Albergaria and Arneborg (2016), Goode (2014), and Snoek and collaborators (2016).

17 Hernández-Tobías and collaborators (2011).

18 Yoshida and collaborators (1998).

19 Edenberg (2007), Edenberg and McClintick (2018), and Hjelmqvist and collaborators (2003).

20 Cordell and collaborators (2019), Cordell and Kanodia (2015), Kaji and collaborators (1976), and Painter and Sticco (2019).

21 Ladkin and Davis (1948), Sato (1952), Guo and collaborators (2019).

22 Cordell and McCarthy (2013) and Malik and collaborators (2019).

23 Joneja and collaborators (1997) and Cordell and collaborators (2019).

24 Logan and Jones (2000) and cnn.com/2015/12/31/health/auto-brewery-syndrome-duiwomans-body-brews-own-alcohol/. 비전공자가 읽을 수 있으면서도 ABS를 종합적으로 다룬 전문 자료는 바버라 코델 박사가 2019년에 출간한 책 『내 장이 알코올을 만든다니!: 자동양조증후군의 과학과 이야기』를 참고하세요. 다음의 기사도 볼 것을 권합니다. "Candida albicans, the Yeast Syndrome, and the Auto-Brewery Syndrome" at voiceforthedefenseonline.com/newsletters/2017/May2017.pdf.

25 theatlantic.com/science/archive/2019/09/drunk-without-alcohol-autobrewerysyndrome/598414/. 자동양조증후군에 대한 임상 설명을 더 살펴보고 싶다면 다음을 살펴보세요. ncbi.nlm.nih.gov/books/NBK513346. 더 많은 임상 보고서는 다음을 참고하세요. Akhavan and collaborators (2019) and Guo and collaborators (2019). 다음의 자료도 찾아볼 것을 권합니다. Kruckenberg and collaborators (2020). 이 이야기를 대중적으로 바꾼 문헌은 다음 웹사이트를 참고하세요. usatoday.com/story/news/nation/2020/02/25/auto-brewery-syndrome-woman-didnt-drink-buturine-full-alcohol/4866137002/.

26 Hafez and collaborators (2017).

27 Bivin and Heinen (1985).

28 van Waarde (1990).

29 Fagernes (2017). 이 저술을 좀 더 독자 친화적으로 요약한 것은 다음 웹사이트를 참고하세요. smithsonianmag.com/smart-news/now-we-know-how-goldfish-produce-alcohol-180964502/.

30 October 21, 2019 radio show/podcast episode.

31   Janecka and collaborators (2007), and Li and Ni (2016).

32   Gochman and collaborators (2016).

33   Wiens and collaborators (2008).

34   이건 알코올이 대사되는 방법 중 하나입니다. '글루쿠로닐화glucuronidation'라고 불리는 이 과정은 포도당 유도체(글루쿠론산)가 어떤 화학물질(이 경우엔 알코올)과 결합할 때 일어납니다. 그 결과로 글루쿠론산은 소변으로 배출되기 쉬운 형태로 바뀌죠. 흥미롭게도 나무두더지는 약물 중독에 관심이 있는 연구자들의 관심을 사로잡고 있습니다. 모르핀 효과를 실험할 동물 모델로 확립하려는 연구들이 수행되고 있죠. Shen and collaborators (2014).

35   이 생물학 역사의 흥미로운 일화가 궁금하다면 Pagán (2014) *The First Brain*을 살펴 보세요. 드로소필라속을 역사적으로 개괄하고 싶다면 아주 읽기 편한 O'Grady and DeSalle (2018)을 추천합니다. 노랑초파리가 현대 유전학과 발생생물학의 매혹적인 이 야기에서 담당한 역할을 더 알고 싶다면(취향에 따라 행동 연구도 궁금하다면) Brookes (2002) *Fly: The Unsung Hero of Twentieth Century Science*과 Weiner (2000) *Time, Love, Memory: A Great Biologist and His Quest for the Origins of Behavior*을 참고하길 권합니다. 드로소필라 과학에 대한 더 최근의 정보는 다음 책을 참고하세요. Mohr (2018) *First in Fly: Drosophila Research and Biological Discovery*.

36   Peterson and collaborators (2008).

37   드로소필라의 약물 반응과 중독 연구들을 훌륭하게 검토한 두 가지 문헌이 있습니다. Lowenstein and Velazquez-Ulloa (2018) and Ryvkin and collaborators (2018). "도 취된 드로소필라에게서 얻은 통찰Insights from intoxicated Drosophila"이라는 매우 적절한 제목이 붙은 읽기 쉬운 비평 문헌도 있습니다. Petruccelli and Kaun (2019).

38   사과박은 과일에서 즙을 짜내고 남은 찌꺼기입니다. Ojelade and Rothenfluh (2009).

39   Ursprung and Carlin (1968).

40   맥주와 와인 덫에 대한 더 세부적인 내용은 다음 문헌을 참고하세요. Ni and collaborators (2008), Pettersson and Franzén (2008), Laaksonen and collaborators (2006), and Vassiliou (2011).

41   다음 문헌에서 능숙하게 검토하고 있습니다. Sekhon and collaborators (2016).

42   Fry (2014).

43   다양한 취도 측정기 설계와 과학자들이 그것들을 사용한 방식의 대표적인 사례는 다음 문헌을 참고하세요. Berger and collaborators (2004), Dawson and collaborators (2013), Ojelade and Rothenfluh (2009), Singh and Heberlein (2000), and Wolf and Heberlein (2003)

44 Lindsay (1879). 린지는 이 책을 애정 어린 말과 함께 선친에게 헌정했습니다. "아버지는 저의 모든 교신자를 통틀어 그 누구에게도 비길 데가 없었습니다. 가축에게도 너그럽고 친절하며 진실된 공감을 보여주셨고, 자연과 동물 이성에 관하여 견실하고 자유로우며 철학적인 견해를 고수하셨습니다." 린지의 책은 archive.org에서 다운받았습니다. 이 책의 존재는 시겔 박사가 2005년에 출간한 책 『도취Intoxication』의 5장에서 알게 되었습니다.

45 Siegel, *Intoxication, The Universal Drive for Mind-Altering Substances.*

46 Firn (2005), pp. 31-35 and 41-46.

47 As narrated by Vallee (2008).

48 중독을 질병으로 규정하는 것에 모두가 동의하지는 않습니다. Lewis (2015), and Siegel (2005b) in McSweeney, Murphy, and Kowal (2005).

49 Drugs, Brains, and Behavior: The Science of Addiction, by the National Institute of Drug Abuse (NIDA, 2018). 저는 Lewis (2016)에서 처음으로 이 공식적인 정의를 알게 되었습니다.

50 이 분야는 매우 활발하게 연구되고 있습니다. 매주 흥미로운 발견들이 발표되죠. 동물 모델이 어떻게 중독 연구에 사용되고 있는지 더 자세히 알고 싶다면 아주 이해하기 쉬운 다음 두 책을 참고하세요. Samorini (2002) and Siegel (2005). 좀 더 전문적인 비평은 다음 문헌을 보길 추천합니다. Ahmed (2012), Cates and collaborators (2019), García-Pardo and collaborators (2017), Müller (2018), Pagán (2005, 2014, 2017, 2019), Søvik and Barron (2013), Spanagel (2017), Wolf and Heberlein (2003). 일반적인 중독에 대해 더 알고 싶다면 읽어볼 만한 몇 가지 훌륭한 문헌이 있습니다. Erickson (2018) *The Science of Addiction: From Neurobiology to Treatment*, Kuhar (2015) *The Addicted Brain: Why We Abuse Drugs, Alcohol, and Nicotine*, and Lewis (2016) *The Biology of Desire: Why Addiction Is Not a Disease.*

51 이와 관련된 도파민의 역할을 개괄하고 싶다면 읽기 편하고 훌륭한 책이 있습니다. Lieberman and Long (2018) *The Molecule of More: How a Single Chemical in Your Brain Drives Love, Sex, and Creativity—and Will Determine the Fate of the Human Race.*

CHAPTER 2

1 레빈 박사의 이야기는 꽤 감동적입니다. 레빈은 교사와 연구자로서 탁월한 재능을 발휘했고 더없이 적격인 과학자였지만 대학교 정규직에 임용된 적이 한 번도 없습니다. 카롤린스카 연구소 약리학과에서 일하는 보 홀름스테트Bo Holmstedt 박사는 『판타스티카』 재판본 서문에서 레빈이 반유대주의 때문에 대학교에 임용되지 못했을 거라고 추측했습니다.

2 하지만 니코틴이 동물에게 신경보호제로 기능할 수 있다는 흥미로운 증거도 있습니다. 파킨슨병 약물요법에 쓰일 수 있다는 증거도 있죠(이 역시 현재까지는 동물에게만 해당합

니다). 대표적인 문헌은 다음을 참고하세요. Ferrea and Winterer (2009), Thiriez and collaborators (2011), and Quik and collaborators (2008).

3   일반적으로 '용량-반응'이란 용어는 인간과 동물을 대상으로 투여할 때 쓰는 반면, '농도-반응'은 조직과 세포, 또는 생화학 표본에 약물을 시험할 때 쓰입니다. Tsatsakis and collaborators (2018).

4   독성학의 맥락에서 용량-반응 개념을 탐구한 훌륭한 문헌은 다음을 참고하세요. Calabrese (2016).

5   진화 과정에 대한 상세한 해설은 저의 책 Pagán (2018), *Strange Survivors*를 참고하세요.

6   최선의 역사적 증거는 인류와 양귀비의 우정이 6000여 년 전까지 거슬러감을 보여줍니다. 하지만 기록된 역사는 '실제' 역사보다 '어린' 법입니다. Brook and collaborators (2017). 한 고고학 증거에 따르면 석기시대의 인류는 양귀비를 재배했을 수 있습니다. Siegel, 2005, chapter 5.

7   아편제와 인류의 얽히고설킨 역사는 흥미로운 주제입니다. 아편제의 사용과 남용의 역사를 개괄하고 싶다면 Grover (1965), Schiff (2002), and Siegel (2005), chapter 5를 살펴보세요.

8   From Schiff (2002).

9   코카인 남용이 경제에 미친 영향은 광범위하게 기록되어 있습니다. 사회에 끼친 영향도 역시 기록되어 있긴 하지만 정량화하기는 매우 어려워요. 코카인 남용의 사회적, 경제적 영향을 철저하게 검토한 문헌으로는 다음의 두 논문이 있습니다. Frazer and collaborators (2018) and Schneider and collaborators (2018).

10   원래는 직접 참고하라고 할 생각이었지만 여러분이 사는 곳의 도서관에는 원고가 없을 것 같아 완전한 참고문헌을 알려드립니다. Cobo, B. (1653) Historia del Nuevo Mundo. Manuscrito en Lima, Perú, 1653, libro 5°, capítulo XXIX, as cited in Calatayud and González (2003). 코보 신부의 이야기는 Pagán (2014)에서 한 바 있습니다.

11   Pagán (2014), chapter 5.

12   국소마취 효과와 중독 성질과 관련이 있는 코카인의 약리적 표적 중에서 가장 잘 이해되고 있는 것은 각각 전압 개폐 나트륨 통로의 한 유형과 특정 신경전달물질 수송체입니다. Pagán, 2005, and Pagán, 2014, chapter 5. 코카인 효과의 분자적 근거가 알려지기 전에는 코카잎에 대해 아는 것이라곤 고통과 피로를 완화하는 데 유용하다는 것뿐이었습니다. 나중에 그 효과를 일으키는 화학물질을 찾은 뒤에야 구체적인 원인을 훨씬 잘 이해하게 되었어요.

13   Markel (2011) "Über Coca: Sigmund Freud, Carl Koller, and Cocaine."

14   찰스 다윈은 알프리드 러셀 윌리스Alfred Russell Wallace와 독립적으로 자연선택이란 발상

을 떠올렸습니다. 다른 문헌에서 잘 다루고 있는 흥미로운 이야기예요. Browne (2013)은 진화론 역사에 얽힌 이 일화에 대해 간결하지만 충실하게 다루고 있습니다. 다윈의 할아버지 이래즈머스 다윈Erasmus Darwin은 의사이자 저명한 박물학자였습니다. 초창기 진화론이라고 할 법한 생각을 떠올리기도 했죠.

15 저에게는 조금도 놀랍지 않은 일입니다. Antolin (2011) and Hayman (2009)을 살펴보세요. 다윈은 목사의 길을 걷기 위한 훈련을 받기도 했습니다. 하지만 역시 빠져나왔죠.

16 Markel (2011).

17 저는 "코카 콜러"라는 별명을 듣고 매우 들떴습니다. 한때 코카인이 함유된 가장 유명한 제품, 코카콜라를 떠올린 사람이 제가 처음은 아닐 거예요. 하지만 안타깝게도 프로이트는 코카콜라 제품명의 '기원 이야기'와 무관합니다. 그 제품명은 마케팅 전문가 프랭크 로빈슨Frank Robinson이 지은 것입니다. 코카콜라의 초기 형태를 만든 장본인, 약사 존 펨버턴John Pemberton의 동료였습니다. 로빈슨은 제조법에 들어가는 코카잎과 콜라나무 열매 추출물에서 영감을 받아 코카콜라라는 이름을 지었어요(『코카콜라의 경영기법For God, Country, and Coca-Cola: The Definitive History of the Great American Soft Drink and the Company That Makes It』의 저자 마크 펜더그라스트Mark Pendergrast에게 감사를 전합니다. 고맙게도 이메일로 이 정보를 전해주었어요). 프로이트는 콜러보다 유명했기 때문에 결국 코카인을 '대중화'한 당사자는 예나 지금이나 (부당하게도) 프로이트라고 기억되고 있습니다.

18 코카콜라는 코카잎이 주재료인 유일한 음료가 아니었습니다. 1800년대에 약사 안젤로 프랑수아 마리아니Angelo François Mariani는 의사 샤를 포벨Charles Fauvel과 제휴를 맺었습니다. 포벨은 코와 인후 수술에 코카인 마취제를 사용했던 초창기 의사였어요. 포벨이 마리아니의 약재상을 후원한 주된 이유는 마리아니가 코카인 음료를 개발하는 데 관심이 있었기 때문이에요. 결국 상당히 성공적인 코카인 와인으로 탄생한 그 제품은 빈 마리아니라고 불렸습니다. 빈 마리아니의 성공은 제품의 질보다는 마리아니의 훌륭한 마케팅 전략 덕분이었어요. 특히 약용 강장제로 포장한 것이 효과를 보았습니다. 당시 의사들의 관심을 사로잡았거든요. 아주 흥미로운 이 이야기는 다른 문헌에서 능수능란하게 다루고 있습니다. Helfand, 1980, and Stolberg, 2011.

19 더 상세한 이야기는 Markel (2011)을 참고하세요.

20 Fishman (2011).

21 Mantegazza (1858) *Sulle virtù igieniche e medicinali della coca e sugli alimenti nervosi in generale*, and Mantegazza (1859) *Sull'introduzione in Europa della coca, nuovo alimento nervosa.* Samorini (1995)에서 재인용.

22 Siegel (2005), 170, or Boucher and Moeser (1991), Knuepfer (2003), and Van Dyke and Byck (1982).

23 코카나무 재배를 방지하기 위해 코카나무독나방을 사용하자는 발상에 대해서는 다음 문

헌을 참고하세요. "Eloria Noyesi: Colombia's Potential Solution to Eradicating Illicit Coca": coha.org/eloria-noyesi-colombias-potentialsolution-to-eradicating-illicit-coca/.

24　역사적으로 봤을 때 코카인은 열대성 기후에 서식하는 200여 종의 코카나무속 식물 중 15종에서 분리한 주요 2차 대사산물이에요. 코카나무의 진화 역사는 굉장히 흥미롭답니다(Islam, 2011). 15종 중에서 특히 2종이 고농도의 코카인을 만듭니다(건조된 잎의 중량을 기준으로 대략 1.8%). 에리트록실룸 코카E. coca와 에리트록실룸 노보그라나텐세E. novogranatense라는 녀석입니다. Calatayud and González, 2003, and Boucher and Moeser, 1991.

25　Blum and collaborators (1981).

26　Chen and collaborators (2006).

27　카나비노이드의 박물학과 의료 화학을 훌륭하게 검토한 문헌으로는 다음을 참고하세요. McPartland (2018), McPartland and collaborators (2006), and Vemuri and Makriyannis (2015).

28　Breivogel and collaborators (2018) and McPartland and Glass (2003).

29　Buttarelli and collaborators (2002), McPartland and collaborators (2006), and Rawls and collaborators (2008).

30　McPartland (2004), McPartland and collaborators (2001), and McPartland and Glass (2003).

31　Jimenez-Del-Rio and collaborators (2008), McPartland (2004), and McPartland and collaborators (2006a, b).

32　da Fonseca and collaborators (2016), Emerich and collaborators (2016), and Freitas and collaborators (2016).

33　예를 들어서, 다음 문헌을 참고하세요. Flicker and collaborators (2019).

34　Siegel (2005), p. 158

35　Nichols (2016).

36　Jaffe (1990).

37　Osmond (1957) "A review of the clinical effects of psychotomimetic agents."

38　호프만 박사는 LSD의 발견을 『LSD: 나의 문제아LSD: My Problem Child』라는 책에서 유쾌하게 서술했습니다. Hofmann (2009).

39　Hofmann (2009), p. 15.

40　클라비켑스 곰팡이의 진화를 훌륭하게 검토한 문헌은 다음을 참고하세요. Florea and

collaborators (2017) and Píchová and collaborators (2018).

41 맥각중독과 그 증상을 철저하게 검토한 자료로는 Belser-Ehrlich and collaborators (2013)이 있습니다.

42 McKenna (1992) *Food of the Gods: The Search for the Original Tree of Knowledge. A Radical History of Plants, Drugs, and Human Evolution*, and Haarmann and collaborators (2009).

43 Haarmann and collaborators (2009) and Lorenz and collaborators (2009).

44 McKenna (1993) and Wasson and collaborators (2008) "The Road to Eleusis: Unveiling the Secret of the Mysteries."

45 Kalan and collaborators (2019), and Kühl and collaborators (2016).

46 Siegel (1977).

47 취한 유인원 가설은 일상 대화에서 '취한 유인원 이론'이라고 불리기도 합니다. 하지만 이 건 잘못된 명칭이에요. 과학 이론이 아니고 사실 가설이거든요. 이론과 가설의 차이와 그 과학적 의미를 간결하게 설명한 문헌으로는 제 책 『최초의 뇌The First Brain』가 있습니다. 12-14쪽을 살펴보세요.

48 Nichols (2014, 2016) and Winkelman (2017).

49 McKenna (1992) *Food of the Gods: The Search for the Original Tree of Knowledge. A Radical History of Plants, Drugs, and Human Evolution.*

50 Rightmire (2004), Shultz and collaborators (2012), and Sloat (2017 at inverse.com/archive/july/2017/science).

51 Sloat (2017 at inverse.com/archive/july/2017/science). newscientist.com/article/mg21128311-800-a-brief-history-of-the-brain/and theatlantic.com/science/archive/2018/03/a-deeper-origin-of-complex-human-cultures/555674/.

52 Dorus and collaborators (2004) and Fu and collaborators (2011).

53 McKenna (1992) *Food of the Gods: The Search for the Original Tree of Knowledge. A Radical History of Plants, Drugs, and Human Evolution.*

54 de las Casas B (1875) Historia de las Indias, Madrid, Impr. de M. Ginesta.

55 새가 사용하는 다양한 항기생충 전략을 개괄하는 문헌으로는 다음을 살펴보세요. Bush and Clayton (2018).

56 Suárez-Rodríguez and collaborators (2012).

57 Suárez-Rodríguez and García (2017).

58 Suárez-Rodríguez and García (2014).

CHAPTER 3

1   Solecki (1975). 네안데르탈인에 대한 더 자세한 정보는 유쾌한 다음 책을 참고하세요. Papagianni and Morse (2015) *The Neanderthals Rediscovered*.

2   아프리카 인구 DNA는 네안데르탈인 DNA를 0.3%까지 포함하고 있는 것으로 보입니다. 이 연구는 아직 발표되지 않았지만, 연구 결과를 요약한 비공식적 문헌은 다음 웹페이지 에서 찾을 수 있습니다. https://science.sciencemag.org/content/367/6477/497. 우 리가 네안데르탈인과 공유하는 유전적 유산에 대해서는 Wall and collaborators (2013) 을 참고하세요.

3   Rogers and collaborators (2020).

4   이 점을 훌륭하게 개괄한 문헌은 다음을 참고하세요. Shipley and Kindscher (2016); arstechnica.com/science/2018/02/neanderthals-were-artists-and-thought-symbolically-new-studiesargue/.

5   Hoffmann and collaborators (2018a, b, c), García-Diez and collaborators (2015), and Pike and collaborators (2012).

6   Lietava (1992), Leroi-Gourhan (1975), and Merlin (2003).

7   sciencemag.org/news/2019/01/new-remains-discovered-site-famous-neanderthal-flowerburial.

8   다음 문헌에 자세히 보고되어 있습니다. Hardy and collaborators (2012, 2018) and Weyrich and collaborators (2017). Maderspacher (2008)도 살펴보세요.

9   Grienke and collaborators (2014), Vunduk and collaborators (2015), and Yun and collaborators (2012).

10 독자의 입장을 고려해서 의식 개념을 간결하게 다룬 입문서를 최근에 발견했습니다. Harris (2019). 다음 문헌도 참고하세요. Blackmore (2017) and Pagán (2019).

11 Musgrave and collaborators (2016, 2019), Pascual-Garrido (2019), and Whiten (2017).

12 Hölldobler and Wilson (2008, 2010), Pagán (2018), chapter 6, and Pagán (2019).

13 이 흥미로운 생물체에 대해 더 알고 싶다면 저의 책 『기묘한 생존자』 123쪽을 참고하세 요.

14 하지만 후천적으로든 선천적으로든 시각 장애가 있어서 반향정위를 사용하게 된 유명한 (그리고 몹시 흥미로운) 사람들도 있습니다. Flanagin and collaborators (2017), Thaler

and collaborators (2019), and Thaler and Goodale (2016).

15 Nagel (1974). 2012년에 네이글 박사는 흥미롭지만 논쟁적인 책을 집필했습니다. 정신과 의식을 설명하는 데 무능하다는 관점에서 현 진화 패러다임을 비판하는 책이었죠. *Mind & Cosmos: Why the Materialist Neo-Darwinian Conception of Nature Is Almost Certainly False.* '은퇴한' 학자 같은 건 없는 모양입니다.

16 동물 감정을 유쾌하게 탐구한 문헌으로는 로럴 브레이트먼이 2015년에 출간한 책 『동물의 광기: 그들의 정신 속으로Animal Madness: Inside Their Minds』가 있습니다.

17 이 주제를 명쾌하고 객관적으로 검토한 논문은 다음을 살펴보세요. Anderson and Adolphs (2014), Adolphs and Anderson (2013), Baracchi and collaborators (2017), Bateson and collaborators (2011), Mather (2011), and Mendl and collaborators (2011).

18 동물의 정신을 심도 있게 탐구한 문헌은 Griffin (1981, 2001)을 참고하세요. 추가로 (더 읽기 편한) 다음 자료도 있습니다. de Waal (2017) and Safina (2016). 다윈은 1871년에 출간한 『인간의 유래The Descent of Man』에서 이 예지적인 생각을 보여주었습니다. 동물의 감각과 의식에 대해 철저하게 검토하면서도 읽기 편한 문헌으로는 다음을 참고하세요. Tye (2016) *Tense Bees and Shell-Shocked Crabs: Are Animals Conscious?*.

19 하지만 특정한 수생 달팽이 종에 코카인을 투여하면 무슨 일이 일어나는지는 알고 있습니다. Carter and collaborators (2006).

20 생약학의 역사에 대한 더 자세한 서술로는 de Pasquale (1984)를 참고하세요.

21 다른 과학 분야가 생약학에 미친 영향에 대해 더 알고 싶다면 Larsson and collaborators (2008)을 읽어보세요. 생약학의 역사에 대한 더 자세한 설명은 이 책의 범위를 벗어납니다. 그 역사를 상세히 설명한 훌륭한 참고문헌을 언급해두겠습니다. de Pasquale (1984) and Heinrich and Anagnostou (2017).

22 이 연구는 인간의 생약학 경험에서 영감을 받아 이루어진답니다. Rodríguez and Wrangham (1993).

23 Campbell and Rodríguez (1996).

24 Huffman (1997). 그리고 Shurkin (2014)의 내용을 다르게 표현했습니다.

25 Samorini (1995).

26 Huffman (2001).

27 Janzen (1978).

28 Dr. Michael Boppré (1984).

29 Boppré (1984). 약물섭취 행동을 검토하는 훌륭한 문헌은 다음을 살펴보세요. Abbott

술 취한 파리와 맛이 간 돌고래

(2014).

30　Pagán (2018), pp. 122-123.

31　2011년에 다음과 같은 별난 제목의 논문에서 정의되었습니다. Young and collaborators (2011) "Why on Earth?"

32　Fox (1971). 서양 과학계에 친숙하지 않은 행동에 '병적'이라는 딱지가 붙은 경우가 많습니다. 그런 행동은 오직 철저한 후속 연구를 거친 뒤에야 보편성을 인정받죠.

33　Henry and Cring (2013)에 검토되어 있습니다.

34　Raman and Kandula (2008).

35　Young (2011)에 검토되어 있습니다.

36　아메리카들소, 코끼리, 돼지(길들여진 돼지와 야생의 돼지 전부)도 '목록'에 포함됩니다. 이와 관련된 내용을 자세히 검토한 훌륭한 문헌으로는 Engel (2002)과 Huffman (2003) 이 있습니다.

37　Abbott (2014). 동물 자가치료의 맥락에서 표현형 적응성phenotypic plasticity을 좀 더 전문적으로 탐구한 문헌으로는 Choisy and de Roode (2014)이 있습니다. 5장에서 노랑초파리가 알코올을 약용으로 사용하는 사례를 보게 될 거예요.

38　제왕나비의 집단 이주와 정교한 비행 전략 및 메커니즘에 대한 논의는 이 책의 범위를 넘어섭니다. 몇 가지 읽을 만한 자료를 살펴보고 싶다면 다음의 훌륭한 문헌이 있습니다. Reppert and de Roode (2018) and Reppert and collaborators (2010, 2016).

39　아스클레피아스에 약효가 있기 때문에 분류학의 아버지 린네가 의술의 신 아스클레피오스의 이름을 딴 것입니다. 아스클레피아스 자체와 제왕나비 간의 상호작용을 개괄적으로 검토한 문헌은 다음을 참고하세요. Rasmann and Agrawal (2011).

40　Petschenka and collaborators (2015, 2016, 2017, 2018). 전 제 책에서 이 단백질에 관해 더 자세히 논의했습니다. (Pagán, 2014), pp. 51-53.

41　이 주제를 읽기 편하게 다룬 초창기 문헌은 Brower and Glazier (1975)이 있습니다.

42　이 주제를 훌륭하게 검토한 문헌으로는 Hoang and collaborators (2017). Tan and collaborators (2018)이 있습니다.

43　세대 간 면역 현상은 척추동물을 대상으로 충분히 서술되어 있습니다. 하지만 2006년에는 곤충에서도 발견되었어요. Pigeault and collaborators (2016), Tetreau and collaborators (2019), and Roth and collaborators (2018).

44　Sternberg and collaborators (2015).

45　Jones and collaborators (2019).

46　Agrawal and Hastings (2019) and Tao and collaborators (2016).

47 제왕나비와 금관화의 연관성을 종합적으로 다룬 훌륭한 개괄 도서는 다음을 살펴보세요. Agrawal (2017) *Monarchs and Milkweed: A Migrating Butterfly, a Poisonous Plant, and Their Remarkable Story of Coevolution*.

48 Soloway (1976) and Steppuhn and collaborators (2004). 담배는 니코틴을 만드는 유일한 식물이 아닙니다. 가지과Solanacea 식물(토마토, 감자, 브로콜리, 가지)은 소량이지만 탐지 가능한 양의 니코틴을 생성합니다. Domino and collaborators (1993); "Nicotine Keeps Leaf-Loving Herbivores at Bay," DOI: 10.1371/journal.pbio.0020250.

49 McArt and collaborators (2014).

50 Baracchi and collaborators (2015) and du Rand and collaborators (2017).

51 Anthony and collaborators (2015), Richardson and collaborators (2015), and Thorburn and collaborators (2015).

52 이 용어는 과학 작가이자 사업가인 자닌 베니어스Janine Benyus가 고안한 것입니다. Benyus (2002) *Biomimicry: Innovation Inspired by Nature*.

53 저희 이야기에서 너무 많이 벗어나고 싶진 않습니다(그러지도 않을 거고요!). 그러니 필요하신 분은 다음 문헌을 참고하세요. Alvarez and collaborators (2021), Ibrahim and collaborators (2021), and Ng and collaborators (2020). 바이오미메틱스를 개괄하는 입문서로는 흥미로운 다음 책을 살펴보세요. *Biomimicry: Innovation Inspired by Nature* (Benyus, 2002).

54 Groot and collaborators (2016).

55 정확히는 4억 7900만 년 전입니다. Misof and collaborators (2014).

56 이런 연구를 광범위하게 검토한 문헌은 다음을 참고하세요. Rains and collaborators (2008) and Schott and collaborators (2015).

57 저는 이전 저술에서 초유기체를 "뇌 속의 뇌"라고 표현한 바 있습니다(Pagán, 2019).

58 초유기체의 본질과 특징은 이 책의 범위를 넘어섭니다. 하지만 실제로 사회 전체에서 자가치료와 협력 행동이 이루어진다는 사실은 지구의 생물학적 생명이 가진 경이로운 복잡성에 대한 통찰을 가져다줄 거예요. 진사회성을 개괄하기 좋은 문헌으로는 다음의 두 책이 있습니다. Hölldobler and Wilson (2008) *The Superorganism: The Beauty, Elegance, and Strangeness of Insect Societies*; Hölldobler and Wilson (2010) *The Leafcutter Ants: Civilization by Instinct*. 더 전문적인 저술로는 Wilson and Hölldobler (2005) and Queller and Strassmann (2003)을 살펴보세요. 시간이 허락된다면 제가 2018년에 출간한 『기묘한 생존자』를 살펴보는 것도 좋겠습니다.

59 Simone-Finstrom and Spivak (2012) and Simone-Finstrom and collaborators

(2009, 2017).

60   Evans and Spivak (2010) and Spivak and collaborators (2019).

CHAPTER 4

1   Hedges and collaborators (2004, 2015, 2018), Kumar and collaborators (2017), and Wang and collaborators (1999). 놀랍게도 최근 데이터는 동물과 균류가 식물로부터 떨어져 나간 지 대략 12억 년 뒤에 갈라졌음을 시사합니다. 저는 '타임트리TimeTree' 프로젝트 웹사이트(timetree.org)를 사용해서 이 시간적 규모를 계산했어요. 생물체들 간의 진화적 관계와 그 시간적 규모에 관심이 있다면, 사용하기 쉽고 훌륭한 이 자료를 사용하는 것도 좋ᆯ습니다.

2   식물을 조연으로 삼는 생각은 고대 그리스에서(또 누가 있겠어요?) 시작되었습니다. 15세기 초입에 일부 박물학자들은 식물을 배경 잡음 이상의 존재로 생각하기 시작했습니다(실제로는 17세기에 견인력을 얻었죠). 이 사상가들은 적절하게도 식물의 매력을 발견했어요. 정교한 기술이 없는 형편에도 체계적인 식물 연구를 열정적으로 수행했습니다. 이건 상당히 놀라운 사실이에요. 당시 기술적 한계에도 불구하고 수많은 영리한 박물학자들이 자연을 쥐어짜 식물 작용의 비밀을 얻어내는 독창적인 방법을 알아냈거든요. 그 영리한 학자들 중에 찰스 다윈이 있었습니다. 그는 식물에 대한, 특히 그 행동에 대한 방대한 저작을 저술했습니다. 처음에는 혼자서, 나중에는 아들 프랜시스와 함께 말이죠(프랜시스 또한 저명한 과학자이자 식물 생물학자였습니다). 다윈이 식물과 관련해 수행한 관찰과 발견, 그리고 그에 대한 해석의 상당수는 150년이 지난 지금도 여전히 유효합니다. 이것은 다윈과 프랜시스가 지닌 관찰 능력과 과학적 재능의 증거예요. 하지만 다윈이라는 주목할 만한 예외가 있어도 대다수에게 식물은 보이지 않는 존재였습니다. 일반인이든 대학과 대학교의 전문 교사든 말이죠.(다윈이 식물 과학에 기여한 것을 검토한 읽을 만한 문헌이 많습니다. Baluska and collaborators 2009; Kutschera and Briggs 2009; Kutschera and Niklas 2009; and Hopper and Lambers 2009. 식물을 연구한 다른 박물학자를 다룬 간략한 자료는 Gagliano 2013을 살펴보세요.)

이러한 상황은 20세기 초까지 이어졌습니다. 수많은 학자들이 안타까워했죠(Nichols 1919). 식물의 비가시성은 여러 학자를 당혹스럽게 했습니다. 그들은 식물이 왜 일반인과 과학자를 막론하고 관심을 끌지 못했는지 알아내려 했죠. 1998년, 식물학자이자 교사였던 제임스 완더시James Wandersee와 엘리자베스 슈슬러Elizabeth Schusseler는 (특히 선진국에서) 식물에 대한 관심이 없는 현실을 일깨우고자 '식물맹'이라는 용어를 제안했습니다(Wandersee and Schussler 1999). 그들은 식물맹을 "식물이 동물보다 열등하다는 믿음과 더불어, 환경에서 식물의 존재를 알아차리는 능력의 부재와 지구에서 식물의 유용성을 인지하고 인정하는 태도의 결핍"으로 정의했습니다(Balas and Momsen 2014; Allen 2003). 완더시와 슈슬러의 어법은 식물을 향한 사람들의 태도가 단순히 식물보다 동물을 선호하는 것 이상임을 강하게 시사했어요. 그러한 태도는 동물중심주의 zoocentrism라고 불리기도 합니다. 동물중심주의는 식물이 동물보다 우리의 호기심과 관심을 이끌어내지 못한다고 암시합니다. 우리가 동물에게서 자신의 모습을 보기 때문이죠(어떤 의미에선 맞는 말입니다. 우린 동물계에 속하니까요). 동물중심주의는 한마디로 인간이 은연중에 동물을 자기와 비슷한 존재로 인지한다고―식물은 그렇지 않다고―말합니다. 하지만 '식물맹'은 동물중심주의의 반향만으로 나타난 것이 아닙니다. 식물맹 개념은 심지어 우리가 식물을 생명의 한 형태로 인지하더라도 본질적으로 다른 '타자'로 보고 있다는 것을 암시합니다. 생명이긴 하지만 생경한 존재로 말이죠.

다른 학파들은 식물맹이 실제 현상이라는 점에 동의하면서도 위와 같이 해석하는 것에는 이의를 제기합니다. 이 현상은 고의적인 무관심이나, 식물을 '타자'로 인식하는 경향이 문제가 아니라는 것이 그들의 주요 논지입니다. 그리고 오히려 대다수의 사람들은 진화의 생존 메커니즘 때문에 무의식적으로―누군가는 심지어 심리적인 현상이라고 말했습니다―식물을 신경 쓰지 않는 것이라는 대안적인 해석을 내놓았죠. 이 심리적 무지를 설명하기 위해 두 가지 해석이 제안되었습니다. 첫 번째는 심리학 개념과 컴퓨터과학 개념이 결합된 것입니다. 일반적인 인간의 시각계가 정보를 포착하고 처리하는 방식을 설명하죠. 간단히 말해 인간의 눈은 초당 1000만 비트의 데이터를 포착할 수 있습니다.(컴퓨터과학에서 정의되는 '비트'는 가장 작은 데이터 단위입니다. 기본적으로 0과 1의 이진법으로 기술되죠. 0과 1 둘 중 하나로, 중간에 다른 단계는 없습니다. 따라서 가장 작은 데이터 단위가 되는 것이죠. 이 개념은 정보 이론의 창시자인 클로드 E. 섀넌Claude E. Shannon까지 거슬러 갑니다. 다음 웹페이지를 참고하세요. scientificamerican.com/article/claude-e-shannon-founder/.) 그중에서 우리 뇌는 0.0004%밖에 처리 및 사용하지 못합니다(초당 40비트에 해당합니다). 그리고 결국 우리의 의식 전체가 직접 다룰 수 있는 양은 초당 16비트에 불과합니다. 인간의 시각이 모든 미가공 데이터의 0.00016%밖에 되지 않죠. 이 사실은 동물계의 다른 구성원에게도 마찬가지로 적용됩니다(Allen 2003 and Wandersee and Schussler 1999). 유용한 시각 데이터가 이토록 현저하게 감소하는 현상은 자원 할당 문제를 일으킵니다. 동물이 사용할 수 있는 데이터의 상당량이 제한되거든요. 이 문제를 확실하게 해결하는 방법은 관련된 정보 비트를 신중하게 골라내는 것입니다. 생존 확률을 높일 수 있는 비트를 엄선하는 것이죠. 따라서 동물들은 대비, 밝은 색, 모양, 운동과 같은 요소에 우선적인 관심을 기울이게 되었습니다. 이 요소들은 주변 환경에서 임박한 위험을 구분하는 절호의 기회를 동물에게 선사합니다. 이 전략은 기본적으로는 신호 대 잡음비 문제예요. 임박한 위험은 배경 잡음과 항상 구분되기 때문입니다. 다시 말해 전혀 움직이지 않는 위험의 원천은 결코 위험이 될 수 없다는 뜻입니다. 이러한 맥락에서, 대체로 눈에 띄지 않는 식물은 즉각적인 위험으로 간주되지 않고 '안전한 배경'의 범주에 자동으로 속하게 됩니다. 적어도 더 많은 정보가 이용 가능해지기 전에는 말이죠. 심리적 무지 해석이 변형된 '주의 깜박임attentional blink'이라는 발상도 있습니다. 주의 깜박임은 기본적으로 두 가지 연속적인 불확실한 자극을 평가할 때 일어나는 심리적 현상이에요. 일반적으로 우리는 첫 번째 자극은 문제없이 볼 수 있습니다. 하지만 두 번째 자극은 눈치채지 못할 수도 있고, 인지에 문제가 있거나 둔화됩니다. 마치 뇌가 시각계의 계산 자

술 취한 파리와 맛이 간 돌고래

원을 할당하여 일종의 단기 습관화에 해당하는 첫 번째 자극만을 평가하는 것으로 보입니다. 주의 깜박임은 잘 확립된 정신물리학적 현상입니다(주의 깜박임 개념을 간략하게 검토하는 문헌으로는 Willems and Martens 2016가 있습니다. 주의 깜박임과 식물맹의 관계에 대한 설명은 Balas and Momsen 2014을 참고하세요).

대부분의 생물학적 시나리오에서 특정한 현상이 발생하는 참된 이유는 그리 간단하지 않을 수 있습니다. 식물맹은 심리적/데이터 처리 혹은 주의 깜박임 개념의 결과만은 아닐지도 몰라요. 저는 실상은 두 가지가 결합된 것이라는 데에 걸겠습니다. 어쨌든 이건 흥미로운 현상이며, 완전히 설명하기 위해서는 더 많은 연구를 수행해야 합니다.

3   https://www.npr.org/2020/11/27/938878618/.

4   동물과 미생물의 생존 전략에 흥미가 생긴다면 제 책 『기묘한 생존자』를 확인하는 것도 좋겠습니다.

5   흰긴수염고래와 세쿼이아 나무는 거대한 개별 생물체의 사례입니다. 공식적으로 인정된 몸집이 가장 큰 생물체는 균의 일종인 조개뽕나무버섯Armillaria ostoyae입니다. 실제로는 군락으로, 과학자들이 오리건에서 찾아냈죠. $9.6km^2$나 되는 면적을 뒤덮고 있답니다. 이것이 개별 생물체인지에 대해서는 논란이 있지만 여기서 깊게 논의하지는 않을 겁니다. 개체건 군락이건 생물인 건 분명하니까요! scientificamerican.com/article/strange-but-true-largestorganism-is-fungus/. 생물 세계의 다른 '극단적인 사례'를 더 알고 싶다면 다음 책도 좋아할 거예요. Matthew La Plante, *Superlative* (2019).

6   이 주제에 대해 비전문가도 읽기 쉬운 책으로는 Chamovitz (2012)가 있습니다. 과학적으로 엄밀하게 접근하긴 하지만 건조하지는 않은 책도 있어요. Dr. Monica Gagliano, *Thus Spoke the Plant* (2018). 이 책은 식물 행동의 과학을 훌륭하게 개괄하면서도 식물과 우리의 관계를 시적으로 음미한답니다.

7   식물은 여기서 언급한 사례보다 많은 감각을 사용한답니다. Chamovitz (2012), Mancuso and Viola (2015), and Walters (2017).

8   Kelz and Mashour (2019).

9   Baluška and collaborators (2016).

10   Grémiaux and collaborators (2014).

11   Yokawa and collaborators (2018, 2019).

12   2014년, 저는 식물 신경생물학이라는 새로운 분야에 대해 다음처럼 말했습니다. "그렇다, 이것은 실제 연구 분야이다. 우여곡절이 많은 수정受精, 고통스러운 탄생, 힘겨운 어린 시절이 수반되었지만 말이다. 아직 청년기에는 다다르지도 못했다." (이 글을 쓰고 있는 시점에 식물 신경생물학은 어엿한 청년이 되어 있습니다. Pagán 2014 The First Brain: The Neuroscience of Planarians. Oxford University Press, p. 59.)

유감스럽게도 과학계 전반은 '식물 신경생물학'을 환영하지 않는 분위기였습니다. 과학자에 관해 널리 퍼진 오해는 그들이 자연을 냉정하게 관찰한다는 것이에요. 흠, 여러분에게 전할 소식이 있습니다. 우리 과학자는 자연을 앞에 두고 (혹은 그와 관련된 어떤 문제에 대해서도) 냉정하지 못해요. 조금도 그렇지 않습니다. 공정하게 말하자면, 알맞게 수행되는 과학이더라도 엄밀하지 않게 조직된 지침—'과학적 방법'이라고 통칭하는—을 따른다는 것이 사실입니다. 과학적 방법이 완벽하지 않다는 것도 사실이에요. 전혀 그렇지 않습니다. 하지만 과학적 방법은 최선이며 2000여 년 동안 상당히 잘 작동했습니다. 자연계에 대한 지식에 한해서라면, 우리는 이 지침을 따라 큰 진전을 이루었습니다. 그리고 여전히 전진하고 있죠. 하지만 과학이 사람의 일이라는 것도 사실입니다. 사람은 역시 사람에 지나지 않아요. 틀에 박힌 생각을—논리적이든 그렇지 않든—완고하게 고수할 수도 있다는 뜻입니다. 게다가 학자들은 연구 주제, 연구 결과의 해석, 단순한 언어의 의미와 적용 가능성에 관해 따지기 좋아하는 성향이 있어요. 제가 말하고 싶은 것은 과학자들은 완벽하지 않다는 겁니다(바로 이것이 여러분에게 전할 뉴스 속보랍니다!). 하지만 역설적으로 이러한 불완전함이 과학의 진보를 도울 때도 있어요. 과학은 종사자들의 조화로운 합치를 따라 발전하지 않습니다. 오히려 (주로 격렬한) 불일치가 추진력이 되죠. 의견의 불일치는 정중하게 논의될 때도 있지만 냉담할 때도 있고 주로 격론이 벌어집니다.

식물 신경생물학의 기원을 이야기하는 데 너무 많은 시간을 쓰진 않을 겁니다(이 분야가 탄생한 계기에 대해서는 읽기 쉬운 다음 문헌을 살펴보세요. Baluška and Mancuso 2005, 2009a, b, c 2013; Brenner and collaborators 2006; Iriti 2013; and Stahlberg 2006). 하지만 식물 신경생물학의 주된 목적을 규정하는 한 가지 방식은 이렇습니다. "식물이 환경의 신호를—전기화학적 자극을 통해—포착하고 처리함으로써 어떻게 생존 가능성을 최대화하는지를 연구하는 것"이에요. 충분히 합리적으로 들리죠? 식물은 뇌와 신경, 뉴런이 없어도 신경세포가 사용하는 것과 매우 유사한 전기생리학적, 화학적 신호를 활용한답니다. 게다가 신경생물학과 관련된 수많은 현상은 원래 동물이 아니라 식물을 대상으로 관찰되고 설명되었어요. 이 사실을 부정할 과학자는 없을 겁니다. 식물의 신경과학을 둘러싼 논쟁의 원천도 아니고요. 문제의 쟁점은, 처음에 식물 신경생물학을 옹호한 과학자들이 동물 기반의 전통적인 신경생물학에 비유해서 용어를 사용했다는 것입니다. 그 이상도 그 이하도 아니에요. 식물 신경생물학자들이 이와 관련된 모든 사항을 반박했지만, 일부 동물 신경생물학자는 식물에 대해 이야기할 때 '신경'이라는 접두사를 쓰는 것에는 강경한 태도를 보였습니다. 공정하게 말하자면, 그 이유를 이해하기란 어렵지 않아요. 어쨌든 '신경생물학'과 '행동'이라는 단어와 동물계의 연관성은 압도적이거든요. 따라서 식물 신경생물학 옹호자가 식물과 관련해서 '지능' '정신' '기억' '인지' '뇌'(헉헉, 말하기도 힘들군요!) 같은 용어를 사용할 때 전통적인 신경생물학자들이 짜증 이상의 반응을 보이는 것도 무리는 아닙니다. 그런데 재미있는 아이러니가 있어요. 이 용어들은 심지어 '동물 중심적' 집단에서도 보편적으로 인정되는 의미를 가지지 않는다는 사실입니다(예를 들어, 뇌를 구성하는 요소가 정확히 무엇인지를 두고 벌어진 격렬한 논쟁을 들어봤을 겁니다!). 따라서 정확한 의미와 정의는 여전히 활발하게 논의 중이에요. 분명하고 명확한 합의는 없어 보여요. 그럼에도 과학자들은 세력권을 보호하는 경향이 있습니다. 새로운 분야의 출현, 혹은 확립된 분야에 적용되는 새로운 관점은 감정적인 반응을 불러일으킬 수 있어요. 인간의 감정은 겉보기에는 조용해 보이지만 과학 논쟁에 강한 영향을 미친답니다 (어쨌든 우리는 벌컨인이 아니니까요).

13 '식물 신경생물학'이라는 표현이 이런 판단의 촉발에 기여했다는 주장은 점점 더 힘을 얻고 있습니다. 이 주제에 대해 의견을 밝힌 논문의 제목만 봐도 논의의 정중함—혹은 그 것의 부재—을 확인할 수 있죠(Alpi and collaborators 2007; Brenner 2007; Calvo and collaborators 2019; Gagliano 2013, 2017, 2018; Gagliano and collaborators 2014, 2016, 2017, 2018; and Rehm and Gradmann 2010). 지금은 '식물의 생각에 대한 생각' 을 할 수 있는 흥미로운 시대입니다. 현재 이 분야가 얼마나 '뜨거운지'—얼마나 논쟁적인 지—더 자세히 알고 싶다면 다음의 문헌을 살펴보세요. Calvo and collaborators (2017, 2020); Taiz and collaborators (2019, 2020); and Trewavas and collaborators (2020). 여러분에게 특히 한 논문을 소개하고 싶은데요. 이 쟁점에 관한 제 느낌을 제목이 요약해주고 있습니다. "정의보다는 실험을 *Experiment Rather Than Define*"(Maher 2019) 식물은 생명의 책의 각주나 '2류의 생물' 이상의 존재입니다. 저는 적어도 식물이 그들의 특별한 행동을 설명하는 형식적인 원리를 가질 만하다고 생각해요.

14 Chamovitz (2012) *What a Plant Knows: A Field Guide to the Senses.*

15 식물이 세상을 지각하는 방식을 훌륭하게 개괄한 문헌으로는 Chamovitz (2012)이 있습니다. 또 다른 좋은 자료로는—좀 간결하고 살짝 경도되어 있긴 하지만—Mancuso and Viola (2015) *Brilliant Green: The Surprising History and Science of Plant Intelligence*이 있습니다.

16 토마스 W. 바우만Thomas W. Baumann 박사의 독일어를 번역한 것입니다. Baumann (2006).

17 자연의 독에 관해 더 자세히 알고 싶다면 다음의 교양 과학 도서를 살펴보세요. Wilcox (2016) *Venomous: How Earth's Deadliest Creatures Mastered Biochemistry*; Pagán (2018) *Strange Survivors.*

18 insider.si.edu/2015/06/how-carnivorous-plants-avoid-eating-their-pollinating-insect-friends/.

19 Blackwell (2011).

20 Bohacek and collaborators (1996).

21 이 책을 읽다가 저자가 몇 년 전에 사망했다는 소식을 듣고 정말 슬펐습니다. 펀 박사와 서 신을 교환하거나 대화를 나눌 수 있었을 텐데요. Firn (2009), chapter 5를 살펴보세요. 덜 선호되는 가설로는 이 생성물이 단순히 무작위로 만들어졌다는 생각이 있습니다. 하지 만 우리가 자연에서 관찰한 결과(진화를 포함한 모든 결과)와 일치하진 않아요.

22 Willis (2002).

23 Inderjit and Duke (2003), Arimura and collaborators (2009), Farooq and

collaborators (2011), Leão and collaborators (2009), Porter and Targett (1988).

24 타감작용을 더 자세히 다룬 훌륭한 검토 논문으로는 다음을 참고하세요. Duke and collaborators (2013), Inderjit and Duke (2003), and Inderjit and collaborators (2011).

25 식물들 간의 빼기/더하기 타감 상호작용을 더 자세히 알고 싶다면 Harper (1975)을 참고하세요.

26 Bennett and Inamdar (2015), Piechulla and collaborators (2015), and Vergara-Fernández and collaborators (2018).

27 HIPV와 VOC가 될 수 있는 분자 군에 대한 훌륭한 연구는 Aljbory and Chen (2018)을 참고하세요.

28 Dicke (2009), Kalske and collaborators (2019), and War and collaborators.

29 많은 경우 진화적 메커니즘 때문입니다. Bawa (2016), Dudley (2015), and Sachs and collaborators (2004), Pagán (2018), chapter 6.

30 Kessler and Baldwin (2002).

31 '원본' 논문의 제목 "삼중영양의 맥락에서 살펴본 천적의 분비화학물질 사용의 생태학 Ecology of Infochemical Use by Natural Enemies in a Tritrophic Context"에서는 결코 알 수 없을 겁니다. Vet and Dicke (1992).

32 Clavijo McCormick and collaborators (2012).

33 Abbas and collaborators (2017), Degenhardt and collaborators (2003), and Peñaflor and Bento (2013).

34 이 책에서는 진화적 군비 경쟁에 대해 자세히 다루지 않을 거예요. 다른 곳에서 자세히 설명된 개념이기 때문입니다. 식물학적 군비 경쟁에 대해 더 알고 싶다면 제가 『기묘한 생존자』 pp. 13-20에 개론 성격의 글을 적어두었어요. 생물학적 군비 경쟁에 대한 전문적인 해설은 Dawkins and Krebs (1979)을 살펴보세요. 맞아요, 그 도킨스입니다. 리처드 도킨스요.

35 이 발상에 대한 읽기 편한 설명은 Ehrlich and Raven (1967)을 참고하세요. 좀 더 전문적인 설명은 Ehrlich and Raven (1964)을 살펴보세요.

36 Reynolds and collaborators (2018).

37 bigthink.com/surprising-science/how-magic-mushrooms-evolved.

38 이 이야기에 대한 좀 더 완전한 묘사는 다음 논문을 살펴보세요. Boyce (2019): "Psychoactive plant- and mushroomassociated alkaloids from two behavior modifying cicada pathogens."

39 smithsonianmag.com/science-nature/do-insects-have-consciousness-180959484.

40 식물과 균류가 신경계를 난장판으로 만드는 수많은 방식은 정말로 흥미로운 주제입니다. 좀 더 전문적으로 알고 싶다면 이 주제를 가장 완벽하게 다루는 책을 알고 있죠. 데이비드 O. 케네디David O. Kennedy 박사의 『식물과 인간 뇌Plants and the Human Brain』입니다.

41 음식, 마약, 독소의 차이에 대한 짧지만 예리한 관점은 다음 문헌을 참고하세요. Raubenheimer and Simpson (2009).

42 Nesse and Berridge (1997), Hagen and collaborators (2009, 2013), Sullivan and collaborators (2008), and Williams and Nesse (1991).

43 Stephens and Dudley (2004).

44 이 발상에 대해서는 아주 읽기 쉬운 자료가 있습니다: 더들리 박사의 『술 취한 원숭이: 왜 우리는 술을 마시고 알코올에 탐닉하는가?The Drunken Monkey: Why We Drink and Abuse Alcohol의 서론을 읽어보세요. 이 책은 그의 개인적 경험을 대담하게 해석해낸 결과입니다. 정말 고통스러운 기억이에요.

45 Dudley (2000, 2002, 2014) and Stephens and Dudley (2004).

46 Carrigan and collaborators (2014).

47 비타민 C를 합성하는 능력은 영장류를 비롯해 다양한 생물체에게 있습니다. 하지만 포유류 중에서 진원류anthropoids(침팬지, 보노보, 고릴라, 오랑우탄, 인간)과 특정한 박쥐 종은 비타민 C를 만드는 능력이 없어요. Drouin and collaborators (2011).

48 Dudley (2014).

49 Milton (2014) and Wrangham and Wilson (2015).

50 Hagen and collaborators (2013), and Saniotis (2010).

51 이 주제를 철저하게 탐구한 문헌으로는 Hagen and collaborators (2009, 2013) Sullivan and Hagen (2002), and Sullivan and collaborators (2008)가 있습니다.

52 Firn (2010), chapter 2. 알칼로이드를 철저히 검토한 문헌은 다음을 참고하세요. Evans (2009).

53 이 주제가 흥미롭다면 제가 알칼로이드에 대해 쓴 짧은 기사가 있습니다. decodedscience.org/drugsnature-chemistry-addictive-alkaloids/53057.

54 자연에서 니코틴의 역할은 곤충을 막는 방어적인 분자라 할 수 있습니다. 자연 살충제 중 하나라고도 할 수도 있겠네요.Soloway (1976) and Steppuhn and collaborators (2004)을 참고하세요.

55 신경전달물질을 간략하게 검토한 문헌으로는 Pagán (2014), pp. 41-90이 있습니다.

56 아세틸콜린은 아마도 가장 유명한 신경전달물질일 거예요. 모든 동물의 신경계에서 필수

적인 부분입니다. 인간에게 이 물질이 부족하면 알츠하이머병과 같은 다양한 질환이 생길 수 있어요. 이 신경전달물질은 과학자들이 신경전달 현상을 발견한 과거와 관련해서 매혹적인 역사를 품고 있습니다. 실제로 아세틸콜린은 가장 처음으로 발견된 신경전달물질이거든요. 이 역사에 대한 흥미로운 검토 문헌으로는 Karczmar (1993)을 참고하세요.

57 이러한 시나리오는 어느 생리활성 분자에도 적용될 수 있습니다. 엄격함의 정도는 다르겠지만요.

CHAPTER 5

1 에탄올과 더불어 그들은 이미프라민imipramine, 이소카르복사지드isocarboxazide(항우울제), 펜토바르비탈pentobarbital(바르비투르산), 클로로프로마진chlorpromazine(향정신병약), D-암페타민 황산염, 리세르그산 디에틸마이드(LSD), 메프로바메이트meprobamate와 클로르디아제폭시드chlordiazepoxide(항불안제), 니알라마이드nialamide(더 이상 임상에서 사용하지 않는 항불안제)를 시험했습니다.

2 Floru and collaborators (1969).

3 살인벌에 얽힌 이 간략한 역사는 제 책 『기묘한 생존자』 p. 167에서 각색되고 더 확장된 형태로 실려 있습니다. 살인벌에 대한 정보는 다음 웹사이트에서 찾아볼 수 있습니다. propacificbee.com/infographic/AHB/infographic.php.

4 그들의 논문을 살펴보고 싶을지도 모르겠군요. Abramson and collaborators (2002, 2003).

5 Abramson and collaborators (2000).

6 Schmidt (2016) and scienceblogs.com/retrospectacle/2007/05/16/schmidt-pain-index-whichsting.

이 박스 글은 슈미트 박사의 책에 대한 제 비평을 바꾼 것입니다. baldscientist. com/2016/07/02/the-sting-of-the-wild-by-j-o-schmidt-book-review.

7 Schmidt (2018). 2019년, 슈미트 박사는 최신 정보를 활용해 통증 지수를 검토했습니다 (Schmidt, 2019).

8 Bosmia and collaborators (2015), del Toro and collaborators (2012), and Dossey (2010).

9 슈미트 박사도 권하지 않습니다. 그는 관련된 위험을 무척 잘 알고 있어요. Schmidt (2018).

10 스미스 박사는 코넬 대학교의 신경생물학 및 행동학과에서 박사학위를 취득했습니다. 지금은 독일의 막스 플랑크 조류학 연구소와 콘스탄츠 대학교에 적을 두고 있어요.

11   Smith (2014) "Honeybee Sting Pain Index by Body Location." 고백합니다. 저 또한 코넬 대학교의 산물입니다.

12   Barron and Plath (2017), Müller (2018), and Nürnberger and collaborators (2017, 2019). 특히 읽을 만한 검토 논문은 Grüter and Farina (2009)을 살펴보세요.

13   www.theguardian.com/environment/2017/aug/06/country-diary-drunk-bees-incapable-offlying-1917.

14   theguardian.com/science/2001/dec/13/research.highereducation1.

15   www.uq.edu.au/news/article/2018/06/love-inspires-new-species-name.

16   Bozic and collaborators (2007).

17   Barron and collaborators (2009) and Søvik and collaborators (2014, 2014, 2018).

18   Si and collaborators (2005).

19   Mustard and collaborators (2012).

20   "Unexpectedly Strong Effect of Caffeine on the Vitality of Western Honeybees (Apis mellifera)," by Strachecka and collaborators (2014).

21   카페인 섭취와 수명의 관련성에 대한 대표적인 검토 논문으로는 Carman and collaborators (2014) and Bhatti and collaborators (2013)이 있습니다.

22   그 이유에 대한 간결한 탐구는 제 책 『기묘한 생존자』를 살펴보세요.

23   빈대의 생식 활동에 대한 아주 읽기 쉬운 자료로는 Pfiester and collaborators (2009)가 있습니다. 더 전문적인 논문은 다음을 참고하세요. Horgan and collaborators (2011) and Michels and collaborators (2015).

24   Zars (2012).

25   이것은 성선택이라고 불리는 일반적인 진화 메커니즘의 한 부분입니다. 이 메커니즘의 몇몇 측면을 살펴보고 싶다면 Clutton-Brock (2007, 2017) and Stockley and Bro-Jørgensen (2011)을 참고하세요.

26   노랑초파리의 성행동에 대해 더 알고 싶다면(왜 아니겠어요?) Aranha and Vasconcelos (2018), Villella and Hall (2008), and Yamamoto and collaborators (2014)를 살펴보세요.

27   Devineni Ulrike Heberlein (2012).

28   펩타이드는 기본적으로 짧은 단백질입니다. NPY와 NPF는 모두 유전자 발현의 특수성과 생물체에 따라 다양한 '형태'로 나타납니다. Nässel and Wegener (2011).

29   이 연구에 대한 더 자세한 문헌은 Shohat-Ophir and collaborators (2012)을 살펴보세

요. 이 연구를 정말로 읽기 쉽게 요약해놓은 문헌도 있습니다. Zars (2012). 이 검토 논문의 제목은 정말 즐겁습니다. "그녀가 싫다고 얘기했어. 저기 맥주 좀 줘."

30 헤드라인에는 "알코올로 실연의 아픔을 치료하다" "성적으로 박탈된 드로소필라가 술집 파리가 되다" "노랑초파리, 술집으로 향하다……" "성적으로 낙심한 파리는 술에 취한다" 가 있었습니다. 더 많은 사례를 보고 싶다면 Guevara-Fiore and Endler (2014)의 참고문헌을 살펴보세요. '낚시 기사'의 시대에서 이러한 헤드라인은 주의를 끌고 있습니다.

31 Guevara-Fiore and Endler (2014)는 이 문제에 대해 객관적고 공정한 비평을 제공해줍니다.

32 이 생각에 대한 객관적인 분석은 Guevara-Fiore and Endler (2014)를 살펴보세요.

33 Zer-Krispil and collaborators (2018) "Ejaculation Induced by the Activation of Crz Neurons Is Rewarding to Drosophila Males."

34 곤충(특히 드로소필라)의 보상 메커니즘을 더 자세히 알고 싶다면 다음 문헌을 참고하세요.

Kaun and collaborators (2012), Lowenstein and Velazquez-Ulloa (2018), and Perry and Barron (2013).

35 코라조닌, 그리고 코라조닌과 관련된 펩타이드에 대해 전반적으로 검토한 좋은 문헌으로는 Boerjan and collaborators (2010), Tsai (2018), and Zandawala and collaborators (2018)이 있습니다.

36 Lee and collaborators (2008).

37 도파민과 수컷 간 구애의 관계는 한경안 박사의 연구진은 물론이고 다른 팀의 후속 연구로도 확인되었습니다. Aranda and collaborators (2017), Chen and collaborators (2012), and Liu and collaborators (2009).

38 nature.com/news/2008/080103/full/news.2007.402.html.

39 David and collaborators (1983), Mercot and collaborators (1994), Ogueta and collaborators (2010), and Park and collaborators (2017).

40 Fry (2014).

41 Chakraborty and Fry (2016) and Fry and Saweikis (2006).

42 Kacsoh and collaborators (2013).

43 Bhadra and collaborators (2017), Dominoni and collaborators (2017), Harding (2000), Kuhlman and collaborators (2017), and Dunlap and Loros (2016, 2017).

44 Helfrich-Förster (2005, 2019).

45 Michel and Lyons (2014).

술 취한 파리와 맛이 간 돌고래

46 시간요법과 시간약리학에 대한 더 많은 정보는 Dallmann and collaborators (2016), Ohdo and collaborators (2019), and Tahara and Shibata (2013)을 참고하세요.

47 이 일주기 활동은 분자적 수준에서 연구되기도 했습니다. De Nobrega and Lyons (2016).

48 De Nobrega and Lyons (2017).

49 De Nobrega and collaborators (2017), and De Nobrega and Lyons (2018).

50 시간생물학에 대한 세 권의 훌륭한 개론서가 있습니다. Foster and Kreitzman (2017), Palmer (2002), 그리고 오래 되긴 했지만 여전히 좋은 Ward (1971).

51 나중에 비트 박사의 연구진 그리고 다른 팀은 약물이 또 다른 거미 종에 미치는 영향도 시험했습니다. 결과는 비슷했어요. Hesselberg and Vollrath (2004) and Samu and Vollrath (1992).

52 거미, 그리고 그들이 실크를 만드는 방법에 대한 읽기 쉬운 입문서는 다음 책을 살펴보세요. *Spider Silk: Evolution and 400 Million Years of Spinning, Waiting, Snagging, and Mating* (Brunetta and Craig 2012). 정말 매력적이고 아름다운 책입니다.

53 Witt (1954).

54 비트 박사는 초기 실험을 끝마친 뒤에 또 다른 무당거미 종, 유럽정원거미Araneus diadematus로도 실험을 해보았습니다. 결과는 비슷했어요.

55 맞아요, 사실입니다! 문제의 거미인 바그헤에라 키플링기Bagheera kiplingi는 깡충거미과에 속하고, 엄밀히 말해서 주로 채식을 합니다. 하지만 궁지에 몰렸을 땐 다른 동물을 사냥하기도 해요. Jackson (2009).

56 Reed and collaborators (1981) and Witt (1971).

57 NASA Tech Briefs, April 1995, page 82.

58 Kandel (1989), Sattelle and Buckingham (2006), and Sweatt (2016).

저는 캔델 박사와 신경과학 학회에서 만난 적이 있습니다. 저에게는 스타를 마주한 팬의 심정이었어요. 이 이야기가 궁금하다면 다음 웹사이트에 들어와보세요. baldscientist. com/2014/09/04/and-oldie-the-day-i-met-a-nobel-laureate/.

59 Lee and collaborators, "An Argument for Amphetamine-Induced Hallucinations in an Invertebrate" (2018).

60 고백합니다. 전 플라나리아의 엄청난 팬일 뿐만 아니라 그 신경계에 관해 알고 있는 것들이 좀 있어요. 플라나리아의 약리학과 신경생물학을 다룬 유일한 책을 썼답니다. Pagán (2014).

61 재생에 대해 더 알고 싶다면 제 책 『기묘한 생존자』를 살펴보세요. 더 전문적인 설명은

Birkholz and collaborators (2019), Levin and collaborators (2019), Pagán (2014, 2017), and Reddien (2018)을 참고하세요.

62   Margotta and collaborators (1997) and Palladini and collaborators (1996).

63   플라나리아 약리학의 탄생에 대한 흥미로운 이야기는 다음 문헌을 참고하세요. Pagán (2014); Raffa and Rawls (2008).

64   Pagán and collaborators (2008, 2009), Raffa and Rawls (2008), Raffa and Desai (2005), and Rowlands and Pagán (2008).

65   제 학생들과 저 자신이 수행한 연구는 다음 문헌을 참고하세요. Bach and collaborators (2016), Baker and collaborators (2011), Pagán (2017, 2019), Pagán and collaborators (2008, 2009, 2012, 2013, 2015), and Schwarz and collaborators (2011).

66   제 연구에 대해 더 알고 싶으신가요? 이와 관련된 검토 기사를 썼답니다. Pagán (2017) "Planaria: An Animal Model That Integrates Development, Regeneration and Pharmacology," published in the *International Journal of Developmental Biology*.

67   Mohammed and collaborators (2018), Nayak and collaborators (2019), and Tallarida and collaborators (2014).

68   이 주제에 대한 훌륭한 교양 도서로는 다음 책이 있습니다. Dr. Robert Sapolsky, *Why Zebras Don't Get Ulcers*. 지금까지 3판을 찍었군요.

69   Deslauriers and collaborators (2018), Flandreau and Toth (2018), and Schöner and collaborators (2017).

70   Zewde and collaborators (2018).

71   Cho and collaborators (2019).

72   문어의 인지 능력은 물론이고 참된 개성을 드러내는 방식을 서술한 일화적 경험은 다음의 읽기 편한 책을 살펴보세요. Montgomery (2016) *The Soul of an Octopus: A Surprising Exploration into the Wonder of Consciousness*. 두족강의 인지를 좀 더 전문적으로 탐구한 문헌은 Hochner (2012) and Mather and Dickel (2017)을 참고하세요.

73   사회적 동물이 저마다 다른 고등 지능을 표현할 가능성도 있습니다. 저는 이 주제를 비롯해 뇌와 유사한(그리고 뇌 자체의) 구조와 그 총체에 대한 다른 여러 사례를 탐구했습니다. 그 논문은 산타페 연구소의 회보에 포함되어 있어요. Pagán (2019) "The Brain: A Concept in Flux."

74   Dr. Godfrey-Smith, *Other Minds: The Octopus, the Sea, and the Deep Origins of Consciousness* (2016). 일반적인 의식과 특히 문어의 의식을 흥미롭게 탐구한 책입니다. 여러분도 좋아하실 거예요.

75   Steele and collaborators (2018) "Cause of Cambrian Explosion—Terrestrial or Cosmic?" 아주 흥미로운 논문입니다. 문어 외에도 몇 가지에 대해 언급하고 있어요. 하지만 저는 두족강 동물의 진화에 대해 우리가 알고 있는 것을 토대로, 이 논문의 문어 부분은 믿지 않습니다. 이 해석을 지지하는 사람은 저뿐만이 아닙니다.

76   Albertin and collaborators (2015) "The Octopus Genome and the Evolution of Cephalopod Neural and Morphological Novelties." 말이 난 김에 말인데, 이 논문의 제목이 지어진 방식은 불만스럽습니다. 제목에서 문어의 유전체를 언급하고 있지만 실제로는 오직 한 종, 두점박이문어(이 이야기의 주인공)의 유전체만 분석해놓았거든요.

77   Edsinger and Dölen (2018).

78   Bershad and collaborators (2016), Betzler and collaborators (2017), and Feduccia and collaborators (2018).

79   이 흥미로운 가능성에 대해 검토한 문헌으로는 다음의 것들이 있습니다. Schenk and Newcombe (2018) and Sessa and collaborators (2019). 80 Reviewed in Bershad and collaborators (2016), Betzler and collaborators (2017), and Feduccia and collaborators (2018).

80   Bershad and collaborators (2016), Betzler and collaborators (2017), and Feduccia and collaborators (2018).

CHAPTER 6

1   파충류가 토식 행동을 보이는 일화적 사례가 있지만(3장), 이 행동을 보고하는 연구는 찾지 못했습니다(Jain and collaborators(2008), and Young and collaborators(2011)).

2   Pandey and Verma (2017).

3   해양 약리학에 대한 전반적인 정보는 다음 문헌을 참고하세요. Kaul and Daftari (1986), Malve (2016), Mayer and Gustafson (2008), Mayer and collaborators (2017), and Rodríguez (1995).

4   Ciereszko and collaborators (1960), Wahlberg and Eklund (1992), Ferchmin and collaborators (2009), Pagán (1998, 2005, 2014), Pagán and collaborators (2001, 2009), Elkhawas and collaborators (2020), and Yan and collaborators (2019).

5   De Simone and collaborators (2017).

6   Sladky and collaborators (2008).

7   환경독성학을 훌륭하게 개괄한 문헌으로는 Pesce and collaborators (2018), and Wu and Li (2018)가 있습니다.

8   nypost.com/2019/07/15/tennessee-police-advise-public-over-threat-of-meth-gators/.

9   allaboutbirds.org/guide/Cedar_Waxwing/lifehistory.

10   Kinde and collaborators (2011).

11   Eriksson and Nummi (1983), Fitzgerald and collaborators (1990), and Stephen and Walley (2000). 2012년, J. P. 더프J. P. Duff와 공동 연구자들도 비슷한 연구를 발표했습니다.

12   Fossler (1936).

13   Levey and Cipollini (1998).

14   Struempf and collaborators (1999).

15   Olson and collaborators (2014).

16   Hyland Bruno and Tchernichovski (2019).

17   Sánchez and collaborators (2004, 2008).

18   Sánchez and collaborators (2010).

19   여러분이 꼭 알고 싶다면, 바로 다음 종들이었습니다. 아르티베우스 야마이켄시스Artibeus jamaicensis, A. 리투라투스A. lituratus, A. 파이오티스A. phaeotis, 카롤리아 소벨리Carollia sowelli, 글로소파가 소리키나Glossophaga soricina, 스투르니라 릴리움Sturnira lilium. Orbach and collaborators (2010).

20   Morris and collaborators (2006) based on Webb and collaborators (translators, 1990).

21   Morris and collaborators (2006) "Myth, Marula, and Elephant: An Assessment of Voluntary Ethanol Intoxication of the African Elephant (Loxodonta africana) Following Feeding on the Fruit of the Marula Tree (Sclerocarya birrea)."

22   https://theconversation.com/elephants-get-drunk-because-they-cant-metabolize-alcohol-likeus-137475.

23   Janiak and collaborators (2020) "Genetic evidence of widespread variation in ethanol metabolism among mammals: revisiting the 'myth' of natural intoxication."

24   이 실험에 대해 더욱 읽기 편하게 쓰인 문헌으로는 Siegel and Brodie (1984), and Siegel (2005), chapter 5가 있습니다. 원본 논문에는 서술되지 않은 극적인 사건도 포함되어 있어요.

25   〈스타트렉〉에 대한 모든 정보가 담긴 훌륭한 출처는 다음의 웹사이트입니다. memory-alpha.fandom.com.

26 Greven (2009) "Gender and Sexuality in Star Trek: Allegories of Desire in the Television Series and Films."

27 Chave and collaborators (2019) and Ganswindt and collaborators (2010).

28 www.nimh.nih.gov/health/topics/schizophrenia/raise/what-is-psychosis.

29 Lindstedt and Nishikawa (2015). 약리학적으로 말해서 핵심은 이렇습니다. 동물의 질량과 밀접한 관계가 있지만 중량에 정비례하지 않고 오히려 멱법칙으로 계산되어야 하는 매개 변수들이 있다는 겁니다. 이 요인들은 약물 대사, 약물 전달, 배출 등을 포함합니다. 척도 법칙의 복잡성을 논의한 문헌으로는 다음의 것들을 참고하세요. Dokoumetzidis and Macheras (2009), Marquet and collaborators (2005), and Nevill and collaborators (2004).

30 West and Collaborators (1962).

31 Ji and collaborators (2009).

32 Sparks and collaborators (2017).

33 Nestorović and collaborators (2010).

34 Aydin and collaborators (1998). 한번 생각해보면 그리 놀랍지 않은 사실입니다. 미가공 개박하는 민트와 굉장히 비슷한 향이 나는데요. 민트는 약한 국소진통제로 기능할 수 있습니다.

35 Espín-Iturbe and collaborators (2017).

36 Bol and collaborators (2017).

37 Siegel (2005), p. 62.

38 Birkett and Pickett (2003) and Eisner (1964).

39 Bol and collaborators (2017).

40 Bol and collaborators (2017).

41 Siegel (2005), p. 62.

42 Wells and Egli (2004). 몸집이 작음에도 불구하고(집고양이보다도 작습니다. 평균적으로 약간 더 작죠) 검은발고양이는 가장 흥미로운 야생 고양잇과 동물입니다. 훨씬 큰 사촌들을 무색케 할 정도로 아주 유능한 사냥꾼이죠. livescience.com/63992-deadliest-cat.html.

43 DMT와 아야와스카를 철저히 탐구한 문헌으로는 McKenna (1992, 1996)가 있습니다. 2장에서 취한 유인원 가설을 논의할 때 만나봤었죠?

44 singingtotheplants.com/2009/02/jaguar-on-ayahuasca/.

45 Siegel (2005)에 따르면 "양, 영양, 돼지, 토끼, 암탉, 벌, 심지어는 땅벌레"까지 포함되었습니다.

46 로코초는 전 세계에 분포되어 있습니다. 하지만 초창기 서술은 북아메리카를 대상으로 하는데, 경제적 영향이 가장 잘 기록되어 있습니다(Wu and collaborators 2014, 2016).

47 Bender (1983).

48 Colegate and collaborators (1979) and Molyneux and James (1982).

49 네, 알아요. 또 균입니다. 전문 용어로는 '내생균endophytic fungi'이라고 부릅니다. 더 많은 정보는 다음 문헌을 참고하세요. Nzabanita and collaborators (2018) and Moore and Johnson (2017).

50 Siegel (2005), pp. 50-53.

51 theguardian.com/world/2009/jun/25/wallabies-high-tasmania-poppy-fields.

52 http://news.bbc.co.uk/2/hi/asia-pacific/8118257.stm.

53 www.al.com/news/2019/06/attack-squirrel-rescued-at-scene-of-alabama-meth-bust.html.

54 Crocq (2007) and Siegel (2005), pp. 65-70.

55 Siegel (2005), p. 65.

56 Arthur (2003), van Renterghem (1995), and Goldhor (2012) in namyco.org/docs/MycophileNovDec2012.pdf, herbarium.0-700.pl/biblioteka/Mushrooms%20and%20Mankind.pdf, livescience.com/25731-magic-mushrooms-santa-claus.html, livescience.com/42077-8-ways-mushroomsexplain- santa.html, realitysandwich.com/shaman-claus-the-shamanic-origins-of-christmas/, livescience.com/16286-hallucinogens-lsd-mushrooms-ecstasy-history.html.

57 Bowler (2005) and patheos.com/blogs/panmankey/2018/12/santa-was-not-a-shaman/.

58 돌고래와 유인원의 유사성에 대해 훌륭하게 개괄한 문헌은 다음의 것들을 참고하세요. Bearzi and Stanford (2008) *Beautiful Minds*.

59 Bearzi and Stanford (2008) and Marino (2002).

60 King and collaborators (2019).

61 Gregg (2013), chapter 6, and Patterson and collaborators (1998).

62 Tamaki and collaborators (2006).

63 Cocconi and Morrison (1959).

64 이 책에서 이야기할 내용과는 동떨어져 있긴 하지만 흥미로운 주제입니다. 훌륭한 문헌을 몇 가지 밝혀둡니다. Bizoni (2012), Cocconi and Morrison (1959), Kellermann and collaborators (2020), and Sagan (2000).

65 Oberhaus (2019), p. 39.

66 Lilly and Miller (1961).

67 Sagan (2000), p. 170.

68 Clarke (2014).

69 Clarke (2014).

70 https://www.samorini.it/doc1/alt_aut/ad/abramson-the-use-of-lsd-in-psychotherapy-andalcoholism.pdf.

71 Steiner (1995) "Rough-Toothed Dolphin, Steno bredanensis: A New Species Record for the Azores, with Some Notes on Behavior."

72 Barber (2016).

73 Kuczaj and Eskelinen (2014) and Kuczaj and Yeater (2007).

74 〈스파이 돌고래Spy in the Pod〉. 2014년에 방영된 오리지널 BBC 시리즈입니다. 나중에는 미국 디스커버리 채널에서 방영되었어요. 이 시리즈의 혁신은 다양한 물체/생물체로 둔갑한, 바다와 딱 어울리는 자동 수중 카메라를 사용한 것입니다(다양한 어류 종과 돌고래 모형이었어요). 영화 제작자는 이런 방식으로 최대한 '자연스러운' 돌고래 행동을 담고 싶었습니다. bbc.co.uk/programmes/b03ncs0h; pbs.org/wnet/nature/spy-in-the-podabout/15270/.

75 dailymail.co.uk/sciencetech/article-2530664/High-not-dry-Dolphins-filmed-chewing-toxicpuffer-fish-enjoy-narcotic-like-effects.html.

76 smithsonianmag.com/smart-news/dolphins-seem-to-use-toxic-pufferfish-to-gethigh-180948219/.

77 테트로도톡신에 대해서는 『기묘한 생존자』(Pagán, 2018)의 "상당히 사악한 분자"라는 절에서 더 자세히 다루었습니다(15-20쪽). 특정한 영원 종(특히 타리카 그라눌로사Taricha granulosa 및 가터뱀Thamnophis sirtalis)과 테트로도톡신의 관계에 담긴 생태학적 중요성도 살펴보았습니다(18-20쪽). 다음의 문헌들도 살펴보세요. Bane and collaborators (2014), Brodie (2009), Hanifin (2010), Lago and collaborators (2015), Narahashi (2008), Ritson-Williams and collaborators (2006), and Yamada and collaborators (2017).

78 말이 난 김에 말인데, 테트로도톡신과 좀비 전설 간에는 가상의 연관성이 있답니다. Pagán, 2018, p. 17

주석

79   Hokama and collaborators (1990).

80   윌콕스는 세포 및 분자 생물학 분야에서 박사학위를 받고 생태학과 진화, 보전생물학에 특화된, 상을 받은 블로거이자 과학 작가입니다. christiewilcox.com

81   Wilcox (2016) *Venomous*.

82   https://www.discovermagazine.com/planet-earth/do-stoned-dolphins-give-puff-puff-pass-awhole-new-meaning.

83   Hwang and Noguchi (2007), Pagán (2018), Pratheepa and Vasconcelos (2017), and Wu and collaborators (2005).

84   Dawkins (2016) *The Selfish Gene: 40th Anniversary Edition*. Oxford University Press.

술 취한 파리와 맛이 간 돌고래

알립니다

* 도서를 읽고 더 자세한 문헌 정보를 얻고자 하시는 분들을 위해,
   저자가 원서에 실은 참고문헌과 추천도서 링크를 QR로 싣습니다.
* 도서에 삽입한 이미지 중 캡션이 함께 있는 단색 이미지들은
   저자가 직접 원서에 실었던 이미지이며,
   캡션이 없는 별색 이미지는
   한국 출판사에서 내용 이해를 돕기 위해 삽입한 이미지입니다

술 취한 초파리와 맛이 간 돌고래

'약 빤' 동물 세상으로의 여행

초판 1쇄 인쇄   2023년 8월 17일
초판 1쇄 발행   2023년 8월 29일

지은이   오네 R. 파간
옮긴이   박초월
펴낸곳   (주)엠아이디미디어
펴낸이   최종현
기획   김동출
편집   최종현
교정   윤석우
마케팅   유정훈
디자인   박명원

주소 서울특별시 마포구 신촌로 162, 1202호
전화 (02) 704-3448 팩스 02) 6351-3448
이메일 mid@bookmid.com 홈페이지 www.bookmid.com
등록 제2011—000250호
ISBN 979-11-90116-89-3(03510)